《李士懋　田淑霄医学全集》

平脉辨证相濡医案

（第二版）

李士懋　田淑霄　著

全国百佳图书出版单位

中国中医药出版社

·北　京·

图书在版编目（CIP）数据

平脉辨证相濡医案 / 李士懋 , 田淑霄著 . -- 2 版
. -- 北京 : 中国中医药出版社 , 2024.3
（李士懋　田淑霄医学全集）
ISBN 978-7-5132-8607-7

Ⅰ . ①平… Ⅱ . ①李… ②田… Ⅲ . ①脉诊—医案
Ⅳ . ① R241.2

中国国家版本馆 CIP 数据核字 (2023) 第 235590 号

中国中医药出版社出版

北京经济技术开发区科创十三街 31 号院二区 8 号楼
邮政编码　100176
传真　010-64405721
廊坊市祥丰印刷有限公司印刷
各地新华书店经销

开本 710×1000　1/16　印张 20　字数 284 千字
2024 年 3 月第 2 版　2024 年 3 月第 1 次印刷
书号　ISBN 978 – 7 – 5132 – 8607– 7

定价　80.00 元
网址　www.cptcm.com

服 务 热 线　010-64405510
购 书 热 线　010-89535836
维 权 打 假　010-64405753

微信服务号　zgzyycbs
微商城网址　https://kdt.im/LIdUGr
官 方 微 博　http://e.weibo.com/cptcm
天猫旗舰店网址　https://zgzyycbs.tmall.com

如有印装质量问题请与本社出版部联系（010-64405510）

内容提要

　　本书为李士懋、田淑霄教授的医案集。李士懋、田淑霄教授在长期的临床实践中，始终坚持中医理论体系指导下的辨证论治，形成了以脉诊为中心的辨证论治体系。作者认为对个案的分析、总结，是提高辨证论治水平的重要途径，所以，学习中医，就必须学医案，从大量的医案中总结其辨证论治的规律。

　　本书所集医案，均为作者亲手所治者，有门诊或病房的记录，亦有追忆的医话形式。不论效与不效，凡有所悟处，皆详于按语处，以期对读者有所启发。

　　本书适合中医临床医生、中医教育者、中医研究者及中医药院校学生阅读。

我们毕生献身于中医事业，也深深地热爱中医事业。愿中医学发扬光大，再创辉煌，光耀世界。

——李士懋　田淑霄

作者简介

李士懋（1936—2015），男，生于山东省烟台市黄县，1956 年毕业于北京 101 中学，1962 年毕业于北京中医学院（现北京中医药大学，下同），后任河北中医学院（现河北中医药大学）教授、主任医师、博士研究 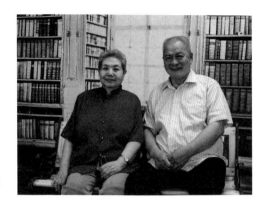 生导师，为第二、三、四批全国老中医药专家学术经验继承工作指导老师。2008 年获河北"十二大名医"称号。2014 年李士懋教授获得了"国医大师"荣誉称号，是河北省首位获此殊荣的中医专家。

田淑霄（1936—2013），女，生于河北省保定市蠡县，1956 年毕业于北京实验中学，1962 年毕业于北京中医学院，后任河北中医学院教授、主任医师、硕士研究生导师、中医临床博士研究生导师。享受国务院政府特殊津贴专家。为第三、四批全国老中医药专家学术经验继承工作指导老师。2008 年获河北"十二大名医"称号。

夫妻二人相濡以沫，从医 50 余年来，合著以"溯本求源、平脉辨证"为主线的十几本专著，纂为《李士懋 田淑霄医学全集》。

再版说明

　　李士懋、田淑霄系列著作的"单行本"和"全集"出版以来，深受读者欢迎。现根据读者反馈意见进行修订再版。

　　李士懋、田淑霄夫妇在半个多世纪领悟经典、临床磨砺、苦苦求索的基础上，提出"溯本求源，平脉辨证"的核心学术特色，并将其系列著作在中国中医药出版社予以出版。

　　李士懋、田淑霄夫妇的全部著作共分七个部分：

　　第一部分为溯本求源，名为《平脉辨证仲景脉学》《伤寒论冠名法求索》《平脉辨证经方时方案解》，主要谈仲景是如何创立并应用辨证论治体系的。

　　第二部分为脉学研究，名为《平脉辨证脉学心得》，主要谈作者在脉学方面的一些见解。

　　第三部分为平脉辨证这一体系的实例印证，名为《平脉辨证治专病》《田淑霄中医妇科五十六年求索录》《平脉辨证传承实录百例》。

　　第四部分为平脉辨证温病研究，名为《平脉辨证温病求索》。

　　第五部分为平脉辨证治疗大法求索，名为《论汗法》《火郁发之》。

　　第六部分为医案选编，名为《平脉辨证相濡医案》。

　　第七部分为论文选编，名为《平脉辨证相濡医论》。

我们期待：

"平脉辨证"的学术思想，能够被更多一线医生传承、弘扬、发展。

国医大师李士懋传承工作室
2023 年 12 月

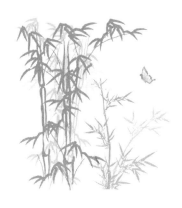

丛书前言

　　我们从医50余年来，曾东一耙子西一扫帚地写了十几本专著，皆有感而发。今应中国中医药出版社之邀，经修改、增删、重新编排，合为《李士懋　田淑霄医学全集》。抚思所著，始终有一主线贯穿其间，即"溯本求源，平脉辨证"。

　　当前，由于国家的重视、支持，中医呈现空前大好机遇，然亦面临生死存亡的挑战，此非耸人听闻，而是现实的危险，其原因固多，而中医队伍学术思想混乱乃一死穴。学术思想的混乱集中表现于辨证论治这一核心特色上，众说纷纭，莫衷一是，令人迷茫。难怪一些中医老前辈振臂高呼"中医要姓中"，几千年的中医学如今连姓什么都不知道了，岂不哀哉！

　　怎么办？我们在半个多世纪领悟经典、临床磨砺、苦苦求索的基础上，提出"溯本求源，平脉辨证"。辨证论治是中医的核心特色，我们提出"平脉辨证"是辨证论治体系的精髓、灵魂。贯穿全部拙著的主线为"溯本求源，平脉辨证"；指导我们临床诊治的亦是此主线；自古以来，中医著作汗牛充栋，衡量其是非优劣的标准亦是此主线；判断当今诸多学说、著作、论文、科研成果是非高下的标准仍为此主线。只有高举"溯本求源，平脉辨证"这面大旗，才能使中医的传承发扬走上康庄大道。吾等已垂垂老矣，尚奋力鼓呼，缘于对中医学的难解情缘。

全集共分七个部分。

第一部分为溯本求源，名为《平脉辨证仲景脉学》（含此前已经出版过的《溯本求源，平脉辨证》理论部分及新撰写的《仲景脉学求索》）、《伤寒论冠名法求索》、《平脉辨证经方时方案解》，主要谈仲景是如何创立并应用辨证论治体系的。

第二部分为脉学研究，名为《平脉辨证脉学心得》（含以前已经出版过的《脉学心悟》《濒湖脉学解索》及《溯本求源，平脉辨证》脉案部分），主要谈我们在脉学方面的一些见解。

第三部分为平脉辨证这一体系的实例印证，名为《平脉辨证治专病》（含此前已经出版过的《冠心病中医辨治求真》《中医临证一得集》的专病部分）、《田淑霄中医妇科五十六年求索录》、《平脉辨证传承实录百例》。

第四部分为平脉辨证温病研究，名为《平脉辨证温病求索》（包括以前出版过的《温病求索概论》和新撰写的《叶天士温热论求索》《薛生白湿热论求索》）。

第五部分为平脉辨证治疗大法求索，名为《论汗法》（含此前已经出版过的《汗法临证发微》）、《火郁发之》。

第六部分为医案选编，名为《平脉辨证相濡医案》（含此前已经出版过的《相濡医集》的医案部分）。

第七部分为论文选编，名为《平脉辨证相濡医论》（含此前已经出版过的《相濡医集》的医论部分）。

编纂《李士懋田淑霄医学全集》之际，对已刊出拙著全部进行修改、删增、重新编排，又增部分新撰写的论述，目的在于竖起"平脉辨证"这一旗帜，引领中医走上振兴之康庄大道。

李士懋　田淑霄

2014 年 1 月 30 日

书于相濡斋

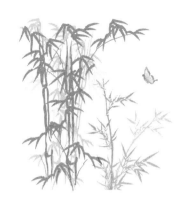

前　言

　　中医是实践医学，中医的生命力在于临床。只有不断临床，才能真正理解中医理论的博大精深，才能更好地继承发扬。

　　中医有独立的理论体系，有完整的诊治方法，欲提高临床疗效，就必须坚持在中医理论指导下的辨证论治。我们临床，始终严格按照中医辨证论治的理论体系，西医学的化验、检查对病情的认识、判断、预后确有帮助，但不以西医的理论、检查结果来指导用中药。

　　在辨证论治中，我们尤重于脉。脉诊可定病性、定病位、定病的程度，判断疾病的转归、预后。在长年的临床实践中，我们逐渐形成了以脉诊为重心的辨证论治体系。我们临床，没有固定的套路，方无定方，法无定法，孜孜以求者，乃谨守病机，努力提高辨证论治水平。

　　辨证论治的实质是个体化治疗。对个案的分析、总结，是提高辨证论治水平的重要途径。所以，学习中医，就必须学医案，从大量的医案中总结其辨证论治的规律。

　　本书所集个案，皆为我们老两口从医以来亲手所治者，不论效与不效、误治乃至死亡者，凡窃有所悟处，皆详于按语中。我们同毕业于北京中医学院（现北京中医药大学），同在一个诊室看病，同在一所大学教书，故取名为《平脉辨证相濡医案》。

需要特别说明的是，本书有小部分医案亦被其他书所摘用分析，但思辨角度不同、侧重点有异，恰可突出"越辨越明"之辨证论治精髓。

医案体裁有详有略，有门诊或病房的记录，亦有追忆的医话形式，其真实性毋庸置疑。我们都已届七旬，职称亦已到顶，虽未至清高得隐居山林，但对名利确已淡了许多，无须再造什么砖去敲什么门。所以写这本书，仅是一生中的学术总结，启悟后人自不敢奢望，权作心灵之慰藉而已。

李士懋　田淑霄

2014 年 5 月 15 日

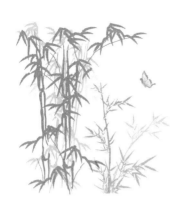

目 录

1. 脱证（一）

（心肌梗死、心源性休克）

尹某，女，67 岁，家属。

1977 年 5 月 12 日患心肌梗死并心源性休克，心电图示后侧壁广泛心肌梗死，经西医全力抢救 3 日，血压仍在 20 ～ 40/0 ～ 20mmHg，为保证液体及药物输入的静脉通路，先后剖开两侧踝静脉，均有血栓形成而且粘连。因静脉给药困难，抢救难以继续，仅间断肌注中枢兴奋剂，家属亦觉无望，亲人齐聚，寿衣备于床头，以待时日。

此时请中医会诊：病者喘促，气难接续，倚被端坐，张口抬肩，大汗淋漓，头面如洗，面赤如妆，浮艳无根，阳脉大而尺欲绝，舌光绛无苔且干敛。

此乃阴竭于下，阳越于上。

急用山茱萸 45g，去净核，浓煎频服。下午 3 点开始进药，当日晚 9 点，血压升至 90/40mmHg，喘势见敛。连续两日，共进山茱萸 150g，阳脉见敛，尺脉略复，喘促大减，血压 110/70mmHg。至第 5 日，两关脉转弦劲而数，并发胸腔积液、心包积液，胸脘疼痛憋气，改用瓜蒌、薤白加丹参、赤芍、白芍化痰化瘀宣痹，全第 8 日拍胸片，诊为心包积液并胸腔积液。两寸脉弦，中医诊为饮邪犯肺，上方加葶苈子 10g，大枣 7 枚。一剂胸中豁然，再剂症消。后用养阴佐以化瘀之品，调理月余，病情平稳。两踝剖开处溃烂，骨膜暴露，转外科治疗 4 个月方愈。出院时心电图仅留有病理性 Q 波。

按： 脱证乃真气虚极而脱越于外，乃危笃之证。张锡纯认为：“凡人元气之脱，皆脱在肝。”“故人虚极者，其肝风必先动。肝风动，即元气欲脱之兆也。”症多表现为大汗不止，寒热往来，甚则目睛上窜，怔忡，或气短不足以息，或兼喘促，脉搏微细或欲绝等。对脱证的治疗，张氏主张从肝论治，运用收敛补肝之法，重用山茱萸。肝虚极而元气将脱者，服之最效。张氏曰："人之元气将脱者，恒因肝脏疏泄太过，重用萸肉以收敛之，则其疏泄之机关可使之顿停，即元气可以不脱，此愚从临证实验而得，知山茱萸救脱之力，十倍于参、芪也。"肝主脱，是张氏首倡，也是张氏对中医理论的发展。《医学衷中参西录》一书，附列大量山茱萸救脱的验例，对我颇有启迪。临床按张氏理论，用山茱萸救脱，确有卓效。

2. 脱证（二）

（心源性休克、心房纤颤合并脑梗死）

匡某，女，84岁，市郊农民。1981年3月15日来诊。

心源性休克、心房纤颤合并脑梗死。喘喝欲脱，面赤如妆，喘愈重则面色愈娇艳，独头动摇，汗出如珠，背部自觉灼热如焚，心中摇摇不支，烦躁欲死，触电自戕被家属阻止，左侧肢体不遂，两侧瞳孔缩小如小米粒大小。血压50/30mmHg，心电图示心房纤颤。

脉参伍不调，尺微而关弦劲，舌绛苔少。

此为阴竭阳越，肝风陡涨。

予山茱萸60g，浓煎频服。夜较安静，次日喘已减，面红见敛，脉亦稍缓，脉律已整，血压升至80/50mmHg。于8日夜间2点扶坐吃药时，患者突然两目上吊，牙关紧闭，口唇青紫，四肢厥逆，冷汗淋漓，脉转沉微。此阴阳俱衰，肝风内动。急予培补元气，镇潜固脱。

方用山茱萸30g、人参15g、龙骨18g、牡蛎18g，浓煎频服。因惜人参价贵，上药煎服两日，参渣亦嚼食，诸症渐平，饮食倍增，但肢体仍不遂。

按： 脱证，即正气脱越之谓。盖人之生也，负阴抱阳。阴在内，阳之守也；阳在外，阴之使也。阴平阳秘，精神乃治；阴阳离决，精气乃绝。

二者须臾不能离。凡人之病，无非阴阳偏盛偏衰，迫衰弱至极，阴阳相互不能维系，势将离决者，即谓脱。

统而言之，脱证不越阴阳二端，曰阴脱与阳脱。阴脱又有血脱、阴脱、精脱之别；阳脱又有气脱、阳脱之异。依其病位而言，脱证又有五脏之殊，如肺气衰、胃液枯、脾气败、心阳亡、心阴消、肝气脱等。肾乃一身阴阳之总司，诸脏之脱，无不关乎于肾，故救阴不离肾水，回阳不离命火。张锡纯先生用山茱萸救脱，无论阴脱、阳脱，皆用之。阴脱者，阴不制阳而阴竭阳越，真气脱越于外；阳脱者，阴寒内盛，格阳于外，亦成真气外越。真气脱越之时，必以敛其耗散之真气为务。

张锡纯先生认为，脱证乃肝虚极而疏泄太过，真气不藏所致，故凡脱必伴肝风内涨，见瘛瘲、头摇、目睛上吊等象，其云："故人虚极者，其肝风必先动。肝风动，即元气欲脱之兆也。"凡脱皆脱在肝，是张氏对中医理论的一大贡献。肝虚极，本当不能升发疏泄，何以张氏云"肝虚极，疏泄太过，真气不藏"？盖肝有体用二端，肝体阴而用阳。肝阴血虚极，则不能制阳，反见肝阳亢而疏泄太过。肝体虚，山茱萸强阴补肝之体；肝苦急，以酸泻之。山茱萸之酸收，恰为泻肝之用。张氏以山茱萸救脱，确为一大发现，对中医的理论与实践都有重大贡献。此案之头动摇、目上窜、牙关紧、肝脉弦劲，正是张氏所说的肝风动，愈知先生所云极是，值得后人学习、继承。

辨识阴竭阳越的要点，首重于脉。阳脉大而阴欲绝，此即阴竭阳越之脉。阳脉之大，可三四倍于尺脉，此为关格之脉。若脉难遽断，可进而查舌，其舌光绛乃其特征。颧红如妆，亦为阳越之特征。其红，色艳无根；其红的部位主要表现在两颧，面部其他部位可暗滞、青黄、青白。愈红艳阳愈脱，阳愈脱愈红艳娇嫩。

对于脱证的治疗，张锡纯主张用酸敛补肝之法，"使肝不疏泄，即能杜塞元气将脱之路""重用萸肉以收敛之，则其疏泄之机关可使之顿停，即元气可以不脱，此愚从临证实验而得，知山茱萸救脱之力，十倍于参、芪也"。

山茱萸救脱的功效，很多古代医籍都有记载。《本经》（《神农本草经》，下同）云："山茱萸味酸平，主心下邪气，寒热。"此寒热乃肝虚厥热胜复之寒热；此心下邪气，即肝虚、肝风内旋，气上撞心之心下邪气。《别录》（《名医别录》，下同）云："强阴益精，安五脏，通九窍。"《雷公炮炙论》曰："壮元气，秘精。"《本草备要》云："补肝肾，健精气，强阴助阳，安五脏，通九窍。"《中药大辞典》云："补肝肾，涩精气，固虚脱。"《医学衷中参西录》曰："大能收敛元气，振作精神，固涩滑脱。"

上述两例，即单用山茱萸一味，浓煎频服而救脱，对休克的血压恢复和稳定、病理状态的改善都较理想。基于此，我们将山茱萸抗休克列为科研课题，经实验研究，取得了令人鼓舞的结果，展示了山茱萸具有良好开发前景。

3. 关格

（慢性心衰合并肾衰）

张某，男，58岁，行唐县农民。因病重医治无效而出院回家中。2001年6月9日初诊。

风湿性心脏病合并心衰、肾衰，胸腔积液、腹水，呼吸困难，喘不能卧；心中怔忡，慌乱不支；饮食不下，食则吐；腹大如鼓，阴囊肿如拳，下肢肿甚，无尿。每日注射呋塞米两支，尿量不足30mL。神识不清，面色黧黑而颧红，势已岌岌可危。

阳脉虚大不整，尺脉欲绝。舌光绛如镜面。

此阴竭阳浮越。

予山茱萸40g，浓煎频服。次日尿量达300mL，逐日增加；5日后尿量达1200mL；1周后复诊尿量达1600mL，肿遂渐消，诸症渐平。舌已布少许苔，阳脉已敛，尺渐复。予济生肾气丸，重用山茱萸，去附子。因家与医院相距 150 余里，出诊不便，未再继续诊治。

按： 舌光绛如镜，尺亦微细欲绝，此真阴耗尽，化源已竭，无作尿之资，故而无尿。真水枯而邪水盛，泛溢于脏腑肌肤，周身浮肿。邪水上逆于肺而喘不得卧，凌于心而怔忡。阴竭阳越而阳脉虚大、颧红，重用山茱萸滋肝肾以救真阴，酸而敛以收耗散之浮阳。令人奇者，竟不利尿而尿自出。忆闫某，肝硬化腹水，亦真阴竭，予养阴之品，反尿增腹水消，此二者皆滋其化源，津液足，气化而出，不利尿而反尿自利。

4. 痹证（一）

蔡某，男，58 岁，邻居岳丈，市郊赵陵铺农民，素有腰病。

1982 年 6 月 3 日冒小雨关鸡窝，渐腿痛日重，服保泰松等罔效。强挨旬余，步履维艰，至夜尤剧，卧则骨如锤击，终夜扶炕沿呻吟。6 月 27 日用车推至家中求诊。诊其脉弦大有力，又因冒雨而发，故予疏风散寒、除湿通痹之剂治之。四诊共服 15 剂，疼痛如故。冥思苦索，忽悟及从阴求阳、从阳求阴之训。此脉之弦大强劲，乃阳盛有余之象。阳盛者，必阴不能制也。且平素腰痛，知为肝肾不足，骨失养、筋失柔而剧痛。忆张锡纯先生有山茱萸治腿痛之先例，余仿效之，宗曲直汤加味。

山茱萸 30g	白芍 15g	山药 20g	知母 6g
乳香 9g	没药 9g	当归 10g	丹参 15g
怀牛膝 9g			

2 剂而痛减可忍，5 剂痛竟大减，可自己骑车来诊。共服 9 剂，痛除。嘱服六味地黄 1 个月，至今劳作如常。

按： 痹者，闭也，气血经脉不通而痛。何以不通？不外虚实两大类。实者乃邪阻经脉，气血不通，其邪当包括六淫、气血痰食；虚者，包括气血阴阳之虚，运行无力而不通。欲分清痹证之病机，首要在于分其虚实。

5

欲分虚实，首重于脉。脉之沉取有力者为实，沉而无力者为虚，此乃脉诊最吃紧处。

若脉过大强劲搏指，反是胃气衰、真气外泄之象，是大虚之脉，而非实脉，此等脉象最易误人。如脉如刀刃、弹石、薏苡子等真脏脉，皆因胃气败，失其冲和条达之象而弹指，不可误为邪实之脉。诊脉之道，不仅要正看，且要反看，从阳求阴，从阴求阳。弦大搏指为阳有余，反面恰为阴不足，故据此断为肝肾虚，重用补肝肾、收敛真气之山茱萸而愈。

山茱萸，《本经》谓其"逐寒湿痹"。因功擅收敛元气、补肝肾，正复而邪去，故痹得通。张锡纯谓其"得木气最厚，收涩之中兼具条畅之性"。张氏治周某腿痛案，卧床不能转侧。投以曲直汤，10剂而痛止，步履如常。此与本案雷同，唯脉有异也。

5. 痹证（二）

李某，女，38岁，工人。1995年7月25日初诊。

自去年春节后，两手2～5指遇冷则胀痛、凉、红紫，西医诊为雷诺病，服药半年不见缓解反增重。食可经调。

脉弦细按之不足，舌略淡。

此阳虚血弱血行凝泣，予当归四逆汤加减。

当归 12g	桂枝 10g	细辛 9g	赤芍 10g
白芍 10g	通草 8g	炙黄芪 10g	炮附子 10g
王不留行 30g			

共服药120余剂，曾先后加鸡血藤18g、巴戟天10g、淫羊藿10g，手痛渐愈。

按：阳虚血弱者当养血通阳，主以当归四逆汤。不以辛热回阳者，恐伤阴血，顾此失彼。此案因寒凝较重，故亦于当归四逆汤中加附子温阳，后方所加之巴戟天、淫羊藿等，温阳兼益精血。此案奇者，双手每个指甲前端都有一红线，手痛时愈显。余认为此乃瘀血所致，待手痛愈，红线亦消。

6. 恶心腹痛

（盆腔炎）

刘某，女，30岁，职员。2002年6月22日初诊。

右侧小腹胀痛，牵及右髋、腰、股皆痛。2001年9月诊为盆腔炎。腹痛重时恶心欲便，月经尚可。

脉弦而拘紧。

此乃肝寒经脉不通而痛，厥气上干而恶心。宗乌梅丸加减。

乌梅5g	桂枝9g	炮附子12g	川椒5g
干姜5g	细辛5g	党参12g	当归12g
黄连8g	黄柏4g	香附12g	

6月26日二诊：服药4剂，痛已大减，痛欲登圊亦除，尚有恶心如故。恶心一症已有8年之久，每于紧张、情志不遂、休息不好时易作。脉拘紧之象已解，呈弦细无力。肝虚之象未复，于上方加山茱萸30g。

7月3日三诊：恶心显著减轻，疼痛亦除，唯眼有些胀，上方加茺蔚子10g，7剂以固疗效。

按：山茱萸治恶心呕吐，医药中未尝见载。山茱萸所治之恶心呕吐，当属肝虚冲气上逆，上干于胃，胃逆而吐者。

八脉皆附隶于肝肾。肝虚，不能制约冲脉，冲气逆而上干。冲气既逆而上干，胃则首当其冲，腹痛吐逆，此即《难经》所云："冲脉为病，逆气里急。"东垣《兰室秘藏》云："凡逆气上冲，或兼里急，或作躁热，皆冲脉逆也。"此案乃肝虚不能制约冲脉而逆气里急。山茱萸补肝肾，肝强则冲安，逆气即止，呕恶何由而作。

此案乃肝虚经脉不通而小腹痛，髀股痛。此恶心，亦为肝虚所致，故予山茱萸加于乌梅丸中，补肝之虚，痛蠲呕止。据此可知，山茱萸治肝虚之呕吐，既符合经旨，亦得到临床验证。

7. 水鼓（一）

（肝硬化腹水合并胸腔积液）

徐某，男，35岁，汽车司机。

肝炎病史12年，1976年年底加重。常发热，体温在38℃上下，反复鼻衄、恶心、食欲低下，腹胀，肝区疼痛，皮肤及巩膜黄染（++），胸部及颈部有多个蜘蛛痣，腹水征（+），肝大肋下1.5cm，脾大2cm，中等硬，压痛，下肢凹陷性浮肿（+）。诊为肝硬化腹水。

入院化验：谷丙转氨酶670U/L，麝浊16单位，麝絮（++++），白蛋白与球蛋白比为2.7：3.9。

治疗：除保肝疗法外，并用能量合剂、激素、蛋白、血浆或全血等，利尿剂用螺内酯、氨苯蝶啶、呋塞米等。中药除健脾利尿、清热解毒法外，曾用十枣散等峻下剂。

经中西医结合治疗半年，病情日渐恶化，腹水进行性加重，腹围达110cm，横膈平第7胸椎，阴囊肿如孩头大。因腹压大而出现腹股沟斜疝，每日尿量200mL左右，卧床不能翻身。

化验：白蛋白与球蛋白之比为1：3，血小板$22×10^9$/L。钡餐：食管中下段及胃底静脉曲张。于1977年7月13日邀中医会诊。

患者面色黧滞，身目皆黄，恶心呕吐，肌肤甲错，烦热无汗，渴喜冷饮，入夜尤甚，腹如鼓，脐凸，囊肿大如孩头。

舌绛苔少，脉弦数。

予活血软坚法：

桃仁 9g	红花 9g	五灵脂 15g	赤芍 9g
丹参 15g	牡丹皮 12g	青蒿 12g	郁金 6g
生地黄 12g	银柴胡 6g	生牡蛎 30g	海藻 15g
玄参 12g			

服药 23 剂，腹围减至 84cm，24 小时尿量增至 1800mL。改用养阴益气软坚法。10 月中旬，腹水消退后，右胸腔出现大量积液，为悬饮停留胸胁，改用泻肺化瘀法。至 11 月 14 日，胸腔积液全部消失。1978 年 1 月，黄染消退，自觉症状消失，肝功能多次化验正常，钡餐未见食管及胃底静脉曲张，1978 年 3 月 12 日出院。又配活血软坚丸药一料继服。随访两年，情况良好，一直全日工作。

按：肝硬化腹水，当属鼓胀、癥瘕范畴，中医治疗当辨证论治。余经治的此类患者，肝热炽盛者有之，脾虚水泛者有之，阳虚不能制水者有之，阴虚肿甚者有之，血瘀水停者亦有之。本案曾因水势泛滥而用十枣散逐水，初服 0.4g，魄门如烙，并未泻。再服加至 0.6g、1g，皆未泻水。后用活血软坚法而效。此法对缓解门脉高压、改善肝功能，确起到一定积极作用。虽然患者血小板仅 22×10^9/L，但持续使用活血药，并未见促进出血倾向。只要属瘀血为患，用活血化瘀法，就不必顾忌出血，常可因瘀血去而血可循经，新血得生，出血反倒可止，此亦通因通用。

8. 水鼓（二）

（肝硬化腹水）

严某，女，56 岁，家庭妇女。

患肝硬化腹水，已 5 个多月，经西医治疗，病情未见好转，于 1976 年 10 月 14 日邀中医会诊。腹大肢瘦，脉细数，舌光绛无苔。检阅前方，利水、健脾、活血、逐水俱不效。

脉细数，舌光绛无苔，呈镜面舌。

显系一派阴虚之象，急当滋阴以救化源。

生地黄 30g	玄参 30g	麦冬 15g	牡丹皮 10g
山茱萸 15g	赤芍 12g	白芍 12g	生牡蛎 30g
炙鳖甲 30g	知母 6g	败龟甲 30g	

服 3 剂尿量开始增多，经 1 个月的治疗，腹水全消，给予济生肾气丸常服，以巩固疗效。

按：水鼓，本为水势泛滥，法当利水逐水，反而养阴，不增其水势乎？事实证明，只要辨证符合病机，径予滋阴，反可利水。盖邪水盛一分，真阴亏一分，真阴已被耗竭，化源告罄，水道何以通利？滋其阴，水道得通，反可利水消鼓。

9. 热毒炽盛

（肝硬化腹水）

刘某，女，52 岁，本院家属。

患肝硬化已 7 年，腹壁静脉怒张，状似爬满蚯蚓，反复鼻衄，齿衄，曾大呕血 3 次，自觉躁热，食少消瘦。

脉弦数大而有力，舌红苔少。

此热毒炽盛，迫血妄行，予清瘟败毒饮加减：

大青叶 10g	生石膏 30g	牡丹皮 12g	水牛角 30g（先煎）
知母 6g	赤芍 12g	连翘 15g	羚羊角 3g（先煎）
芦荟 10g	焦栀子 10g	龙胆草 6g	炙鳖甲 30g（先煎）
生地黄 15g	竹叶 6g	玄参 15g	生牡蛎 30g（先煎）
黄连 10g	生甘草 6g		

上方加减，服药 36 剂，血止，热退，脉和缓。后改用活血软坚、养阴柔肝法。

牡丹皮 10g	莪术 10g	生地黄 15g	炙鳖甲 30g (先煎)
姜黄 10g	白芍 15g	海藻 12g	败龟甲 30g (先煎)
夏枯草 12g	赤芍 12g	地龙 10g	生牡蛎 30g (先煎)
海藻 15g	三棱 10g	水蛭 5g	

上方加减，迭经 9 个月，症状消除，腹壁静脉怒张消失。

按：年过五旬，且已久病，不可概以虚论，此案即呈一派热毒炽盛表现，以清热凉血而获效。近年大凡中风、高血压、糖尿病等，因属中老年病，常见有些文献动辄曰本虚标实，非也。老年病实者并不占少数，不能以概念推论代替具体的辨证论治，不能想当然地作结论。虚实之辨，固应四诊合参，然四诊之中，以脉为准，脉沉取有力为实，沉取无力为虚。此诊脉之要，亦为辨证之要。千病万病，无非虚实；千药万药，不外补泻。倘能辨明虚实，诚乃名医也。脉之有力无力，典型者，固易分辨，但多有疑似之脉，难以明断，深感虚实之辨，亦非易事。

10. 浊热蒙蔽心窍

（肝硬化腹水，肝性脑病前期）

刘某，男，67 岁，鞋厂退休工人。1977 年 2 月 18 日初诊。

患肝硬化腹水、肝性脑病前期，经某空军医院住院治疗数月，无效回家。嗜睡朦胧，呕吐不食，发热，体温在 38℃左右，身目皆黄，口中秽臭，腹水中等。

脉濡数，苔黄厚腻。

证属湿热蕴阻，蒙蔽心窍。

治以清热化浊，方用甘露消毒丹合藿朴夏苓汤加减。

茵陈 18g	白蔻仁 6g	藿香 12g	黄芩 9g
滑石 12g	通草 6g	石菖蒲 8g	连翘 12g
川厚朴 9g	牛黄 9g	茯苓 12g	泽泻 12g
猪苓 12g			

经上方治疗 3 周，黄退呕止，腹水渐消，精神如平昔，可外出晒太阳。后予健脾化湿利尿药善其后。

按： 此案虽已属肝性脑病前期，然依其脉濡数、苔黄腻，遂诊为湿热蕴阻。湿热蕴蒸而身目黄，湿阻三焦而肿，湿热蒙蔽清窍而昏蒙，胃为湿热壅塞而上逆，致呕吐不食，口中臭秽，予清化湿热，竟得缓解，岂清化湿热可降低血氨乎？

忆当时尚有一例青光眼呕吐，一例下肢痿软不能站立，一例男子龟头被虫咬后肿如灯泡，皆因其脉濡数、苔黄腻而都予服甘露消毒丹加减而愈。此数案本风马牛不相及，然依中医辨证来看，其病机皆属湿热，因而异病同治，一方皆效。当然，甘露消毒丹所治之湿热诸症，远不止此数端，要在辨证论治，谨守病机。若执一僵死套路，只能瞎猫碰死老鼠，难以机圆法活，丝丝入扣。

11. 脾虚水泛
（肝硬化腹水）

王某，男，43 岁，工人。

患肝硬化腹水，腹围 96cm。症见倦怠无力，精神不振，食少便溏，尿少身肿。

脉缓无力，舌淡胖苔白。

此脾虚水泛，宗六君子汤合五苓散加减。

| 陈皮 10g | 半夏 12g | 连皮苓 30g | 白术 12g |

党参 12g　　　　泽泻 30g　　　　桂枝 12g　　　　猪苓 15g

炮附子 12g

历两个月后，腹水消失，诸症好转。

按：《金匮要略·水气病脉证并治第十四》云："大气一转，其气乃散。"脉微而涩迟，乃阴阳俱虚，荣卫无源而大气不转，寒饮不散，聚而为肿。脾为后天之本，脾主运化，脾主斡旋一身之气机。欲得大气转运，必自健脾入手，脾气足，方得阴阳升降，荣卫化源不竭。故此案之治，主以六君子汤治其本，伍以五苓散利其浊。然虚则补其母，加附子补火生土，亦助阳气化以泄浊。

12. 水肿

赵某，女，21 岁，学生。1994 年 12 月 20 日初诊。

下肢肿，抚之热，入夜身热如蒸汗出。

脉濡数，关弦尺弱，舌尚可，苔白。

此肾虚肝郁，水饮不化。下注为肿，蕴而化热，入夜，阳入于阴更助其热，故身热如蒸，迫津外泄而汗出，治宜温肾疏肝，清利湿热。

炮附子 10g　　　柴胡 8g　　　　橘红 8g　　　　苏叶 6g

吴茱萸 6g　　　　木瓜 12g　　　槟榔 15g　　　桔梗 8g

防己 9g　　　　　薏苡仁 15g　　晚蚕沙 15g　　通草 6g

共服 8 剂，诸症皆除，两关弦细，加白芍 12g，再服 3 剂以固疗效。

按：下肢肿热且脉濡数，本当清利湿热即可，方如《温病条辨》之宣痹汤。湿热何来？以其尺弱关弦，知为肾虚肝郁，水饮不化，下注而肿，蕴久而热。予清利湿热之时，尚需温肾疏肝，故加附子温肾阳，柴胡疏肝郁。水湿性阴，化热又兼阳，故以鸡鸣散逐其寒湿，又以宣痹汤清利湿热，二方相合，亦可谓寒热并用分消之法。

13

鸡鸣散为《证治准绳》治脚气的一张方子，《汤头歌诀》称其为"绝奇方"，此方的组成、服法及疗效都很独特，值得很好地揣摩。1961年冬，我伯父高度浮肿，自山东老家来京看病，请余冠吾先生诊治。余先生疏鸡鸣散，伯父于凌晨空腹冷服两大碗，天明泻黑水半脸盆，自此水肿遂消。当时我大学尚未毕业，此乃亲眼所见，颇感惊奇。我临床四十多年来，虽曾多次应用该方，均无此奇效，叹自己学业不精。此案鸡鸣散与宣痹汤合用，虽未泻黑水，但肿亦消。记之以俟明者。

13. 误攻正亡

刘某，男，58岁，会计。1977年5月14日初诊。

患肝硬化腹水，腹大如鼓，喘而气短不能卧。脉沉弦，面黧黑。予十枣散四分，先逐其水，后再治本。服十枣散后，扶床而便，泻黑水半盆，泻后即无力上床。后虽予健脾益气温阳，终未效，一周后亡。

按：此案之亡，与峻下逐水，耗伤元气有关，余深愧疚。治病必先顾护正气，倘孟浪从事，邪虽去而正亦竭，不亡何待。余终生引以为戒。

曾治疗4例肝硬化出现急性或亚急性肝萎缩者，皆呈一派热毒燔灼之象，予大剂清瘟败毒饮合安宫牛黄丸治之皆亡，深感此病之险恶。

14. 肝虚

（慢性肝炎）

赵某，男，28岁，工人。1976年5月28日初诊。

患肝炎一年来，始终不愈。头晕无力，食欲不振，脘腹胀满，午后为甚，口苦黏腻，口渴咽干，右胁胀痛，劳则加剧。精神负担较重，忧郁寡欢，面色萎黄。肝肋下 2.5cm，脾肋下 2.0cm，谷丙转氨酶 850U/L，TTT（+++），ZnTT（++），HBsAg 阳性。

脉弦滑，沉取濡软。舌质正常，苔白薄腻，中心微黄。

证属肝阳不足，清阳不升，脾郁湿困。法宜温肝化湿，升发清阳。

僵蚕 8g	柴胡 6g	升麻 4g	炮附子 7g
生麦芽 15g	生黄芪 9g	茯苓 9g	苍术 7g
陈皮 8g	苏梗 10g	淫羊藿 8g	党参 8g

服上药 12 剂后，头晕、腹胀、胁痛均减。复查肝功：谷丙转氨酶 300U/L，TTT（+），ZnTT（+）。原方加减，35 剂后，症状基本消失，唯劳累后右胁尚觉胀痛，无力。肝功两次复查均正常，肝肋下 1.0cm，脾肋下 0.5cm。予逍遥丸善后，两个月后，恢复正常工作，至今情况良好。

按： 慢性肝炎，以清热解毒法治之者多，屡用虎杖、板蓝根、白花蛇舌草等，论其意，以抗病毒为务，但以温补法益肝之用者鲜。肝为阴尽阳生之脏，其政舒启，其德敷和，其用为动，敷和荣泽。自然的生长化收藏，赖春生之气的温煦升发；人体的生长壮老已，亦赖肝的春生之气的温煦升发。肝木的条达疏泄，一是阳气的温煦，一是阴血的涵养，缺一不可。肝应春，为阴尽阳生，阳始萌而未盛，易受戕伐而阳伤，致肝阳馁弱，肝用不及，郁而不达，治之当益肝气、温肝阳，令其升发。

肝阳虚者，余常掌握如下指征：①脉弦，弦则为减，或兼滑、兼缓、兼数、兼细等，沉取必无力。②舌淡胖有痕。③面色萎黄，㿠白，晦滞。④症见头晕倦怠、精力不济、脘腹胀满、胁肋胀痛等。上述诸症未必俱备，只要是脉弦按之不足，舌较淡，又有头晕无力、脘满胁胀等，即可断为肝气虚；若兼畏寒肢冷等寒象者，即可断为肝阳虚，温肝之法即可用之。

常用药物有炮附子、桂枝、巴戟天、淫羊藿、黄芪、党参、茯苓、白术、升麻、柴胡、当归、川芎等。用附子其意有四：①附子辛热，补命门、壮心阳，通行十二经，走而不守，肝得阳之温煦乃能升发条达。②附子味辛，辛者可行可散，"肝欲散，急食辛以散之，用辛补之"。从风木之性，助其升发条达，故曰补肝。③清阳不升，浊阴用事，用附子使离照当空，阴霾自散，阳气可伸，复肝用之职、升降之序。④补火以生土，土旺以制寒水之上侮。胃纳脾输，方能散精于五脏六腑，肝得其荫而用强。附子一味，功莫大矣。阳虚者，可用至30～60g，久煎即可无碍。

15. 寒热错杂（一）

冀某，女，54岁，工人。1993年9月17日初诊。

寒热往来5年余，昼则如冰水浸，心中冷，寒栗不能禁；夜则周身如焚，虽隆冬亦必裸卧，盗汗如洗。情志稍有不遂，则心下起包块如球，痞塞不通，胸中憋闷，头痛，左胁下及背痛。能食，便可。年初经绝。曾住院11次，或诊为更年期综合征，或诊为内分泌失调，或诊为自主神经功能紊乱、神经症等。曾服中药数百剂，罔效。

脉沉弦寸滑。

此寒热错杂，厥气上冲，乃乌梅丸证，予乌梅丸。

乌梅6g	细辛4g	干姜5g	川椒5g
桂枝10g	黄连10g	黄柏6g	党参12g
当归12g	炮附子15g (先煎)		

2剂寒热除，汗顿止，心下痞结大减。4剂而愈。5年后得知生活正常，未再发作。

按：厥阴病，是由于肝虚而形成的寒热错杂证，以厥热胜复判断阴阳之进退、寒热之多寡。此案昼夜寒热往复，同于厥阴病之寒热胜复。心下痞结者，乃厥气上逆；汗泄者，以阳弱不能固护其外，致津泄为汗。脉弦者，以弦则为减，乃阳弱不能温煦，经脉失柔而脉弦。寸滑者，伏阳化热上逆，致上热下寒、寒热错杂。张锡纯曾论肝虚证见寒热往来。乌梅丸用桂、辛、附、椒、姜温发肝阳，当归补肝体，人参益肝气，连、柏折其伏热，乌梅敛肺益肝，敛肝虚耗散之真气。方与病机相合，疗效显著。

16. 寒热错杂（二）

李某，女，35 岁，农民。1995 年 7 月 26 日初诊。

周身皆麻，阴部亦麻且抽痛，阵阵寒战，时虽盛夏犹须着棉，继之又躁热汗出，须臾缓解，每日数作，颠顶及两侧头痛，牵及目系痛，已半年余，月经尚正常。

脉沉细涩，舌淡苔白。

予乌梅丸合吴茱萸治之。

乌梅 6g	桂枝 9g	当归 10g	党参 10g
附子 10g	干姜 6g	川椒 5g	细辛 4g
吴茱萸 6g	黄连 9g	黄柏 5g	

4 剂。

据引荐的同村学生述，服 2 剂即大减，4 剂服完基本正常，因路远未再复诊。

平脉辨证相濡医案（第二版）

17. 寒热错杂（三）

（更年期综合征）

张某，女，47 岁。1976 年 11 月 3 日初诊。

寒热交作，日数十次，热则欲入水中，寒则覆衾亦不解，已十余年。头昏痛，自汗，项强，胃脘痞满，嗳气，寐差，一昼夜睡眠不足 1 小时，时轻时重，浮肿。

脉沉弦细软，两尺弱，舌可，苔白。

乌梅 6g	黄连 8g	川椒 6g	炮附子 9g
干姜 7g	细辛 4g	党参 12g	桂枝 9g
当归 10g	黄柏 4g		

3 剂。

11 月 6 日二诊：服乌梅汤 3 剂，寒热著减，浮肿亦消，心下尚满，嗳气，头昏，心悸、寐差。此升降失司，痰饮内阻，阴阳不交而为痞，心肾不交而不寐，予子龙丹 4 粒（每粒 0.3g），每服 2 粒，得快利止后服。未利，24 小时后再服 2 粒。利后，继服上方加茯苓 30g，半夏 45g，旋覆花 15g，3 剂。

11 月 9 日三诊：服子龙丹 2 粒，即泻 6 次，隔日开始服汤药 3 剂，痞满，嗳气除，寐亦转安。

18. 寒热错杂（四）

（更年期综合征）

高某，女，48 岁，家属。1994 年 11 月 29 日初诊。

身重躁热，二三分钟后汗湿衣衫，继之身凉寒战，背部冰冷而紧，两手臂先呈苍白、憋胀、疼痛，继转紫黑，春节后尤重。头痛心悸，胸痞咽塞，咳唾善嚏，月经淋沥，一月方净，今已半年未行。

脉沉弦紧数而促，按之不实，左关稍旺，两尺不足。舌淡嫩，苔微黄。

乌梅 7g	黄连 8g	巴戟天 10g	黄柏 4g
当归 12g	红参 12g	半夏 10g	细辛 5g
川椒 5g	炮附子 12g	干姜 6g	桂枝 10g
五味子 6g			

4 剂。

12月4日二诊：上药服后，寒热心悸、胸痛皆除，汗少未止，手未显苍白紫暗。上方加浮小麦30g，继服5剂以巩固疗效。

按：上述三案，皆有寒热交作表现。厥阴证，厥热胜复，亦即寒热交作。夫寒热往来，原因甚多，少阳证、邪伏募原、伤寒小汗法固可致寒热往来；其他如大气下陷、肝阳虚馁、肾阳衰惫等亦可致寒热往来。

少阳证之寒热往来，皆云邪正交争，诚然。少阳证之半表半里，本非部位概念，而是半阴半阳证。出则三阳，入则三阴，少阳居阴阳之交界处。表为阳，里为阴，故称半表半里。君不见《伤寒论》少阳篇位居阳明之后、太阴之前乎？阳为邪盛，阴乃正虚。半阴半阳者，邪气尚存，正气已虚。正无力祛邪，故邪留不去；正虽虚尚可蓄而与邪一搏，故邪虽存亦不得深入，致邪正交争。正气奋与邪争则热，正虚而馁却则寒，邪正进退，胜复往来，故有寒热交作。

所以，从小柴胡汤的组成可以看出，小柴胡汤一方面要扶正，一方面要祛邪。人参、甘草、生姜、大枣益气健中，扶正以祛邪；柴胡、黄芩清透邪热；半夏非为燥湿化痰而设，乃交通阴阳之品，《内经》（《黄帝内经》，下同）之半夏秫米汤，即意在交通阴阳，使阴阳相交而安泰。从方义角度亦不难理解少阳证的半阴半阳之属性。

再者，少阳证解之以"蒸蒸而振"，此战汗之轻者。战汗形成，无非两类，一是邪气阻隔，正气郁伏而不得与邪争，必溃其伏邪，正气奋与邪争而战汗，此即"温病解之以战"。若正气虚馁者，无力与邪相争，必待扶胃气，正蓄而强，方奋与邪争而战，小柴胡汤证之战汗，即属后者。以汗解之方式，亦不难理解少阳证半阴半阳之属性。

厥阴证何以寒热往复？乃肝之阳气虚惫使然。肝属木主春，其政舒启，其德敷和，喜升发、条达、疏泄；肝又为风木之脏，内寄相火。春乃阳升之时，阳气始萌而未盛，易为阳升不及。肝气通于春，乃阴尽阳生之脏，其阳亦始萌而未盛，最易为阳气不足而肝气不升，致生机萧索。厥阴阳气虚馁而为寒，故乌梅丸以众多辛热之品，共扶肝阳，以使肝得以升发舒启。

肝寒何以又热？肝者内寄相火。肝阳虚馁，不得升发疏泄，肝中之阳气亦不得舒达敷布，则虽弱之阳，郁而为热，此即尤在泾所云"积阴之下必有伏阳"之理。郁伏之火热上冲，则消渴，气上撞心，心中疼热，善饥，复时烦；郁火外泛则肢热；肝阳虚馁而不疏土，则饥而不欲食，得食而呕，食则吐蛔，下之利不止；阳虚不敷而肢厥、肤冷、躁无暂安时。阳虚阴寒内盛之际，同时可存在虚阳不布而郁伏化热之机，致成寒热错杂，阴阳交争，出现厥热胜复的表现。此厥热胜复，可表现为四肢之厥热，亦可表现为周身之寒热交作，或上下之寒热交作。表现尽可不同，其理一辙，悟明此理，则对乌梅法的理解，大有豁然开朗、别有一番天地之感。

乌梅丸乃厥阴篇之主方，若仅以其驱蛔、治利，乃小视其用耳。厥阴病之表现，纷纭繁杂。阳弱不升，郁火上冲，可头晕、头痛、目痛、耳鸣、口渴、心中热疼；经络不通而胁肋胀痛，胸痛，腹痛，肢痛；木不疏土而脘痞不食、呕吐、嗳气、下利；肝为罢极之本，肝虚则懈怠、困倦、萎靡不振、阴缩、抽痛、拘挛转筋；寒热错杂，则厥热胜复或往来寒热。诸般表现，不一而足。

在纷纭繁杂诸症中，如何辨识为肝之阳气虚呢？我们掌握的辨证要点为脉弦按之无力。弦为阳中之阴脉，为血脉拘急、欠冲和舒达之象，故弦为阳中伏阴之脉。经脉之柔和条达，赖阳气之温煦，阴血之濡养。当阳虚不足时，血脉失于温养而拘急，致成弦象。故仲景称："弦则为减。"减乃不足也，阴也。《诊家枢要》曰："弦为血气收敛，为阳中伏阴，或经络间为寒所滞。"

脉弦按之无力，乃里虚之象；弦主肝，故辨为肝之阳气虚愆。若弦而按之无力兼有数滑之象，乃阳虚阴盛之中兼有伏阳化热，此即乌梅丸寒热错杂之典型脉象。厥阴亦有阴阳之进退转化，寒化则阴霾充塞，肢厥，畏寒，躁无暂安，吐利，汗出，内拘急，四肢痛，脉则转微，弦中更显细微无力之象；若热化，则见口渴咽干、口伤烂赤、心中热痛、便脓血等，脉则弦数。阴阳之进退，亦依脉象之变化为重要依据。

临床见弦而无力之脉，又有厥阴证中一二症状，即可辨为厥阴证，主以乌梅丸。乌梅丸中桂枝、细辛、川椒、干姜、附子等温煦肝阳，以助升发，黄连、黄柏化其阳郁之热，寒热并用，燮理阴阳，人参补肝之气，当归补肝之体，乌梅敛肝之真气，此方恰合厥阴证之病机。此方寓意深邃，若能悟透机理，应用极广，仅以其驱蛔下利，过于偏狭。《方解别录·序》云："元明以来，清逐淆乱，而用药者专尚偏寒、偏热、偏攻、偏补之剂，不知寒热并进，攻补兼投，正是无上神妙之处。后世医家未解其所以然，反谓繁杂而不足取法。"偶方的应用，恰似天上神妙的交响乐，阳春白雪；较之奇方，别有一番境地。

19. 懈怠（一）

孙某，男，26岁，进修生。

唯觉疲乏无力，精力不足，眼睑瞤动，便溏。

脉弦缓无力。舌嫩红，苔少。

此肝阳虚，予乌梅丸加减：

乌梅 5g	细辛 4g	干姜 5g	黄连 9g
当归 12g	生黄芪 12g	川椒 5g	炮附子 12g（先煎）
桂枝 9g	党参 12g	黄柏 5g	

4剂而倦怠除，精神振作。

按：疲乏无力，精力不足，这类病症颇多，尤其脑力劳动者，冥思苦读，伏案少动，久之易感疲乏无力，精力不济，现称之为亚健康状态。因此，研究此类病症的治疗，颇有意义，中医对此有较大优势。

此类病症，一般多用补益和化湿两法。脉证表现符合气虚证，故多以补中益气汤、归脾汤、人参养荣丸、十全大补丸、参茸卫生丸等治之；亦有因湿阻，清阳不能实四肢而现此证，多以升阳除湿法治之，方用升阳除湿汤、藿朴夏苓汤、升阳益胃汤、甘露消毒饮等治之。然从肝论治者鲜见。

肝为罢极之本。罢，义同疲。罢极，即劳困、倦怠、乏力的意思。吴崑云："动作劳甚，谓之罢极。肝主筋，筋主运动，故为罢极之本。"

阳主动，阳气旺，则轻捷矫健。肝应春，主春生之气，肝之少阳之气升，则脾之清阳升，全身气机调畅，方有春生、夏长、秋收、冬藏。若肝阳馁弱，则懈惰嗜卧，疲乏无力，精力不济。

何以知为肝之阳馁弱？以脉弦无力。弦为肝脉。脉乃血脉，必血以充盈，气以鼓荡，脉方调畅，徐缓悠扬。肝为阴尽阳生之脏，阳气始萌而未盛，若气运至而不及，或六淫七情戕伐阳气，易致肝寒气馁，脉弦无力而懈惰。据此脉，当知为肝之阳气不足。肝之阳乏馁弱，必表现一派虚寒之象。

然乌梅丸所主之者，乃寒热错杂之证，热从何来？尤在泾云："积阴之下必有伏阳。"馁弱之阳伏而不布，必郁而化热，其热上冲而消渴，心中疼热，烦、咽痛为痹；外趋则手足热，身热，痛脓，脉数；下迫则下利，便脓血。肝阳虚为寒，又伏阳化热，此即厥阴证寒热错杂之由来。

乌梅丸，五个热药、两个寒药，寒热并用，调其寒热。然以热药居多，加当归补肝之体，党参益肝气，治肝之阳气馁弱为主，苦寒清热为次。主以乌梅者，敛肺以抑金对木之戕伐，实则助肝。仲景云："夫肝之病，补用酸，助用焦苦，益用甘味之药调之……肝虚则用此法，实则不在用之。"

本案以乌梅丸治之，意在强肝助阳，以使春升之气得以升发，加黄芪者益肝气。余临床用此方治罢极者，疗效颇为满意。余恒以脉弦无力作为使用乌梅丸的主要指征。

20. 懈怠（二）

李某，女，学生。2002年6月14日初诊。

疲乏，腰痛。

脉弦细无力，舌红，苔稍黄。

此肝体不足，肝用不及。予乌梅丸加减：

| 乌梅 5g | 桂枝 9g | 炮附子 10g | 干姜 5g |

| 细辛 4g | 当归 12g | 党参 12g | 黄连 9g |
| 黄柏 5g | 生黄芪 12g | 白芍 10g | 丹参 15g |

4剂，水煎服。

6月18日二诊：乏力、懈怠已除，腰尚痛，脉力增。上方加菟丝子15g、川续断18g，4剂，水煎服。

按：弦脉主肝。弦则为减，乃不足之意。弦而无力，乃肝阳、肝气不足，故肝用不及。弦而细者，乃肝之阴血不足，肝体虚也。其舌红苔微黄者，因积阴之下必有伏阳，肝失升发条达，肝中相火亦郁而不敷。气有余便是火，相火郁而化热，火上而舌红苔黄。肝为罢极之本，体用皆不足，故而疲惫懈怠。

乌梅丸，补肝用，益肝体，寒热并用，调其阴阳。加生黄芪者，益肝气，强肝之用；加白芍、丹参者，补肝之体，阴生阳长。乌梅丸寒热并用，乃复方，偶之制也。奇方，较易掌握，犹下里巴人；而偶方，相反相成，并行不悖，诚有制之师，制乃化，此类方剂较难掌握，这是一种更高的层次，犹阳春白雪。

仲景方多为相反相成，相制乃化，如桂枝汤，即阴阳两兼、散敛并用之复方，难怪后人尊其为医圣、方药之祖。欲达辨证论治的高层境界，舍仲景别无他求。

21. 小腹痛坠

杨某，男，31岁，公务员。2002年6月18日初诊。

小腹痛坠胀，痛后热痛如淋，头晕痛，两肋偶痛，口苦，已有月余。

脉弦无力，舌稍红。

此肝虚不达，相火内郁。予乌梅丸治之。

| 乌梅 5g | 干姜 4g | 桂枝 9g | 炮附子 10g |

| 细辛 4g | 川椒 4g | 当归 12g | 党参 12g |
| 黄连 9g | 黄柏 5g | 郁金 9g | 川楝子 9g |

4 剂。

6月25日二诊：症状明显好转，会阴部稍有坠胀感，溲后热痛显著减轻，口尚苦，他症均除，脉力见增，尚弦。上方加赤芍 12g，白芍 12g，4剂，水煎服。

6月28日三诊：诸症已除，无所苦。

按： 脉弦无力，故诊为肝之阳气虚寒。小腹、两肋痛胀、头晕痛等，皆肝经循行之处，肝虚不能疏泄，经络不通故胀痛。溲后热痛及口苦等，乃相火内郁、上攻下迫所致。肝藏相火，肝虚失去舒启、敷和之性，则内藏之相火，必郁而化火，少火变为贼火，此亦成寒热错杂之证。乌梅丸温肝助其疏达，补肝体复其舒启之功，相火得以敷布，何寒热之有。此方恰切病机，故能取效。

22. 奔豚

（吞气症）

杨某，男，63岁，教师。1995年10月18日初诊。

病奔豚三十余年，自觉有气从小腹上攻，攻至腹则腹胀痛，攻至胸则胸中窒塞、疼痛欲死，连及头颈后背两臂皆胀痛。痛苦殊甚，全身无力，继则大口频频嗳气，气喷涌如山崩，气出则稍缓，须臾复作，一日发作二三次或十余次，逐年趋重，情志波动时更重。

脉弦大按之减，两尺沉。

西医诊断为冠心病、胃肠神经症、吞气症等。中医诊断为奔豚，乃肝肾阳虚，厥气上逆。予乌梅丸加减。

| 乌梅 6g | 茯苓 15g | 白术 10g | 炮附子 15g _{（先煎）} |
| 干姜 5g | 川椒 5g | 细辛 4g | 沉香 4g |

桂枝 12g　　　当归 12g　　　党参 12g　　　黄连 8g

黄柏 4g

此方加减，共服 24 剂，诸症渐愈，至今已 10 年未发。

按：此案虽曰奔豚，但无奔豚鼓起之形，然亦属厥气上冲腹至胸乃至颈背，故亦诊为奔豚。厥气上冲，缘于下焦阴寒，肝肾阳虚而冲气逆上。冲脉为病，逆气里急。冲脉隶于肝肾，肝肾虚，则气上逆。所奇者，患者频频大口嗳气之多，乃余所罕见。以其脉弦大、持之减且尺沉，故断下焦肝阳虚。乌梅丸温肝，加茯苓、白术培土以制水。多年之痼疾竟得痊愈。

23. 胃脘痛（一）

钟某，男，37 岁，干部。1998 年 6 月 27 日初诊。

患者自述胃脘部不适 1 年有余，胃中嘈杂，两肋及背部疼痛，后头亦痛，伴头晕、恶心、食差、便初硬后溏。

左脉沉缓而软，右脉沉弦滑濡。

此肝脾两虚，木不疏土。予乌梅丸加减：

乌梅 4g　　　干姜 4g　　　炮附子 6g　　　川椒 4g

桂枝 8g　　　细辛 3g　　　吴茱萸 4g　　　党参 12g

当归 10g　　　半夏 12g　　　黄连 9g　　　黄柏 4g

鸡内金 12g

共服 14 剂，诸症皆除。

按：脾胃属土，土性壅滞。土必得木之疏泄，方能升降而不壅滞。然木虚不能疏土，于是土壅，脘腹痞塞不通、胀满、疼痛、吐利、纳呆相继而发。肝虚经气不通而胁肋胀痛，此因虚而木不达。温肝，复其升发疏达之性，木达土疏而诸症得瘳。

乌梅丸乃厥阴篇之主方，包括手足厥阴病，远不止驱蛔之一端。厥阴乃阴尽阳生之脏，阳气始萌而未盛，最易受邪气戕伐而损其始萌之阳，造成肝阳虚弱，失其敷和舒启条达之性。

肝之疏泄，与人的情志、消化、气血津液运行、筋的柔和、女子月经胎产等皆密切相关。若肝阳馁弱而失升发疏泄之性，上述诸方面均可出现病变，精神不振、焦虑躁烦、头痛头晕、昏厥、懈惰；津液运行不利而消渴；厥气上逆而胸闷胸痛、嗳气呕吐、气上撞心；木不疏土而脘腹痛、吐利不食；气血不畅而见经脉所过部位的疼痛、月经不调；肝阳弱而筋失温煦而拘急，可见转筋、痉证、筋挛、疼痛等象。

肝主风，凡眩晕、昏厥、抽搐、振掉、痉挛等症皆为肝所主。肝内寄相火，肝阳馁弱，木失疏达，相火郁而为热、为火，形成寒热错杂之证，表现为厥热胜复、寒热往来等。此即尤在泾所云："积阴之下必有伏阳。"其热，可在上，表现为心中疼热，躁烦、消渴、咽痛、吐脓血、发痈脓、身热等；在下表现为便脓血。其热亦可表现于局部如背热、手足心热、腹热等。

总之，厥阴病临床表现广泛，凡西医诊断为冠心病、糖尿病、肝病、胃肠病、更年期综合征、内分泌失调、精神神经系统的一些病，符合乌梅丸证者，余皆用之。

对乌梅丸应用指征，我主要掌握两点：一是脉弦不任重按或弦而无力。肝脉弦，无力乃阳气不足。二是出现肝病的症状，两胁胀痛，肝经所循部位的胀痛，如胸闷、少腹痛、腿痛、头痛、冠心病心绞痛的心前区痛，寒热错杂，精神不振、懈怠无力、转筋、痉挛、头痛、吐利、胃脘痛、经行腹痛等，见一二症，又有脉弦无力，即可用乌梅丸加减治之。

24. 胃脘痛（二）

王某，女，34岁，理发员。1995年4月17日初诊。

胃脘疼痛已5年，时轻时重，剧则呕吐不食，喜暖喜按，伴胁胀，曾服西药及健胃疏肝等方，未见大功。

脉弦按之不实，舌淡暗。

此肝寒木不疏土，予乌梅丸加减：

乌梅 6g	干姜 5g	川椒 5g	炮附子 12g（先煎）
细辛 4g	桂枝 10g	白芍 10g	党参 12g
当归 10g	黄连 8g	黄柏 4g	炙甘草 7g
生黄芪 12g	柴胡 8g		

4 剂。

4 月 23 日二诊：药后疼痛、呕吐、胁胀均止，食欲好转，已如常人，继予上方 4 剂，以巩固疗效。

按：脉弦而不实，脘痛胁胀，乃肝经虚寒，不能疏土，厥气干格于胃，胃失和降，因而疼痛呕吐。肝主春，乃阳气始萌而未盛，最易因阳气不充而失舒启之性。脉弦乃肝失温煦而拘急之象；按之不实乃阳气不充而呈虚寒之征。

方中附、姜、椒、辛、桂等皆益阳之品，阳气盛，肝得温煦而升发疏达；参、芪补肝之气，归为补肝之体，芩、连泻其伏郁之火；乌梅敛肝之真气；肝苦急，以辛补之，柴胡味辛入肝，升发清阳补肝之用。此等病症，若误以为肝郁而破气伐肝，则肝之生气益加馁弱，肝木何由升发舒启，乃虚其虚也。

25. 亡阳（一）

（中毒性菌痢）

关某，男，1.3 岁，1963 年 7 月 3 日晚 11 点入院。

当日下午 5 点出现寒战、发热、呕吐。体温迅速升高至 40℃左右，抽搐 2 次。

入院后周身已厥冷，手足之脉皆无，对外界刺激毫无反应，已看不到呼吸运动，心音极模糊，似有似无，瞳孔对光反射消失，血压无。体温在35℃以下。只有将棉球撕成纤维置鼻孔下时，见纤维尚有摆动，知呼吸尚存。肛指查便，诊为中毒性菌痢。

当即给肾上腺素1：100静点，由每分钟10滴增至30滴（当时抢救休克主要还是用肾上腺素），血压仍测不到，又不能鼻饲给药。

急切之时，姑用艾卷3个捆于一起，灸关元、气海（其实也分不清穴位，整个腹部都灸了）。于夜间1点开始灸，一直持续到凌晨4点，患儿面色由土灰到微见红润，呼吸、血压皆恢复，心跳亦增强，手足之脉亦可诊及，体温逐渐升至38.3℃。

后按中毒性菌痢治疗，此儿竟获痊愈。

按：中毒性菌痢本为暑湿阳证，但由于邪气过亢，正气不支而衰竭，可很快转成阴证，此即重阳必阴。此时当急予扶正回阳。无奈之际，姑且以艾灸试之，竟获痊愈。艾灸回阳救逆，确有殊功，颇多惊诧，信矣。

26. 亡阳（二）

（急性多发性神经根炎）

孙某，女，24岁，教师。1992年7月13日初诊。

诊为急性多发性神经根炎，呼吸已停5日，心跳尚存，靠人工呼吸维持生命。会诊时，面赤、舌红、苔干黄起刺，脉洪大，腹软。

此属阳明热盛，予白虎加人参汤，鼻饲共服3剂，脉症依然如上，加安宫牛黄丸1粒。至18日死亡。

按：脉洪，面赤，苔黄，予人参白虎汤尚属对症。后悟及，面赤乃大量使用激素所致，脉洪大乃血管活性药物反应。设若无西药，或现一派亡阳之象，当不用白虎加人参汤。所以，中医辨证时，尚须考虑因用西药所产生的影响，否则易为假象所惑。

忆在医院会诊时，常会遇到中西医见解不同而治疗相互干扰的情况。如治疗麻疹，用解热镇痛药，必使疹没，使疹毒内攻。而中药治表疹，又往往是些辛散之品，与治外感之方无大差异。

治下利时，西医防脱水而输液，中医则利尿，不利小便非其治也。治神昏者，中医醒神开窍，西医往往用冬眠、亚冬眠以保护脑细胞。治中暑高热时，西医物理降温，冰袋冷敷，而中医则"暑当与汗俱出，勿止"。总之，中西医见解不同，治疗相互干扰的情形常常遇到，须中西医沟通、协商，相互多些了解方妥。

27. 亡阳（三）

（中毒性消化不良）

靳某，男，6岁。1964年2月18日初诊。

吐泻5日，身冷如冰，呼之不应，呼吸微弱，肛门如洞，断续有暗红色粪水渗出，面色如土。全家围于床前，号啕大哭，呼天抢地。诊之寸口脉无，趺阳脉微，知一丝胃气尚存。急予参附汤救之。

红参 15g　　　炮附子 10g　　　干姜 5g

浓煎，不断地一滴一滴捘入口中，经半日两煎服尽，阳气竟回，身温睁目，肢体亦可移动，寸口脉虽微弱，然已可触知。继予上方加赤石脂10g，回阳救逆，固涩下元。

1剂后洞泄亦止。三诊上方又加山茱萸15g，两剂，阴阳两兼，药尽而愈。

按： 急症亡阳者，尚易治，久病亡阳者难治，参附、四逆辈可回阳救逆，起死回生，已屡用不爽。

亡阳证，俗皆称大汗淋漓，其实非必皆然。固可阳亡不固而汗泄，然亦可因阳亡津液不得气化敷布而无汗。此例即亡阳无汗，可为佐证。

28. 亡阳（四）

（中毒性消化不良）

李某，男，2.5岁。1964年3月12日初诊。

麻疹已退，下利十余日，日趋加重，水泻无度，渐肛门不收，视之如洞，粪水外淫，难分便次，味腥色青，手足厥逆，周身欠温，闭目不睁，呼之不应。寸口脉已无，趺阳脉时隐时现，证已极危，全家抱头痛哭。

急予附子理中汤，回其垂绝之阳。

炮姜 3g　　　　人参 6g　　　　肉豆蔻 4.5g　　炮附子 4.5g

炙甘草 6g

浓煎频喂。

半日许，趺阳脉已出，手足转温，但有粉红色血水从肛门流出。此阳虚不能摄血，仍当回阳。宗前法加阿胶 6g。次日精神好转，已能睁眼，再依前法加茯苓 6g、生黄芪 6g，3 剂而愈。

按： 疹后本宜养阴清余热，然下利无度，导致亡阳，故不拘常法，急以附子理中汤挽其垂绝之阳。下粉红色血水者，乃阳不摄阴，脾不统血，仍当回阳摄阴。检讨原方，若加赤石脂，不仅能止泻固脱，尚能止血，更为妥帖。

凡重症当诊趺阳脉。趺阳主胃气，虽寸口脉已绝，只要趺阳未绝，说明胃气尚存，尚有生机，有挽救之希望。若趺阳已绝，难以复生。

29. 咯血

（空洞性肺结核咯血）

朴某，女，34 岁，朝鲜族人。1978 年 5 月 12 日初诊。

患肺结核已 13 年，两肺共有 3 处空洞，咯血盈碗而入院，入院已 5 日。先后予维生素 K、卡巴克洛、止血纤溶芳酸、垂体后叶素等，出血仍不断，一日数次咯血或成口咯血，或一次半碗余。

中医会诊：大便 7 日未解，腹硬满按之痛，舌苔黄燥，脉沉数实。予调胃承气汤：

生大黄 10g　　　芒硝 15g　　　炙甘草 6g

仅服 1 煎，大便即下，咯血立止。后予清热、通腑、养阴之剂，痰中血丝亦无。

按：此例咯血因阳明腑实所致。肺与大肠相表里，气化相通。腑气不通，浊热上蒸于肺，肺气不降，气逆率血而上，故咯血。予调胃承气通其腑，泄其浊热，肺之肃降之令行，气降则血降，故血立止。

30. 鼻衄

田某，女，37 岁，医生。1978 年 7 月 3 日初诊。

鼻干数日，上午 10 点许突然鼻衄盈掬，急予局部冷敷不止，又予充填压迫止血，血竟倒流入口而出。

诊其脉数，予桑白皮 50g 煎服，服 1 次后血止，后未再出血。

按： 鼻衄乃常见症，原因甚多。热邪迫血妄行、阴虚火旺、气虚不摄、阳虚不固等皆可致衄，然独以桑白皮治衄，尚属罕见。

余大学毕业实习时，在北京同仁医院中医科从师陆石如老师。同科有北京四大名医孔伯华之子孔嗣伯老师。孔先生曾给我讲一病例：原北京有一药店掌柜，鼻衄断续百余日，曾延京城名医多人诊治，犀角、羚羊角、牛黄、三七、安宫、紫雪等屡用，皆无起色。因衄血日久，身体渐渐不支，已卧床不起。后邀名医孔伯华诊治，诊毕仅开桑白皮一味煎服。该掌柜以为药贱，不以为然，强允服之，竟1剂衄止。

盖肺开窍于鼻。气帅血行，气有余便是火。肺失肃降，气逆则血逆，故上出鼻窍而为衄。桑白皮色白入肺经气分，擅降泄肺气。气降则血降，气顺则火消，鼻衄何患不平。方虽平平，却深合医理，令吾印象颇深。毕业后临床实践中，凡遇实证之鼻衄者，皆一律重用桑白皮泻肺。或伍以清热，或伍以凉血，或伍以养阴等，疗效卓著。即使虚证，于补益培本剂中，亦常少加桑白皮等以降气止衄，其效亦佳。此法吾用甚多，诚可信矣。

余慨然叹谓曰，不明医理，何以为医。只有深谙医理，才能得心应手，出神入化，取得突兀疗效。设若拘于一隅之见，只知几个僵死的套路，只晓得几个死方，难应万变。无非盲人瞎马，难成大医。有人妄称中医是经验医学，仿佛没有理论，此乃无知之谈，本不足论。设无理论，焉能出此妙招。经验本是知识的结晶，任何科学实践都离不开经验。经验诚可贵，经验升华为理论，又指导实践，其价更高。中医应称为实践医学，是由实践升华为理论，反过来又指导实践。几千年来，不断往复，不断升华，方形成今日之伟大宝库。后人应倍加珍惜，努力继承发扬。

31. 呕血

（十二指肠球部溃疡）

方某，男，26 岁，教师。1987 年 6 月 23 日初诊。

连日来胃脘不适，因工作劳累强忍，突然胃脘痛剧呕血。入院后予止血、输血等法治疗。呕血未止，已下病危。西医议用冰水灌胃，腹部冷敷，令血管收缩以止血。刻诊：面色苍白，胃脘痞塞，气短微喘，精神萎靡，便褐而溏。

脉濡数，舌苔黄腻。

予半夏泻心汤加减：

半夏 10g	党参 12g	炮姜 6g	黄连 6g
黄芩 8g	生大黄 5g		

2 剂血止，后继宗原法调理而愈。

按：半夏泻心汤之主症为心下痞。《伤寒论》将其用于治心下痞，《金匮要略》将其用于治"呕而肠鸣，心下痞者"。痞，即否塞不通也。阴阳相交谓之泰，阴阳不交谓之否。

阴阳为何不交？缘于脾虚也。上为阳，下为阴。脾居中焦，界于阴阳之间，为阴阳交通之要道。脾主斡旋一身之气机，使阴升阳降，水火既济。若脾虚不得斡旋，则阴阳不得相交，痞则由兹而生。阳积于上而为热，阴积于下而为寒，致成上热下寒之证。升降失司，则痞塞、吐利、肠鸣等症随之而起。脾主运化，主湿，运化失职，湿浊中生。

余临床掌握半夏泻心汤的使用指征为脉濡滑数或濡滑、濡数，舌苔黄腻，症见心下痞塞，或伴吐利、肠鸣、嗳呃、不食等。即予半夏泻心汤治之。

半夏泻心汤证关键在于脾虚不能斡旋，故以参、草、枣健脾益气，复其斡旋之机。中焦痞塞，上热下寒，以芩、连苦降清热，以干姜辛热祛寒。辛开苦降，调其寒热。半夏交通阴阳，且化浊降逆。其出血者，因脾不统血所致。更加大黄者，合芩、连成大黄黄连泻心汤意，苦以坚阴。

32. 脾虚清阳不升耳鸣

靳某，男，13 岁，中学生。1988 年 3 月 7 日初诊。

耳鸣 4 个月，听力渐下降，虽坐第一排，亦听不清教师讲课，不得已而辍学。伴头昏，精力不济。西医诊为神经性耳聋，曾多方求治，终未见效。

脉弦缓，寸沉，舌可。

诊为清阳不升，予益气聪明汤：

蔓荆子 10g	升麻 4g	葛根 10g	柴胡 6g
生黄芪 12g	党参 10g	当归 9g	白芍 6g
黄柏 3g	炙甘草 5g		

服此方约两个月，耳鸣止，听力正常而复学。

按：耳乃清窍，为清阳所充养。中气不足，九窍不利，耳鸣、耳背由兹而生。寸口之脉，寸为阳位，尺为阴位。寸沉无力乃清阳不升；弦而缓，乃脾虚、肝郁而不升。升、葛、柴、荆皆能轻宣升浮，助清阳之上达。参、芪、草益气升清。归、芍补肝之体，益肝之用，且白芍酸敛，以防升发太过。升中有收，以成有制之师。加黄柏者，以气虚之时，贼火易炽，且甘温升散多能动阳，故予黄柏监之。

33. 阳虚浊邪上干耳鸣

程某，女，53岁，职员。2002年6月18日初诊。

耳鸣如蝉已两月余，伴头晕、恶心、寐不安，魄门下坠。

脉弦不任重按，舌稍淡苔白。

此中阳馁弱，清阳不举，浊气上干。予吴茱萸汤合泽泻汤加减。

吴茱萸6g	党参12g	泽泻18g	白术12g
干姜5g	薤白9g		

服药6剂，耳鸣及头晕、恶心皆除，寐尚欠安，魄门下坠。脉弦缓，舌稍淡。此心脾两虚，予归脾汤加桂枝治之而安。

按： 头为清净之府，耳为清窍，皆赖清阳奉养。气虚清阳不升而耳鸣者，东垣有益气聪明汤益气升清。此浊阴阻碍清阳升发，故以泽泻汤泻浊。吴茱萸汤温肝暖胃化浊，方虽与益气聪明汤有别，然皆令清阳上达则同。举一反三，凡正虚而清阳不升者，固当益气升清，然邪阻而清阳不升者，皆当先祛其邪，清阳得升，耳鸣头昏自除。

34. 暴聋

王某，男，48岁，干部。1998年3月28日初诊。

外感愈后左耳暴聋。脉弦数而濡，寸脉沉。

此湿热蕴于肝胆，清阳不升，予清利肝胆湿热，佐以升清，宗泻青丸加减：

龙胆草6g	炒栀子12g	黄芩10g	柴胡8g

| 茵陈 15g | 防风 7g | 羌活 7g | 川芎 8g |
| 归尾 10g | 升麻 5g | 葛根 12g | |

上方服 3 剂而愈。

按：本方治肝经郁火所致之病症。辛味升散解郁，苦寒降泻火热，亦辛开苦降之法。此案乃外感后，余邪伏于肝胆，而脉弦濡数，阻遏清阳上达而寸沉，此方恰合此证。故热退清升而愈，此方亦治肝经郁热头痛、目赤，及热盛抽搐，亦治肝火下迫作泻者。

35. 厥阴头痛

张某，女，47 岁，会计。1977 年 7 月 23 日初诊。

颠顶痛已 13 年，时好时犯，屡治不效。夏夜于室外乘凉，感受风寒，头剧痛，颠顶尤甚，痛欲撞墙，面色青，手足冷，恶心，吐清水，无臭味。

脉沉弦紧。舌质略紫暗，苔白润。

诊为厥阴头痛，予吴茱萸汤：

| 吴茱萸 12g | 党参 12g | 生姜 15g | 炙甘草 6g |
| 大枣 4 枚 | | | |

配合针刺上星透百会、合谷、太冲。2 剂而痛缓，6 剂痛止。后予逍遥散加吴茱萸，至今未发。

按：吴茱萸汤暖肝散寒，温胃降逆，治厥阴头痛，余屡用屡效。概肝阳虚衰，阴寒内盛，或肝阳虚，外寒直中厥阴者，吴茱萸汤皆可用之。厥阴寒逆，干于颠顶则头痛，乘于胃则下利吐涎沫，逆于胸胁则胸满胁痛，淫于下则阴缩、少腹痛。肝属厥阴风木，其政舒启，其德敷和，主春生升发之气，春生之气得以升发，周身之气机才能生机勃发。肝阳一衰，五脏六腑之气机升降出入皆可乖戾，由兹引发广泛病变，如筋挛瘛疭、痹痛、胸痹、脘腹痛、吐利、肢厥、躁烦等。

余运用吴茱萸汤治疗头痛的指征有四：

（1）疼痛部位主要在颠顶，旁及他处。这种头痛或剧或缓，时轻时重。重者可面色发青，有的可绵延十余年，每次生气或受风寒时易发。

（2）呕吐涎沫。其呕，多呈干呕或恶心，或呕吐，其吐涎沫，多为吐清水，无酸腐食臭味，有的噼噼多唾，有的是舌下及两颊时时涌出清水。

（3）手足凉。其程度有轻有重。

（4）脉常是弦、弦紧、弦迟。

凡具此四条，均可诊为厥阴头痛，以吴茱萸汤治之，常可取得突兀之疗效。

36. 头痛

（结节性动脉炎）

李某，男，47岁，医生。1978年8月23日初诊。

头痛1周，如电击样痛，疼痛时间短暂，瞬间即过，如击如割，痛时龇牙咧嘴，一日不断阵作。服止痛药、麦角胺等不能控制。头部起红疱，质硬，摸之成串，大如蚕豆或黄豆，抚之热。西医诊为结节性动脉炎。

脉数，舌质红。

此乃火毒上攻，聚而成结。予黄连解毒汤泻火解毒。

| 黄芩 12g | 黄连 12g | 栀子 15g | 龙胆草 6g |
| 大黄 6g | 生甘草 7g | | |

3剂，水煎服。

8月26日二诊：药后得泻，痛去大半，肿结已消大半，小的肿结已无，又服上方3剂，结消痛止而愈。

按： 结节性动脉炎乃结缔组织炎变，且可累及各个系统。中医依其疱块红肿热痛，且脉数舌红，断为火毒。黄连解毒汤乃泻火重剂。火热去，则痛止结消而愈。

37. 尿道抽痛

张某，男，31 岁，消防队员。1959 年 6 月 3 日初诊。

余大学实习时，随名医孙华士老师学习。一男体壮，中午合房，窗牖未闭，房事后风寒乘虚袭入少阴，尿道抽痛甚牵引小腹。来诊时两腿分开很宽，蹒跚而行，对阴器不敢稍碰。脉弦细拘紧。余予小建中汤，不效。孙华士老师改用麻黄附子细辛汤，竟一剂而愈。

按： 房事后，肾气乍虚，精窍开，外邪乘虚而客。寒主收引，致尿道抽痛。初诊误以为房事后阴精亏，筋脉失柔而拘急，故予小建中汤，治其"虚劳里急，腹中痛"。孙华士老师以其脉拘紧有力，认为乃客寒所袭，故取麻黄附子细辛汤，温经散寒。辨证切当，竟一剂而瘳。

38. 寒疝

王某，男，43 岁，干部。1978 年 8 月 12 日来诊。

18 年前做脾摘除手术，体质较差，胁常隐痛。值雨后淌水，又于水管下冲脚，回家后即觉前阴痛，迅速加剧，小腹痛甚，阴器已缩成皮状，不能活动，围被而坐，以热水袋外敷不缓。

诊其脉弦紧，为寒客厥阴。予吴茱萸汤温散之。

吴茱萸 9g   生姜 12g   细辛 4g   麻黄 4g

炙甘草 6g

1 剂缓，再剂已。

按：厥阴经过阴器、抵小腹。正气虚，寒邪直中厥阴，致小腹痛、囊缩。此方乃麻黄附子细辛汤，以吴茱萸易附子，使其温肝散寒，法仿孙华士老师治尿道抽痛案例。

39. 妊娠呕吐

赵某，女，27岁，家属。1972年3月12日初诊。

禀赋素弱，妊娠3个月，呕吐不止，吐出皆为清水，饮食难进，肢冷无力。

脉沉弦细无力，舌淡苔白。

予吴茱萸汤散厥阴寒逆，温中下气。

吴茱萸7g　　　　生姜10g　　　　党参9g　　　　白术8g

半夏8g

2剂吐止，饮食得进，足月分娩。

按：妊娠呕吐，胎热固多，然亦有因于寒者。《金匮要略》即以干姜人参半夏丸治妊娠呕吐不止，为中虚而有寒饮者设。此患者肢冷而吐，且脉呈弦象，中阳不足，肝亦寒逆，故予吴茱萸暖肝散寒，温中下气。东垣云："浊阴不降，厥气上逆，甚而胀满，非吴茱萸不可治也。"

40. 疝癖

梁某，男，53岁，司机。1981年2月11日初诊。

身魁伟，两胁至少腹抽痛已数年。发则两侧肌肉板硬，凹一深沟，自胁下至小腹有硬棱状物凸起，剧痛难忍，不能转侧，阴茎抽缩为蜷，小便余沥。每次发作须二三日方能缓解，每于劳累或生气后易发。曾几次到医院急诊治疗，认为是肌肉痉挛。

两脉沉弦紧而搏指，诊为疝癖，此肝肾寒逆所致，予吴茱萸汤加减：

吴茱萸 10g　　　党参 10g　　　生姜 12g　　　炮附子 10g

细辛 4g　　　　乌药 9g

2月14日二诊：服药2剂，发作1次，然不剧，原方再进2剂。

2月17日三诊：欲发未作，微痛即缓。前方进退，10剂而安。

按：脉弦紧搏指，此阴寒内盛。寒主收引，故筋挛囊缩。筋脉必赖阳气之温煦方能柔和。方以吴茱萸、附子温肝肾散寒逆，细辛散寒，乌药辛温香窜，疏邪逆之气滞。阴寒去，阳复而达，筋挛即止。仲景以甘草干姜汤治阴寒盛之脚挛急，此亦以辛热之吴茱萸、附子温经散寒，治肝肾经之寒逆筋挛急，方虽异而法则同。

41. 真寒假热（一）

刘某，男，79岁，退休工人。1982年1月3日初诊。

两个月前，患者因高热，体温达39℃以上，持续不退而住院。初以为是外感，治疗未效；继之胸片发现肺部阴影，以肺炎治疗未效；又经9次查痰，7次发现癌细胞，并经气管镜检查确诊为肺癌。因治疗无望而转回家中。诊时仍高热，体温39.3～39.8℃，身热而畏寒肢冷，蜷卧，口中干热如开水烫，渴喜冷饮，且1次食冰糕两支，觉得心中舒服，咳嗽痰多，呕吐，胸闷气短，大便干结，神识尚清，面色黧黑而两颧浮红。

舌淡暗无苔且润，脉数大持之虚。

此阴盛格阳、真寒假热证。予参附汤：

红参 10g　　　炮附子 12g　　　干姜 5g　　　白术 10g

山茱萸 15g

另用吴茱萸面，醋调敷足心。

1月5日二诊：服上方2剂，身热竟退，尚肢冷畏寒蜷卧，口已不热，且畏食冰糕；仍咳嗽多痰，便干。两颧红色已消，脉尚数已不大，持之无力。此浮阳已敛，虚寒本象显露。仍予温阳救逆，引火归原。

红参 10g　　　　炮附子 12g　　　　肉桂 6g　　　　干姜 6g

山茱萸 15g　　　肉苁蓉 15g　　　炙甘草 6g

此方进退连服15剂，春节后已可背上马扎，自行到大街上晒太阳。

按：真寒假热，乃阴阳行将离决，缘于阳气虚衰，阴寒内盛，虚阳不能固于其位而浮越。浮于外者谓之格阳，浮于上者谓之戴阳。其临床特点为外呈一派热象，内显一派寒象。

景岳曾细致描述其临床特征，谓"假热亦发热，其证则亦为面赤躁烦，亦为大便不通，小便赤涩，或为气促咽喉肿痛，或为发热脉见紧数等证""其内证则口虽干渴必不喜冷，即喜冷者饮亦不多……或气短懒言，或色黯神倦，或起倒如狂而禁之则止，自与登高骂詈者不同，此虚狂也""凡假热之脉，必沉细迟弱，或虽浮大紧数而无力无神"。此热，自觉躁热殊甚，欲卧泥地，欲入井中。经此案，始知假热体温亦可高。

寒热真假，务在辨清孰真孰假。辨别关键在于脉，正如景岳所云："察此之法，当专以脉之虚实强弱为主。"脉之强弱，以沉候为准，虽身热如火，脉洪大数疾，若沉取无力，即为假热。

虽身冷肢厥，昏愦息微，脉沉小细迟紧，若沉取有力而见躁者，即为假寒。若脉症尚难判明，则当进而察舌。舌淡胖嫩滑，必是阳虚阴盛，真寒假热；舌红绛苍老坚敛、干燥少津，必是热结于内，真热假寒。

然亦有阴寒盛而舌红者，此阳虚寒凝，气血运行不畅，致血凝泣而舌红，此红多兼嫩暗，必不干敛、苍老。此乃吃紧之处，医者望留意于此。

本案以参附汤益气回阳。阳越于外，施之辛热，防其阳未复而浮越之阳更行脱越，故加山茱萸敛其耗散之真气，且固其本元。吴茱萸敷足心者，为引热下行之意。

42. 真寒假热（二）

孙某，男，57岁，工程师。1985年5月13日来诊。

肝癌术后，胁部留一引流管，终日流黄绿色液体，云铜绿假单胞菌感染，高热39～40℃，持续1个月不退，已用多种进口抗生素，高热不见稍减。人已瘦弱不堪，备受折磨，痛不欲生，遂请中医诊治。

阳脉大按之虚，尺脉沉细，拘紧而涩。

此阴盛格阳，予桂附八味丸加减：

| 炮附子 12g | 肉桂 6g | 熟地黄 12g | 山茱萸 12g |
| 山药 12g | 泽泻 10g | 牡丹皮 10g | 茯苓 12g |

上方共服6剂，热退身凉，阳脉敛而阴脉复。

按：阴盛格阳者，赵献可《医贯》称龙雷火动，此火得湿则蒸，遇水则燔。每当浓云骤雨之时，火焰愈炽。不可水灭，不可直折，当引火归原，唯用八味丸，桂附与相火同气，直入肾水，据其宅窟而招之，同气相求，相火安得不引之而归原。

龙雷火动之真寒假热证，其脉之特点为阳脉大而尺脉沉细。此种阳强阴弱之脉，可见于三种情况：

一是心火旺而肾水亏，水亏不能上济心火，心火独亢而不下交，呈现水火不济、心肾不交。其阳脉之大也，必按之有力；其尺脉之细也，按之必细数。治之当泻南补北，代表方为黄连阿胶鸡子黄汤。

二是阴虚不能制阳，阳浮而大按之虚，其阴脉当细数躁急。治当滋阴潜阳，方如三甲复脉汤之类。

三是阴盛格阳，由于阳气虚衰，阴寒内盛，虚阳浮越于外，成为格阳、戴阳。尺脉当沉细无力，或沉细拘紧无力；阳脉浮大按之虚。治当引火归原，使浮游于外之阳得以下归宅窟。方如白通汤、白通加猪胆汁汤、桂附八味丸之类。

此三者脉象，皆阳旺而阴弱，然病机、治则迥异，差之毫厘，谬以千里。若脉象难以遽断，当进而察舌。水亏火旺者，舌红而坚敛苍老；阴虚阳浮者，舌当嫩而光绛无苔；阴盛格阳者，舌当淡嫩而润，或淡嫩而黯。

43. 真寒假热（三）

赵某，男，17个月。1965年2月4日初诊。

发热3日，体温高达41.7℃，体胖面白，喘促肢冷，烦躁哭闹不得稍安，疹淡稀隐隐。

舌淡苔滑，脉疾无力。

此阳虚不能托疹，予参附汤加味，以回阳益气托疹。

方予：

炮附子6g　　　　人参6g　　　　鹿茸4.5g　　　　当归6g

浓煎频服。2剂服尽，面色由青白转红，肢冷亦除，麻疹一日即布满全身，热亦降。

按：余1963年至1971年，8年多任大庆油田总医院儿科专职中医师，负责儿科全科会诊。8年里，看的全部是急症、危症。当时大庆油田几十万人会战，地处北大荒，自然条件恶劣，生活条件也非常艰苦，儿科发病率甚高。当时尚无麻疹疫苗，每至冬春季节麻疹流行，儿科180张病床爆满，常常走廊、大厅都加满了床，患儿每年病死者达500余名。

有一类白胖的患儿，都是高热，体温在41℃以上，面色㿠白，舌淡肢冷，麻疹出不来，喘憋，呼吸困难，脉搏可达200次/分以上，但按之无力。余初不识此证，套用通常的表疹方法，7例皆亡。后读《中医杂志》的一篇报道，始知此为阳虚之体，当予温补回阳以托疹，余仿效之，之后11例皆活。此案乃其中一例耳。

高热，体温在41℃以上，因儿科大夫都知道不能用物理降温及退热药，否则麻疹立刻收敛，造成疹毒内攻，故都仰仗中医治疗表疹。此类患儿诊为阳虚，以其面色㿠白，舌淡，脉疾无力，故予回阳托疹。由此可见，阳虚发热，体温照样可高达40℃以上，不可见体温升高辄云热盛，妄用寒凉。属阳虚寒胜者有之，莫重蹈余之覆辙。前车之鉴，当谨记。

44. 真热假寒（四）

武某，女，32岁，家属。1963年12月7日初诊。

产后愤怒，致头痛心悸，肢冷畏寒，盖厚被、睡热炕犹觉周身凉彻，面色青白，舌质略红，脉沉弦躁数。余以为产后多虚，四肢冷畏寒，证属阳虚，遂迭进四逆、参附之剂。附子由三钱渐增至一两半，经旬肢冷畏寒不解，反增神识昏昧。百思不解，束手无策，患者遂住院治疗，4个月方愈。

按： 此案肢厥、畏寒，颇似寒象，然舌红、脉沉而躁，当为火郁证。火郁于内，闭阻气机，阳气不得外达，外失阳之温煦而肢冷畏寒。惜当时未识火郁证也。

火郁证的临床表现很复杂，由于致郁原因不同，所郁部位有异，郁闭程度不等，正气强弱有别，兼杂邪气之殊，因而表现得纷纭繁杂。尽管千差万别，但因皆具"火郁于内"这一共同病机，故临床表现有其共性可循。

总的来说，火郁证的特点是外呈一派寒象、内现一派热象。其判断关键在于脉。典型的火郁之脉沉而躁数，或沉弦数、沉滑数。《四言举要》云："火郁多沉。"《医家心法》云："怫郁之脉，大抵多弦涩凝滞，其来也必不能缓，其去也必不肯迟，先有一种似数非数躁动之象。"若郁闭重者，脉亦可见迟、细、涩乃至脉厥。

"火郁发之。"当祛其壅塞，展布气机，使郁伏于里之火热透达于外而解。此案之误，在于误把假寒作真寒，妄予温补，教训深刻。

45. 真热假寒（五）

杨某，女，23岁，农民。1987年7月23日初诊。

时值暑伏，酷热难耐，余正袒胸读书，汗流浃背，突来一农妇，身着花布棉衣裤，头裹头巾，裤腿怕透风，以绳系之，俨然一身冬装。诉产后患痢，周身寒彻肢冷，厚衣不解，虽汗出亦不敢减衣。腹满不食，恶心呕吐，溲涩少，便垢不爽。曾服多种抗生素，输液打针，中药曾予补益气血、健脾止泻、温补脾肾、温阳固涩等剂，终未见效，羌已一月半矣。

脉沉滑数，舌红，苔黄厚腻，面垢。

此湿热郁遏，气机不畅，热伏于内。湿热郁遏，气机不畅而腹满、呕吐、便垢不爽；阳郁不达而肢厥身冷，予升降散合葛根黄芩黄连汤加减：

僵蚕 12g	蝉蜕 4g	姜黄 9g	大黄 4g
葛根 12g	黄芩 10g	黄连 10g	茵陈 15g
菖蒲 8g	藿香 12g	苍术 12g	川朴 9g
半夏 9g			

3剂。

7月27日二诊：服上药1剂即脱棉衣，又2剂腹胀、呕吐皆止。尚觉倦怠，纳谷不馨。予清化和胃之剂善后而愈。

按：涩痢留邪，湿热蕴阻，阳气被遏而身寒肢冷。沉脉主气，气血被郁而脉沉，沉而有力。脉滑数为热郁，且苔黄腻舌红，据舌脉不难诊断为湿热蕴阻、阳遏不达之证。清化湿热，宣畅气机，透热外达，恶寒随之而解。

肢冷、腹冷，周身冷等，乃临床常见之症。阴盛或阳虚固可冷，然阳郁而冷者亦不少见。若脉沉而躁数舌红者，不论何处冷，甚至冷如冰，皆为阳郁所致，不可误用热药温阳。若脉虽沉数，然持之无力，当属虚寒。凡脉沉而无力者皆虚，且愈虚愈数，愈数愈虚，当予温补，不可误作火郁，犯虚虚实实之戒。

46. 郁热下利

姚某，男，21岁，学生。1982年6月4日初诊。

下利半月，日五六度，小腹冷如冰。曾以寒利而服理中丸、四神丸等方无效。

脉沉而躁数。

此火郁迫津下泄而为利，予四逆散合葛根黄芩黄连汤，2剂而愈。

按：恶寒一症，寒袭者有之，法当辛温散寒；阳虚者有之，法当温阳；然火郁者亦有之。气机内闭，火热内伏，阳遏不达，亦必寒凉。凡此，不可不辨，切不可一见腹冷辄予热药，乃实其实也。

肢厥身寒，或局部觉寒，皆可因火郁而致，如痛经之小腹冷，胃脘痛之脘腹冷，肢体痹寒之肢冷等，皆可因火郁阳气不达所致。其脉当沉而躁数，或沉而滑数。郁遏重者，脉亦可沉伏细小迟涩，然必有奔冲躁扰不肯宁静之象，此是辨识火郁之关键。

47. 自汗盗汗

谢某，男，34岁，农民。1984年4月28日初诊。

自汗兼盗汗年余，夜间因盗汗湿衾褥，常晾晒于院中，犹尿床般。昼则自汗，尤于劳累、进餐或情绪激动时，则汗从腋下如水流。脉洪大，无身热、烦躁、口渴，舌质红，苔微黄。

予白虎汤清其气分热邪。

生石膏 40g　　　知母 6g　　　　浮小麦 30g　　　生甘草 7g

4 剂汗止脉缓，烦渴亦除。

按：汗出之因甚多，虚实寒热皆有。俗云，阳虚自汗，阴虚盗汗。阳虚卫阳不固，固可自汗；阴虚者阳亢，迫津外泄，亦可盗汗。然不可囿于此言，尚须辨证论治。此案自汗、盗汗兼有，以其脉洪大，知为气分热盛，热迫津泄而多汗，故予白虎汤治之获愈。

48. 自汗（一）

张某，男，37 岁，针灸医师。1965 年 7 月 23 日初诊。

患肝硬化十余年，脾大平脐。1964 年夏，烦躁不宁，口渴喜饮，大汗不止。

脉洪大，苔白干。

诊为阳明气分热盛，迫津外泄，予白虎汤。

生石膏 40g　　　知母 6g　　　　浮小麦 30g　　　生甘草 7g

4 剂汗止烦除，脉亦和缓敛静。

按：阳加于阴谓之汗。阳气盛，迫津外泄，故而口渴喜饮、大汗。此案体温不高，然脉洪大、大汗、烦渴，白虎汤证具，故予白虎汤治之。撤其热，则汗止脉静。汗为心之液，以浮小麦代粳米，取凉心止汗，兼顾其标。

49. 自汗（二）

赵某，男，42 岁，火车司机，本校学生之叔父。1995 年 4 月 2 日初诊。

汗出畏风，腰膝酸冷，尤于情绪激动、活动及吃饭时汗更多。无论冬夏，夜寐亦汗出，体力渐衰，常感困倦疲惫。四肢酸懒，饮食、二便尚可。脉濡滑，舌苔白腻而滑。余曾以益气固表、养阴敛汗、清热泻火、退蒸止汗治之，诸法均不效。后读石氏刊于《中医杂志》一篇关于"湿阻汗出"的文章，颇受启悟。

患者原为烧煤的火车司机，驾驶室内炉热烘烤，汗流浃背，但司机又要经常探身窗外瞭望，汗出当风，汗闭郁于肌腠为湿，反复如此，湿邪蕴蓄，阻遏三焦，营卫不调，致汗出畏风。

予化湿之剂治之：

炒苍术 15g	川朴 9g	陈皮 9g	半夏 12g
茯苓皮 15g	泽泻 15g	薏苡仁 30g	滑石 12g
萆薢 9g	草果 9g	菖蒲 9g	藿香 12g
白蔻仁 7g	杏仁 9g		

上方共服 4 剂，未再复诊，后其侄告曰已愈。

按：湿性黏滞，闭阻气机。汗出当风，汗液被郁而为湿，阻碍三焦，升降出入失其度，营卫不和，故自汗。经云："三焦者，原气之别使也，主通行三气，经历于五脏六腑。"三气乃指宗气、营气、卫气。营卫皆经三焦通行于全身。

卫气者，卫外而为固，司开阖之职。三焦不利，卫气不行，开阖不利，故而汗出。因湿而致汗者，关键在于化湿，祛其壅塞，畅利三焦。气机宣畅，开阖有节，汗出自愈，此法开治汗出又一法门。

举一反三，推而广之，湿可阻遏三焦而汗出，他邪阻遏三焦当亦可汗出；邪实者可致三焦不通而汗出，正虚者亦可致三焦不通而汗出耳。

由此可悟及，汗出一症，无论自汗、盗汗，皆可分虚实两大类，查明症结所在，谨守病机，当可预期，治之非难。回顾此案初治之时，因不明湿郁致汗的机理，清补敛涩，心无准的，辨证不明，囿于俗套，终难一效。

50. 怪汗

霍某，女，39岁，工人。1991年6月22日初诊。

汗出，立则上半身汗出，侧卧则在上一侧偏汗，已有半年。汗多时心慌而烦，头昏，腰酸痛，白带多，月经不调，便尚可。

脉沉濡滑数。舌尖稍红，苔薄腻。

此湿热熏蒸而汗出。

黄芩 9g	黄连 9g	苍术 15g	白术 15g
茯苓 15g	薏苡仁 30g	陈皮 10g	半夏 10g
泽泻 12g	生黄芪 12g	防风 5g	

7月27日二诊：上方加减共服32剂，汗止，白带净。

按：汗出见于在上一侧，盖因湿热向上熏蒸，故在上一侧汗出，以其脉沉濡滑数，亦为湿热之脉，予清热化湿法治之而愈。

湿热致汗，石氏云可自汗，亦可盗汗，似阳虚汗出，亦可似阴虚汗出，或为脱汗，不一而足。要在脉当濡滑，苔应滑腻，此为辨证要点。

51. 血热迫血妄行
（再生障碍性贫血）

张某，男，21岁。1970年3月22日初诊。

1969年因食蓖麻油炸的油条而中毒，继发再生障碍性贫血。经常衄血、发热、烦躁、自汗，身有瘀斑多处，此起彼落。每周输血400mL维持，住院治疗 4 月余，未见起色，请中医会诊。

舌淡红，苔薄黄。脉洪大而数。

此气分热盛，淫于血分，迫血妄行。予化斑汤。无犀角以白茅根代之。

生石膏 60g　　知母 10g　　生地黄 30g　　玄参 30g

生甘草 9g　　白茅根 40g　　粳米 1 把

上方出入，经两旬热不再发，血止脉敛，血红蛋白增至 6g/dL。后石膏减量至 45g，加阿胶继服。两月后血红蛋白稳定在 10g/dL 以上。

按：此案为气分热盛，淫热入血，迫血妄行而衄血发斑。因其脉洪大，仍以气分之热为主，故重用石膏、知母清气分热。虽长期服用寒凉清热之品，未见伤胃寒滑，盖有故无殒也。

52. 哮喘

张某，男，53 岁，干部。1972 年 12 月 8 日初诊。

哮喘夙根 10 年有余。1972 年冬，因感冒引起哮喘急性发作，予抗生素、激素、肾上腺素等，症状未能缓解。端坐呼吸，不能平卧，汗出以头部为甚，烦躁不安，身无热，亦不渴，大便干。

脉洪大，苔白微黄。

此阳明热盛，蒸迫于肺而作喘。予白虎汤：

生石膏 40g　　知母 9g　　生甘草 7g　　粳米 1 把

3 剂汗止，喘轻，已能平卧，大便已通，脉亦敛缓。

按：白虎汤乃《伤寒论》阳明热盛之主方。温病用于气分无形热盛。余于外感热病中用之，内伤杂病中亦用之。

《伤寒论》中白虎汤共 3 条，脉见浮滑、滑，症见表有热、里有寒

（热）、腹满身重、难以转侧、口不仁、面垢、谵语、遗尿、自汗出、厥等。后世概括为四大症：大热、大汗、大烦渴、脉洪大。这个概括很有见地，已为后世医家之共识。余以为，以此四大症作为白虎汤的主症，较《伤寒论》条文中所述脉症易于把握。

临证中，若四大症俱备者，断然用白虎汤，鲜有不效者。然四大症俱备的典型白虎汤证并不多见，尤于杂症中如是。若四大症未备，仅具其一二或二三症，可否用呢？后世医家见解不一。吴鞠通于《温病条辨》中指出的白虎四禁，曰："白虎本为达热出表，若其人脉浮弦而细者，不可与也；脉沉者，不可与也；不渴者，不可与也；汗不出者，不可与也。常须识此，勿令误也。"张锡纯对此提出异议，曰："吴氏谓脉浮弦而细者，此诚不可用也。至其谓脉沉者、汗不出者、不渴者皆禁用白虎，则非是。"这就把吴氏的白虎四禁打破了三禁。

刘渡舟老师于《伤寒论十四讲》中提出，四大症之中"尤以烦渴和汗出而为使用本方主要之依据"。余临证管见，四大症之中以脉洪大为必备之主症，其他三大症或有或无，或见其他症状如头昏头痛、心悸惊怵、不寐、胸闷、憋气、喘咳、咯血、烦躁、恶心、衄等，只要是脉洪大，皆予白虎汤主之。

本案之喘而汗出、脉洪大，并无大热、大烦渴，因脉洪大，断为阳旺热盛，蒸迫于肺而作喘，迫津外泄而为汗，故予白虎而获效。

53. 大气下陷

尚某，男，40岁，工人。1965年2月12日初诊。

咳喘气短3年余，至冬则重。十几日前，因抬重物而喘剧，胸痛窒闷，时感恶寒，不欲饮食，口中流涎如涌泉，动辄气短心悸，呼吸浅促甚急，犹跑百米之后状。

脉弦细无力。舌尖稍红，苔白。

余以恶寒无汗而喘急，为外寒引发伏饮，予小青龙汤两剂，病有增无减，反喘急欲脱，脉沉细而弱。忆张锡纯先生升陷汤，治大气下陷，脉虚胸窒，喘促气短难续，颇似此症，改用升陷汤：

人参 6g	生黄芪 15g	知母 6g	桔梗 6g
升麻 6g	柴胡 6g	当归 9g	甘草 6g

2 剂。

2 月 17 日二诊：昨夜服药后，寒战烦躁。盖被出汗后，顿觉胸中豁然，气短显著减轻，继予升陷汤 3 剂而安。因遗有胸痛，舌苔黄腻，改用升阳益胃汤加减，方中有陈皮、川朴，又觉气短难续似喘。知其大气未复，不耐行气破散，又改从前方 6 剂，诸症皆除。

按：此案素有哮喘夙根，元气本衰，兼以抬重物努责伤气，致大气下陷，气短难续，气不摄津而涎如泉。小青龙汤为外寒内饮，喘憋胸闷，呼吸困难，脉当弦紧，大气下陷者脉当虚。本已气虚而陷，复用小青龙汤散之，其气更虚，故病转剧。

服升陷汤后，战而后汗者，乃战汗也。战汗多见于温病，谓温病解之以战，而内伤杂病见战汗者，实属罕见。余学识浅薄，读过的医书、医案中，未曾见过。战汗亦有虚实两类，邪伏募原，阻隔表里之气而寒热头身痛者，溃其伏邪，表里之气通，奋而祛邪外出，可战而汗解。正虚者，待正气来复，奋与邪战，亦多可战汗。小柴胡汤之汗出，乃蒸蒸而振，此乃战汗之轻者。

小柴胡汤证本为半阴半阳证，出则三阳，入则三阴。本已正虚，无力祛邪，邪正交争而寒热往来。服小柴胡汤，人参、姜、草、枣助胃气，扶正以祛邪，正气奋与邪争乃蒸蒸而振。此案服升陷汤而战汗者，当为大气复，表里气通，奋与邪争而作战汗。

三诊因苔腻加陈皮、厚朴行气化浊，因大气始复未盛，不堪行散，故又气短。健壮之人，橘皮尚且泡水饮，而正气馁弱之人，虽陈皮之平亦足

平脉辨证相濡医案（第二版）

以伤气。吁，重病之人，用药必丝丝入扣，来不得半点差池。

54. 瘫痪

王某，女，54 岁，退休工人。

瘫软屡发，头不能支，四肢不能动，咀嚼亦无力。以手扶头，乍松手头即垂下，抬其肢，手一离即掉下，常须半月后方缓解。经北京、省内多家医院西医检查，终未明确诊断，排除周期性瘫痪、臆病性瘫痪、格林巴综合征等。经余调理经年，已近 20 年未再发作。2002 年 6 月 5 日突又发作，周身瘫软如泥，头晕畏寒，口多涎唾，不渴微利。乘出租车来诊，因不能动，故在车内诊脉。

脉沉而紧涩，苔厚水滑。

此寒湿阻遏，阳气不运。予五积散加减：

麻黄 4g	苍术 10g	白芷 6g	白芍 9g
当归 10g	川芎 7g	枳壳 6g	桔梗 9g
桂枝 9g	茯苓 12g	川朴 9g	半夏 9g
薏苡仁 18g	草薢 15g	生姜片 4 片	葱白 1 茎

2 剂水煎服，服后啜热粥，温覆取汗，汗后避风。

隔日自行来诊，云汗后周身轻爽，已活动如常。

按：此种病状虽然罕见，但依其舌脉断为寒湿阻遏，阳气不能敷布。阳主动，阳气旺盛，则身轻矫健。寒湿阻遏，阳气不实四肢，不周行敷布，故身重难于转侧，甚或瘫软如泥。五积散内外同治，温散寒湿，汗出邪去，阳气得布，自然可身轻，活动如常，果如所期，两剂而瘳。忆大青龙汤证之身重，《金匮要略·痉湿暍病脉证治第二》之身重，不能自转侧，概理亦同此。

55. 刚痉

孙某，男，2.5岁。1978年3月5日来诊。

昨因玩耍汗出感受风寒，于晨即恶寒发热，喷嚏流涕，体温39.8℃，灼热无汗，头痛烦躁，手足发凉，突然目睛上吊，口噤手紧，抽搐约3分钟。今晨来诊，见面色滞，舌苔白，脉弦紧数。

诊为刚痉。予荆防败毒散加僵蚕，2剂，3小时服1煎。翌日晨，周身汗出热退，抽搐未作。

按：痉证的基本病理改变是筋脉拘急。正如《内经》所云："筋脉相引而急，病名曰瘈。"尤在泾云："痉者强也，其病在筋。"吴鞠通于《温病条辨·解儿难》论痉时更明确指出："痉者，筋病也。知痉之为筋病，思过半矣。"真是一语破的。抓住"痉为筋之病"这一本质，就掌握了痉证的关键。痉证不论寒热虚实、轻重缓急、各种不同原因所诱发，皆因筋脉拘挛所致。没有筋的拘挛牵引，就不会发生痉病。

筋脉的柔和，须阳气的温煦、阴血的濡润，二者缺一不可。造成阳气不得温、阴血不得濡的原因，不外虚实两大类。实者，或为六淫、痰湿瘀血阻于经脉，或因惊吓、恚怒、忧思、虫积、食滞等扰乱气机，使阳气不布，阴血不敷，筋脉失养而拘急为痉；虚者，可因正气素虚，或邪气所耗，或汗、吐、下、失血，或因误治伤阴亡阳，使阴阳气血虚弱，无力温煦濡养筋脉，致筋急而痉。

治痉之法，要在祛除致痉之因，此"治病必求其本"之谓。诚如吴鞠通所言："只治致痉之因而痉自止，不必沾沾但于痉中求之。若执痉以求痉，吾不知痉为何物。"

此案之痉，乃汗出腠理开疏，风寒袭于肌表，致腠理闭郁，邪壅经络，阴阳气血不能畅达，致筋失温煦濡养而痉。治当宣散表邪，祛其壅塞，气血调达，其痉自止。方用荆防败毒散而未用葛根汤者，二者机理相通，唯败毒散较和缓些，少些偏弊，于稚嫩之体更相宜。

56. 热极生风

平脉辨证相濡医案（第二版）

周某，男，1岁。1964年5月12日来诊。

1周前发热出疹，疹没已3日，身热不退，体温39～40℃，昨日抽搐3次，予抗生素、镇静剂、输液、降温等未效，昨夜今晨又抽搐4次，乃邀会诊。诊见灼热无汗，头项后屈，哭闹烦躁，时目睛上吊，口紧。

舌红，苔黄少津，脉数疾。

诊为热极生风，津液已伤，予泻青丸加减：

| 龙胆草 2g | 栀子 4.5g | 川芎 1.5g | 生地黄 7g |
| 僵蚕 6g | 钩藤 6g | 全蝎 3个 | |

1剂。

次日仍抽搐，上方改栀子为6g，加生石膏12g、羚羊角1.5g（先煎）。1剂减，2剂止。后予养阴清热、平肝息风之剂调理而愈。

按：以其脉数疾、舌红、身灼热，断为热极生风。当清热息风，热清则风息。转以养阴清热，因热盛阴伤，热退后阴伤显露。

57. 慢脾风（一）

童某，女，1岁。

1965年5月22日以麻疹肺炎入院。疹退后又复发热，精神不振，轻微气喘，吐泻时作时止，体温波动在38～39℃。5月22日又增抽搐，每日五六次，目睛上吊，手足瘈疭无力，每次发作 5 分钟至半小时。面色青而白。

趺阳脉弱。

此因久病吐泻，元气衰败，诱致慢脾风。予王清任之可保立苏汤加减：

补骨脂 3g	炒酸枣仁 6g	白芍 6g	当归 6g
生黄芪 15g	党参 6g	枸杞 6g	山茱萸 6g
肉豆蔻 6g	白术 6g	茯苓 9g	炙甘草 3g

核桃 1 个 _(连皮捣)

6 月 10 日二诊：服上药 2 剂，抽搐稍减，但趺阳脉参伍不调，胃气将败，极危。前方改生黄芪为 30g，连服 5 剂，抽搐已止。但仍摇头揉目，虚风未息，下利当日十余次，面色仍青白，脉弱。改诃子散止泻，利仍未止，仍宗前方，生黄芪改为 60g。又服 6 剂，泻止热清，再服 12 剂，虚风平，精神振，面色亦转红润。

按：可保立苏汤出自《医林改错》，治疗小儿因伤寒瘟疫或痘疹吐泻等症，病久气虚，四肢抽搐，项背后反，两目天吊，口流涎沫，昏沉不省人事，皆效。方中黄芪二两五钱，约折今量 70g，此分量指 4 岁小儿而言，黄芪用量独重，以黄芪有息大风之功。

此案大病之后吐泻频作，脾胃大伤，生化之源竭，不能"散精于肝，淫气于筋"，筋失所养而拘挛。王清任以此病缘于气虚，"项目反张，四肢抽搐，手足握固，乃气虚不达肢体也；两目天吊，口噤不开，乃气虚不上升也；口流涎沫，乃气虚不固津液也；咽喉往来痰声，非痰也，乃气虚不归原也"。此方余屡用，确有卓效。

58. 慢脾风（二）

王某，男，10 月。1964 年 6 月 15 日初诊。

10 日前出麻疹，疹前曾吐泻多日，昨日晨开始抽搐，四肢搐搦不止，无力，痰声如锯，昏迷不醒，面色青黄，舌淡苔白，趺阳脉虚大而数。急刺人中、百合，犹无知觉，不哭不醒。予可保立苏汤 2 剂，生黄芪用至 30g。药后足搐已止，手仍颤抖，已会哭，脉亦见敛。后继服 14 剂，症除，已会自坐玩耍，饮食亦正常。

按：趺阳脉乃胃脉，诊胃气之存亡。有的病重小儿，寸口脉已无，只要趺阳脉仍有，则知胃气尚存，仍然可救，若趺阳脉无，则胃气已绝。此案趺阳虚大，乃元气欲脱，亦危笃之象。可保立苏汤中虽重用黄芪补而升，恐助真气脱越，方中有山茱萸、白芍等，可以监之，补而不散。

59. 阴虚风动

胡某，男，1.5 岁。1965 年 4 月 7 日来诊。

一月前患麻疹肺炎，愈后又下利十余日。利止身热不退。半月来，体温波动在 37.8 ～ 40.2℃，西医诊为败血症。自 3 月 27 日出现抽搐，日三四次甚至十余次频抽不止，虽用钙剂及镇静剂，发作日频，醒后即目窜视，手足蠕动或抽搐。诊时患儿形体极瘦削，皮肤松弛有皱褶，精神萎靡，两颧微赤，身热干燥无汗，面及前胸有小出血点十余个。

脉数疾而无力，舌干绛瘦敛无苔。

此温邪久羁，耗伤真阴，筋失濡润而瘛疭。当填补真阴，柔肝息风。

广犀角 6g（现已不用）	鳖甲 6g	龟甲 6g	牡蛎 6g（先煎）
生地黄 6g	玄参 6g	白芍 6g	山茱萸 7g
牡丹皮 4.5g	生麦芽 10g		

2 剂，煎后少量频服。

药后颧红见敛，瘛疭稍轻。再增羚羊角 3g（先煎）。再 3 剂，热退痉止，神志清爽，舌苔渐布。后予养阴益胃调理二十余日，渐可坐起玩耍。

按：中医临床，必须遵从中医理论体系去辨证论治，切不可以西医理论来指导中医治疗。此案是败血症，若按西医观点用药，大概只能选清热解毒的有抑菌抗病毒作用的药物，而龟甲、鳖甲之类，根本无抗菌作用，熬出来只能作细菌的培养基。但征之于临床，却不大一样，滋阴息风，真阴复，热即消退。

中医着眼于人的正气，调动机体的抗病能力，而不是只见细菌不见人，这正是中医以人为本的整体观念，具有超前的科学内涵，如能很好地加以继承发扬，将改变那种见病不见人的机械唯物论的观念。

此案之瘈疭，显系温邪久羁耗伤真阴，筋脉失润而痉。方宗三甲复脉汤，阴复而痉止热退。

60. 外感发热（一）

马某，男，5岁。1995年1月28日傍晚初诊。

上午开始发热，傍晚发热至39.5℃，须臾再测，复升至39.7℃，手足凉、无汗、头痛、恶心、流涕，舌略红，苔白，脉沉而躁数。患儿两代单传，举家惊慌，急欲住院，又届春节，亦颇踌躇。余告勿虞，不必住院，及时服药即可。因其脉虽沉数而躁，但躁急未甚，中有和缓之象，料不致有大变，予新加升降散。

僵蚕 8g	蝉蜕 3g	姜黄 5g	大黄 4g
豆豉 10g	焦栀子 6g	连翘 12g	薄荷 5g
竹叶 4g			

2剂。嘱4小时服1煎，温覆，避风寒。翌晨再诊，前半夜服两煎后已通身见汗，身热渐降，肢端转温。后半夜汗出不断，今晨身热已退，脉亦趋静，已思食。因脉未全静，余热未靖，嘱把所剩一剂服完。次日已外出玩耍，一如往昔。

按： 判断外感发热的病势、转归，主要有两项指征，一是测汗，一是测脉。测脉法，《内经》《伤寒论》论述甚多，以脉贵和缓，"脉若静者为不传"。测汗法为叶天士所创，首载于《吴医汇讲·温证论治》，曰"救阴不在补血，而在养津与测汗"。后该篇收入《温热经纬》中，王孟英据种福堂本改为"救阴不在血，而在津与汗"。将测字删除，不仅湮没了叶氏测汗法这一重要学术思想，而且使原文晦涩难明。

汗有正汗与邪汗之分，据以测病之汗，是指正汗。所谓正汗，标准有四：微微汗出、遍身皆见、持续不断、随汗出而热减脉静。四者相关，缺一不可，此即正汗。所谓邪汗，恰与正汗相对：大汗或无汗、仅头部汗出而非遍身皆见，阵汗而非持续不断、汗出热不衰脉不静，或汗止又作寒热。

测汗法，理论肇源于《伤寒论》。太阳中风本自汗出，然于桂枝汤将息法中，5次以汗出作为判断病情转归的唯一指征，曰不汗，后服小促其间；不汗昼夜服之；又不汗乃服到二三剂云云。孜孜以求者，正汗也，只要此正汗出，则营卫已然调和，纵有发热、头痛等症，必将随之而解，已不足虑。此即以汗测证，亦即测汗法。

测汗法广泛适用于外感热病的各个阶段，邪入气分时，热与糟粕相结，阻于肠腑，气机不通，可灼热无汗或仅手足濈然汗出。通下之后，热结一开，气机畅达，阳可布，津可敷，反可见遍体津津汗出，此即正汗，孰能谓大承气汤为发汗剂？此乃里解表和、阳施阴布的结果，诚不汗而汗者也。

甚至如气分无形热盛之白虎汤证，虽有大汗出，此乃邪热炽盛迫津外泄之邪汗，予辛凉重剂之白虎汤后，邪热渐衰而大汗渐敛，转而可见遍体持续微汗，此即正汗。营血证时，热闭更深，热灼阴伤，见灼热无汗，透其营热或凉血散血，滋其阴液，亦可转见遍身津津汗出。正如章虚谷所云："测汗者，测之以审津液之存亡，气机之通塞也。"

61. 外感发热（二）

邵某，男，3岁。1977年4月24日初诊。

因外感发热入院，经输抗生素、注射退热剂后，体温已降至正常，精神亦可，准备出院。恰值其父准备出差，其母恐孩子再发热，一人无法照应，故请余相商。

余诊其脉仍然沉而躁数。余告其母，郁热未透，虽用退热药后热暂降，恐至午后复热，且脉躁数较甚，可能将发热较高，其母则慌，严拒其夫出差，夫妻争执一番。至日晡，果发热至39.7℃，后予新加升降散。

僵蚕 7g	大黄 3g	豆豉 9g	蝉蜕 3g
连翘 9g	薄荷 4g	姜黄 6g	栀子皮 6g

羚羊角 2g _{（先煎）}

2剂，6小时服1煎。

次日上午再诊，2剂已服完，昨日通体汗出，至后半夜身热渐降，今晨已正常，诊其脉已静。嘱其饮水，饮食清淡，勿滋腻，恐食复，曰其夫可安心出差矣。

按： 典型的郁热脉象为沉而躁数。《四言举要》云："火郁多沉。"火郁何以脉沉？沉主气，沉乃气血不能外达以充盈鼓荡血脉，故沉。气血不得外达的原因，可分为两大类，一类是正气虚，气血无力外达，此沉当无力；一类是邪阻，凡是六淫、七情、气血痰食等，皆可阻遏气机，使气血不得外达而脉沉，此沉必按之有力。

脉躁乃正不胜邪，阳邪独亢，有阳无阴也，故主邪盛，主病进，主死。临床依其躁数与否及躁数程度，可判断邪退正复否，也可判断是否复热或热势大致能达多少度。脉越躁，热势越重；躁中见缓，热势已挫；脉由躁转静，邪退正复。即使用退热剂后体温已平，若脉仍躁，必将半日许

平脉辨证相濡医案（第二版）

复热；若体温虽高达 40℃左右，但脉已和缓，则此热必将渐降；若虽有发热，然脉已静，则此热可于半日许降至正常且不复热。以躁数程度判断体温消长，邪气进退，多是应验。

62. 发颐神昏

（腮腺炎合并脑膜炎）

刘某，男，11 岁。1993 年 5 月 12 日初诊。

5 日前患腮腺炎，右颊部肿大，高热不退，已住院 3 日，体温仍 40.5℃。昨晚出现惊搐、谵语、神识昏昧。其父母与余相识，异常焦急，恳请往院诊视。碍于情急，姑以探视身份赴院诊治。脉沉数躁急，舌暗红，苔薄黄而干。大便两日未解，睾丸无肿大。

此少阳郁热内传心包，予新加升降散加减。

僵蚕 9g	蝉蜕 3g	姜黄 5g	大黄 4g
豆豉 10g	焦栀子 7g	黄芩 8g	连翘 12g
薄荷 5g	马勃 1.5g	板蓝根 10g	青蒿 12g

2 剂，神清热退，颐肿渐消。

按：此为热郁少阳，少阳郁火循经上行而发颐。少阳枢机不利，郁热不得透达，逼热内陷心营而见谵语、惊搐、神识昏昧。经云"火郁发之"，王冰以汗训发，过于偏狭。发乃使郁火得以透发而解之意。景岳喻为开窗揭被，赵绍琴老师喻为吃热面，须抖搂开热才可散。火郁的治则，赵绍琴老师总括为"祛其壅塞，展布气机"，气机畅达，热自易透达于外而解。

为何"祛其壅塞，展布气机？"视其阻遏气机之邪不同、部位之异、程度之别而祛之。寒邪者当辛温散之，湿邪者当化之，气滞者当疏之，热结者当下之，瘀血者当活血祛瘀。邪去气机畅透，郁火自易透外而解。

透邪固为其要，然既有火热内郁，亦当清之，故余治郁火，概括为

"清、透"二字。透者，即祛其壅塞、展布气机，清者即清泄郁伏之火热。郁火之清，不同火热燔灼者，不能过于寒凉，以防冰伏气机，使郁热更加遏伏，必以透为先，佐以清之。

此案是少阳郁火内逼入心，故以透散少阳郁火为主，热得透达，神自清。王孟英曰："凡视温证，必察胸脘，如拒按者，必先开泄。""虽舌绛神昏，但胸下拒按，即不可率投凉润，必参以辛开之品，始有效也。"柳宝诒亦云："凡遇此等重症，第一为热邪寻出路。"邪虽入营，以其郁热未解，不可率用凉开，亦必求其透转，疏利气机，透发郁火。

63. 麻疹、喘、痢
（麻疹肺炎合并菌痢）

司马某，女，1.3岁。1964年4月7日来诊。

发热已6日，颈项及耳后疹密而紫黯，身躯疹稀少。咳喘气粗，烦热渴饮，下痢赤白，日十余行。

脉数大，舌红，苔黄腻。

此热毒夹滞壅结于内，疹出不透。急当清泄热毒，畅达气机，佐以消导。予增损双解散加减：

僵蚕 7g	蝉蜕 3g	姜黄 4g	熟大黄 3g
桔梗 3g	防风 3g	薄荷 3g	葛根 6g
黄芩 4.5g	黄连 4.5g	栀子 4g	石膏 8g
紫草 10g	槟榔 4.5g		

1剂，疹即出透，喘、痢、热皆减。

按：《医宗金鉴》云："疹宜发表透为先，最忌寒凉毒内含。"麻疹贵在出齐，疹色红活，使郁伏于内之疹毒尽达于表而解。若过用寒凉，必冰伏气机，表气郁闭，疹不能透达。或疹乍出，受风寒，服药过凉，或用解热镇痛药，或输液使体凉，均可使疹没，疹毒转而内攻，喘闷痉厥，变证丛生。然热毒盛者，又当断然清透，不可因循踟蹰。

此例疹甫露即暗紫，热毒内盛明矣。郁热上攻于肺而为喘，夹滞下迫大肠而为痢。热毒壅盛，气机不畅，疹不能透发。予双解散，内清外透，使热分消，加紫草活血散瘀。毒热得透，疹即出齐，喘利顿减。

64. 喘痢

（腺病毒肺炎）

董某，女，10个月。1965年4月1日会诊。

患腺病毒肺炎，高热7日不退，现体温39.7℃，咳喘痰鸣，呼吸气憋，烦躁惊怵，腹微胀满，便稀而黏，日五六行。

脉浮数有力，舌红，苔白少津，唇干紫暗。

属温邪闭肺，肺热下移大肠。予升降散合葛根黄芩黄连汤加减：

僵蚕 6g	蝉蜕 2g	姜黄 3g	大黄 2g
葛根 4g	黄芩 3g	黄连 3g	连翘 7g
杏仁 2g	桔梗 3g	羚羊角 1g（先煎）	

2剂，不拘次数频服。

4月2日二诊：药已服尽，昨夜身见微汗，今晨体温38.4℃，咳喘稍平。原方加芦根10g，再进2剂。

4月3日三诊：遍身汗出，手足皆见。身热37.3℃，呼吸已不憋气，咳喘大减，尚有痰鸣，已思食，喜睡。脉虽尚数已见缓，舌红苔少。拟养阴清热以善后。

芦根 10g	前胡 4g	冬瓜仁 10g	石斛 6g
炙杷叶 4g	瓜蒌皮 5g	石膏 5g	杏仁 3g
麦冬 4g	竹叶 3g		

3剂药尽而愈。

按： 腺病毒肺炎，属中医咳喘、肺胀范畴，虚实寒热皆有之。此例为温邪闭肺，表气不通，咳喘无汗，肺热下移大肠而作利。方取辛凉宣达肺郁，苦寒清泄里热。俟遍身漐漐汗出，则邪热透达，里解表和矣。

腺病毒肺炎，主要症结在于肺闭，多伴有高热、咳喘、痉厥、肺实变，并心衰、胸腔积液、心包积液等。究其病机，乃虚实寒热、表里阴阳各处皆有，不可概以温病论之。余治此证，辛温散寒者有之，益气扶正者有之，温阳化饮者有之，表里双解者有之，荡涤热结者有之，清解肺胃者有之，方无定方，法无定法，要在辨证，谨守病机。不论何法调理，若是遍身持续微微汗出者，则知表解里和，大功成矣。

65. 郁火头痛

史某，女，62岁，家属。

患三叉神经痛两年余，右侧头痛如锥刺，痛不可忍。愈发愈剧愈频。治疗有服止痛药、麦角胺和奴夫卡因封闭等，初尚能缓，久之效微。

脉沉弦细数，舌红，苔薄黄。

此乃肝胆郁火上冲，予升降散加减：

僵蚕 7g	蝉蜕 3g	姜黄 6g	大黄 3g
苦丁茶 7g	桑叶 6g	栀子 6g	

共服6剂痛止，多年未再发作。

按： 火郁于内，必上下攻冲。攻于上者可头痛、耳鸣、齿痛、龈肿、口糜、咽痛、心烦、惊悸、不寐、狂躁、胸闷、咳喘、咯血、衄血等；攻于下者可腹痛、下利或便结、小便淋痛、溲血、便血、崩漏等，临床表现纷纭繁杂。判断火郁证的关键指征是脉沉而躁数。脉何以沉？因气血不能外达以鼓荡充盈血脉，故而脉沉。

气血何以不得外达？无非两类原因：一是邪气阻遏，气机郁滞，气血外达之路室塞不畅，故而脉沉。此沉必按之有力，此属实。一类是正气虚衰，气血无力外达以鼓荡充盈血脉，致脉沉。此沉必按之无力，此属虚。

脉何以躁数？气机郁闭，火热内郁，不得外达而散解。火热为阳邪，阳主动，火热内郁，必不肯宁静，而奔冲激荡于内，致气血沸腾，脉数且不宁静而躁动，此种脉乃火郁的典型脉象。若邪郁气滞重者，脉可沉细小、迟涩，但沉而细小、迟涩之中，必有躁动不宁之象。至重者可以脉厥、身亦厥。

若脉尚难以遽断，则当进而查舌，舌质必红，甚而红绛干敛。据脉舌的特征，火郁证当不难判断。

此案之头痛，因脉沉弦细数而舌红，故断为郁火上攻所致。

凡火郁者，必给邪以出路，使郁火透达于外而解。治疗原则为祛其壅塞，展布气机，清透郁火。栀子豉汤、四逆散，皆治疗郁火之祖方。升降散可升清降浊、透泄郁热，为治郁火之佳方。此方出自杨栗山《伤寒瘟疫条辨》，为温病15方之首方，所列病症计70余条。症虽繁杂，然病机则一，皆为郁火，故统以升降散治之。蒲辅周先生擅用升降散，赵绍琴老师用升降散更是出神入化。我受赵绍琴老师的影响，亦屡用升降散，常有卓效，医者当谨记。

［附］论躁脉

躁脉与静脉相互对峙，躁脉之象为奔冲激荡、不肯宁静貌。

关于躁脉，《内经》中有多处精辟的论述，如《素问·评热病论》："汗出而脉尚躁盛者死。""有病温者，汗出辄复热，而脉躁疾，不为汗衰，狂言不能食……病名阴阳交，交者死也。"《灵枢·五禁》："热病脉静，汗已出；脉盛躁，是一逆也。"《灵枢·热病》："热病，已得汗，而脉尚躁盛，此阳脉之极也，死；其得汗而脉静者，生。""热病者脉尚盛躁而不得汗者，此阳脉之极也，死；脉盛躁得汗静者，生。""热病已得汗出，而脉尚躁，喘且复热，勿刺肤，喘甚者死。"《灵枢·论疾诊尺》"尺肤热甚，脉盛躁者，病温也"等。

平脉辨证相濡医案（第二版）

65

仲景以脉数急与静相对待而言。曰："伤寒一日，太阳受之，脉若静者为不传。颇欲吐，若躁烦，脉数急者，为传也。"躁为阳盛，为正不胜邪，阴不制阳，或独阳无阴，故为病进，为传或主死。

沉而躁数者，乃火郁的典型脉象。

《四言举要》云"火郁多沉"。火郁何以脉沉？沉主气，沉乃气血不能外达以充盈鼓荡血脉，故沉。气血不得外达的原因可分两大类：一类是正气虚，气血无力外达，此沉当无力；一类是邪阻，凡六淫、七情、气血痰食等，皆可阻遏气机，使气血不得外达而脉沉，此沉必按之有力。

火郁脉何以躁数？因气机郁闭，气血遏伏于里，五志化火，或六气化火，或气血痰食蕴久化热。待化火之后，则为阳邪。以阳主动，火热内郁则必不肯宁静，奔冲激荡，躁动不宁，迫激气血，故脉躁数急迫。恰如《医家心法·诊法》所云："怫郁之脉，大抵多弦涩凝滞，其来也必不能缓，其去也必不肯迟，先有一种似数非数躁动之象。"

火郁之脉虽沉而躁数，但由于郁闭程度不同，脉可由沉而躁数转为沉伏、细小、迟涩乃至厥。如《伤寒论》第208条："阳明病，脉迟……大承气汤主之。"《温病条辨·卷二》："脉沉数有力，甚则脉体反小而实者，大承气汤主之。""阳明温病……并脉亦厥……大承气汤主之。"

脉迟、脉小、脉厥，皆以大承气汤主之，当知乃郁闭之甚也。虽沉而小细迟涩，然按之必有一种奔迫不宁之感，此皆火郁之脉。恰如杨栗山所云："凡温病内外有热，其脉沉伏，不洪不数，但指下沉涩而小急，断不可误为虚寒。"

火热郁伏于内不得外达，必上下攻冲，攻于上则头晕头痛、目赤目痛、耳聋耳鸣、牙痛龈肿、口舌生疮、鼻衄齿衄、咽痛音喑哑、咳喘胸痛、心烦心悸、不寐狂躁、谵语神昏、恶心呕吐，攻于下则腹痛、下利、淋痛、便血、溲血、崩漏等；迫于血分而发斑疹、出血。杨栗山对火郁见证共列举72种，亦仅列举而已。

火郁证虽繁杂，但有其特征：火热内郁则里热，阳郁不达而外寒，舌红面赤，脉为沉而躁数。四者之中，尤以脉为重。

66. 失眠

孙某，女，58 岁，退休干部。1998 年 11 月 8 日来诊。

心烦意乱，恶与人言，每日服 4 片艾司唑仑，只能睡 2～4 小时，头痛、健忘，已半载有余。

脉沉而躁数，两寸盛。舌红、唇暗红。

此郁热扰心，心神不宁。予新加升降散加减：

僵蚕 9g	蝉蜕 4g	姜黄 6g	大黄 3g
豆豉 10g	焦栀子 8g	连翘 7g	生甘草 6g

6 剂后，已可不服艾司唑仑而睡 5～6 小时，心烦大减。上方去大黄，加柏子仁 15g、麦冬 9g、丹参 15g。又服 8 剂，症除，脉已静。嘱服天王补心丹善后。一年后相遇告曰，睡眠正常。

按： 脉沉躁数而寸盛，心烦不寐者，显系郁火上扰所致。心烦不寐而有热者，必先泻心火，火除心自安宁。清心火时，当加透泄之品，使热有出路。若火未清而骤予安神宁心之品，则火更郁伏难愈。

栀子豉汤，为辛开苦降之祖方，该方既治火扰于心的心烦懊恼不得眠、剧则反复颠倒，更伍以升降散者，升清降浊；加连翘者，清心散其热结，诸药相合清透之力更雄。

67. 不寐

刘某，女，27 岁，家属。1978 年 1 月 17 日初诊。

4 个月前生一死胎后，出现心中热，入夜益甚，夜不成寐，至多一夜可朦胧两小时，头昏，视物不清。检其前方，除西药安眠类外，服用养血安神类方、温胆汤、天王补心丹、朱砂安神丸等，久服无效。

脉滑数，舌质正常，无紫纹瘀斑。

余断为瘀血阻遏心窍，神不归而夜不寐。予血府逐瘀汤加减：

桔梗 9g	柴胡 7g	生甘草 6g	桃仁 12g
红花 12g	川芎 7g	归尾 12g	生地黄 15g
赤芍 12g	怀牛膝 9g	炒枳壳 8g	蒲黄 9g
牡丹皮 12g			

6剂。

1月24日二诊：上药服后，心中热大减，诸症悉轻，每夜可睡五六小时。再服6剂愈。

按：王清任曰："夜不能睡，用安神养血药治之不效者，此方若神。"心中热者，王氏称"灯笼热"，内有瘀血，血活则退。此案益证王氏所云无讹。

关于瘀血不寐的诊断，典型的固易，而有的并无脉涩、舌暗、痛处不移、夜剧、肌肤甲错、癥瘕等典型征象，而与常法治之不愈，应考虑瘀血所致。此案脉滑数，本当以痰热论治，然以病于死胎，瘀血归心，且有心急心热，即灯笼热，故予血府逐瘀汤治之。

中医四版统编教材《内科学》瘀血章，为我大学老师董建华教授所撰。在该章中，对瘀血的诊断，董老师即提出有些瘀血患者未必有明确的瘀血特征，常法不效时，应考虑为瘀血，此话确为经验之谈。

68. 梦魇

孙某，女，38岁，工人。2002年7月3日初诊。

患梦魇已6年，睡眠中常觉心胸憋闷不能呼吸，行将窒息，呻吟呼喊，把家人吵醒。将其唤醒后，身出冷汗，惊魂未定，方知是梦。如是者愈发愈频，常二三日一作。昼日活动、工作皆可，微觉气短、胸闷，心悸乏力。多年求治，皆云神经症。予地西泮、谷维素、维生素 B_1 等，未能取效。亲友劝其祈神驱鬼。

脉弦缓。

此心气不足，胸阳不振，入夜阴盛之时，故而胸闷憋气，予桂枝加附子汤加减：

炮附子 12g	桂枝 12g	炒白芍 12g	炙甘草 7g
大枣 4 枚	茯苓 15g	浮小麦 30g	

7 剂。

7 月 10 日二诊：自服药后，未再出现梦魇，精力较前为佳。继服上方 14 剂。症除，脉力增。告其已愈，可停药。

按：魇出自《肘后备急方》，属魂魄不守，亦有虚实之分。此素脉缓，平日气短、胸闷、心悸、乏力，故诊为心气不足，胸阳不振，予桂枝加附子汤壮其心阳，心阳足则梦魇自除。

69. 躁狂

（精神分裂症）

王某，女，31 岁，教师。1998 年 4 月 12 日初诊。

因长期夫妻不和，忿而成疾已 4 个月。烦躁不寐，异常暴躁，骂詈毁物，新生幼儿亦弃之不顾。尤恶与夫见，见则恶语相向，撕打毁物。其夫避之犹恐不及，长期躲藏在外，唯靠其母苦予周旋。曾多处求医，服用大量镇静药，效不著，请余诊治。

脉沉滑数，舌红苔白。

此郁火夹痰，扰乱心神。予新加升降散合涤痰之品治之。

僵蚕 12g	蝉蜕 4g	姜黄 9g	大黄 5g
栀子 12g	豆豉 12g	连翘 15g	瓜蒌 30g
枳实 9g	菖蒲 8g	天竺黄 12g	

上方加减共服 30 余剂，狂躁已平，夜能入寐，暑假后已恢复工作。

按：重阳则狂，火热重，神失守，则狂躁不羁，夜难成寐。以脉沉滑数，乃郁火夹痰扰心，故予新加升降散中佐以清化痰热之品。

70. 肝风（一）

（共济失调）

王某，女，36 岁，某厂卫生所司药。

其夫为厂长，争去外埠进修，因有近水楼台之嫌，群众颇有微词，反强拗要去。因进修考试落第，未被录取，又遭讥讽，遂郁闷成疾。初始头眩手颤，不能持物，取药片时，洒落满桌；向暖瓶倒开水时水洒得满地，倒不进暖瓶中；以后吃饭不仅不能用筷，用勺亦送不到嘴中；走路蹒跚，欲左反右，欲前反后，常撞墙碰人，几成废人。曾数次到北京某医院检查，未能确诊，只云共济失调。曾服镇静药，甚多，始终罔效。羌已半载，异常焦虑。于 1978 年 4 月 15 日来诊，症如上述，脉弦细。

经云："诸风掉眩，皆属于肝。"此因恚怒伤肝，肝风内旋。予平肝息风之剂治之。药用：

| 蜈蚣 10 条 | 全蝎 9g | 生黄芪 15g | 僵蚕 9g |
| 川芎 6g | 当归 10g | 白芍 12g | 甘草 6g |

3 剂后，蜈蚣增至 20 条，共服 20 余剂，复如常人。

按：蜈蚣为搜风舒挛、祛瘀解毒之佳品，人多畏其有毒，弃而不用，实为可惜。张锡纯谓其"走窜之力最速，内而脏腑，外而经络，凡气血凝聚之处，皆能开之。其性尤善搜风，内治肝风萌动，癫眩晕，抽掣瘛疭，小儿脐风，外治经络中风，口眼㖞斜，手足麻木"。朱良春先生盛赞张氏所论。

北京余伯龄先生乃善用且敢用蜈蚣者，常一剂用数十条乃至数百条。家母高血压头晕，此亦肝风，伯龄之弟余冠吾先生诊治，1 剂蜈蚣 40 条，4 剂血压正常，之后 40 年血压未高。余敬而仿之，于此案用蜈蚣 20 条，皆不去头足，其效果颇彰。

余曾将蜈蚣轧细面，一次吞服 10 条，服后头异常清爽，仿佛睡一大觉醒后之感，始知张锡纯谓其"善理脑髓神经"不诬。凡高血压之眩晕、痉搐震颤、㖞斜，余皆用之，疗效颇著。最多用过 80 条，未见不良反应。此案之肝风内动，全赖蜈蚣息风之功。

71. 肝风（二）

高某，男，72 岁，乡中老中医。1981 年 5 月 24 日初诊。

两手抖动已半年余，不能诊脉写字，不能进餐穿衣。静时稍缓，越强忍别抖反抖得更重。余予以诊脉时，其子强捺其手，仍然抖动。

脉弦劲而滑，舌稍暗苔白。

症属痰瘀互结，肝风鸱张。予活血涤痰，平肝息风。

蜈蚣 20 条	全蝎 10g	僵蚕 12g	生石决明 30g
地龙 12g	怀牛膝 10g	水蛭 6g	赤芍 12g
白芍 12g	龟甲 18g	胆南星 9g	天竺黄 12g
天麻 12g			

上方共服 12 剂，颤抖停止，写字进餐均可。

按：振掉颤抖，当属肝风。蜈蚣息风之效甚佳。患者往往畏惧有毒而不敢服用，余曾用蜈蚣多至 80 条，未见任何副作用；亦有蜈蚣 40 条，连服 30 余剂者，亦未见任何副作用。

72. 虚肝风

（脑外伤出血后遗症）

范某，男，8岁，2000年7月11日初诊。

于年初受脑外伤，枕骨骨折，左颞枕部硬膜外血肿。手术后，现遗留左面瘫，左眼无泪，左眼小，嘴右歪，左鼻无涕，左耳聋，走路蹒跚欲仆。

脉沉无力。

此乃虚风所致。拟扶正息风，宗可保立苏汤合补阳还五汤加减治之。

生黄芪 60g	当归 12g	巴戟天 10g	补骨脂 4g
川芎 7g	全蝎 9g	僵蚕 10g	党参 12g
白术 8g	炒酸枣仁 15g	肉苁蓉 10g	赤芍 10g
白芍 10g	桃仁 8g	红花 8g	蜈蚣 10 条

10月10日：共服上方两个月，蜈蚣加至20条。行走已正常，嘴歪已除。左眉低，左眼裂小，左耳尚聋，脉较和缓。

12月1日：上方加减又服一个半月，他症均除，唯耳聋如故。后改用益气聪明汤及通窍活血汤，耳聋终未改善。

按：王清仁之可保立苏汤，本用于吐泻后气虚而风动者。王清任云："元气既虚，必不能达于血管，血管无气，必停留而瘀。"补阳还五汤为气虚血瘀之中风而设。而可保立苏汤则重于补，益气之外，尚有补肾养血之功。此案外伤术后，气血大伤，故予补阳还五汤补气活血通经。行走蹒跚欲仆，乃肾虚所致，又当补肾壮骨，故予可保立苏汤。二方相合方较周匝。加虫类药者，以病久入络，虫蚁搜剔之。遗有左耳聋未愈，颇感内疚。

73. 眩晕（一）

（高血压）

吾母患高血压，头晕耳堵，颈以上憋胀如绳捆，血压 180/110mmHg。北京余冠吾先生诊治：

蜈蚣 40 条	全蝎 10g	乳香 9g	赤芍 12g
防风 9g	桃仁 12g	红花 12g	生黄芪 60g

共服 4 剂，血压数十年来一直平稳。

按：余伯龄先生乃吾父之友，原北大文学教授，日寇侵占北平后，愤然辞职，闭门学医。光复后悬壶前门外，因其用药奇特，擅起沉疴，蜈蚣可用至数百条，附子用至斤许，遂有"余疯子"之绰号。其弟冠吾先生，从其兄习医，然技不如伯龄先生。为我母治高血压，其效亦令人惊叹。高血压病，西药降压固快捷有效，然须终生服药，而中药可治愈，令其数十年血压平稳。

余临床数十年来，仿效余先生的治法，亦用大量蜈蚣，确实效佳。用黄芪者，冠吾先生云其可托药达于颠顶，且黄芪息大风。但我曾用于一人，服后头痛欲裂，心跳欲蹦出，血压升至 220/120mmHg，自此不敢再用大量黄芪，除非确为脉弱无力者。用乳香者，先生云可软化血管。

74. 眩晕（二）

（高血压）

徐某，女，44 岁，职工。1998 年 5 月 28 日来诊。

高血压已 20 年，血压波动在 140 ～ 200/110 ～ 160mmHg。心悸、胸

闷、烦悗、头昏痛、胃痛、腰酸痛无力、膝软。心电图示心肌缺血。

脉沉弦拘急而涩滞有力，舌红暗。

此肝肾阴虚，经脉失濡而拘急，肝风内旋而头昏痛。予滋养肝肾，平肝息风。

怀牛膝 12g	干地黄 15g	山茱萸 15g	炙鳖甲 30g (先煎)
蜈蚣 30 条	全蝎 10g	僵蚕 12g	败龟甲 30g (先煎)
天麻 12g	乳香 9g	钩藤 15g	生石决明 30g (先煎)
赤芍 12g	白芍 15g	牡丹皮 10g	羚羊角粉 3g (吞服)
夏枯草 15g			

6月9日二诊：降压药全停，服上方10剂，血压140/98mmHg，诸症皆减，因住外地来诊不便，予以散药。

怀牛膝 100g	蜈蚣 100 条	全蝎 40g	僵蚕 40g
地龙 40g	天麻 40g	乳香 30g	赤芍 40g
钩藤 50g	夏枯草 50g	牡丹皮 40g	白芍 60g
干地黄 90g	山茱萸 90g	何首乌 90g	巴戟天 40g
炙鳖甲 100g	牡蛎 100g	石决明 100g	败龟甲 100g
红花 40g	水蛭 30g	珍珠粉 30g	炒酸枣仁 60g
羚羊角粉 30g			

1料，轧细面儿，每服5g，日3次。

10月8日三诊：上药共服近4个月，血压维持在120～140/80～90mmHg，心电图已恢复正常，诸症皆消，嘱服六味地黄丸两个月，以巩固疗效。

按：临床有些高血压患者，并非如一般书中所云脉弦大有力，而是表现为沉细拘急涩滞之象。这是由阴虚失柔、血脉拘急所致。当滋肝肾，平肝息风。平肝息风当用虫类药，尤其是蜈蚣、全蝎、地龙、僵蚕、蝉蜕等。蜈蚣重用，并未见毒性。吾曾生吞大蜈蚣粉10条，头脑竟异常清爽，毫无毒副作用。诸君莫恐其有毒而弃之，良药竟成敝屣，惜哉。

75. 眩晕（三）

（高血压）

麻某，女，60岁，退休职工。1996年2月1日来诊。

素血压低，近半月来，头昏足软，血压170/90mmHg。

脉阳弦尺涩。舌可，苔薄腻。

予补肾息风。

蜈蚣30条	全蝎9g	僵蚕12g	赤芍10g
怀牛膝9g	山萸萸15g	土鳖虫9g	天麻12g
乳香8g	生黄芪15g	肉桂5g	生石决明30g

2月7日二诊：上方共服5剂，血压140/75mmHg，头昏膝软减轻，阳脉弦无力，尺涩。肝风见敛，肾虚未复，重于补肾。

肉桂5g	巴戟天10g	肉苁蓉12g	山萸萸12g
鹿角胶15g	怀牛膝9g	炒杜仲12	天麻12g
僵蚕12g	茯苓12g	生黄芪12g	生龙骨18g

生牡蛎18g

2月24日，西药降压药全停，血压稳定在135～140/75～80mmHg，唯睡起时稍许头昏，膝软，因其脉尚涩，原方加白蒺藜12g，上方共服约20剂，停药，至1996年12月11日，血压130/70mmHg，一直稳定。

按：此案重用虫类药搜剔息风，在停用西药降压药情况下，血压不仅未反弹，仍能下降且保持平稳，待肝风敛戢后，当滋肝肾，以防肝风再犯。此案因尺脉涩，故宗地黄饮子，取阴阳双补之法，佐以息风。后因带他人来诊，知其血压平稳。

76. 眩晕（四）

王某，女，67 岁，农民，1981 年 6 月 13 日初诊。

眩晕呕吐，闭目而卧，每年发作数次，每作必呕数日。西医诊为青光眼。

脉弦滑，苔白微腻。

此饮邪阻隔，清阳不升，胃气不降，故呕而眩。予降逆化饮。

泽泻 15g　　　　半夏 8g　　　　白术 10g

2 剂而止，3 年未发。

按：《金匮要略》云："心下有支饮，其人苦冒眩，泽泻汤主之。"此案脉弦滑且苔滑腻，知为饮阻所致，遵经而用，其效彰彰。

77. 中风

穆某，男，65 岁，退休干部。2002 年 6 月 19 日来诊。

患者患肌萎缩侧索硬化 30 余年。甲状腺增生，高血压 180～200/120mmHg，服用药物控制在 140/80mmHg。2001 年 9 月基底节脑梗。11 月左基底节腔隙性梗死，约 10mm×11mm 大小，边界模糊，脑沟裂宽深，脑室系统对称扩大，脑萎缩。现头晕膝软，左目斜视，因两眼不能聚光而视物模糊，不能看书。左上肢凉，肌肉萎缩，不能书写，颤抖，左脉弦滑，右弦涩，苔白滑。

此痰瘀互结，肝风萌动。拟活血化瘀，平肝息风。

生黄芪 15g　　　陈皮 9g　　　　半夏 12g　　　　胆南星 10g

菖蒲 9g	枳实 9g	天竺黄 12g	丹参 18g
桃仁 12g	红花 12g	赤芍 12g	地龙 15g
水蛭 7g	蜈蚣 20 条	全蝎 12g	僵蚕 12g

7 剂。

6 月 22 日二诊：左眼斜视、头昏均减，降压药已停。上方加怀牛膝 12g、炮山甲 15g、天麻 15g，改蜈蚣为 40 条。

7 月 17 日三诊：上方共服 21 剂，斜视、头昏、手颤均除。血压 130/85mmHg，上方加炙鳖甲 30g、海藻 30g，以兼治瘿。

8 月 24 日四诊：上方服 35 剂，血压平稳，瘿见小变软，肌肉萎缩如前。

按：脉弦主风，滑主痰，涩主瘀，且头晕、斜视、振掉，皆为风象，故诊为痰瘀互结，肝风萌动，予活血化瘀息风。中风 1 年，已属后遗症期，症状仍可改善，且血压已然平稳，无须终生服药，此当为蜈蚣息风之功。

78. 邪伏募原（一）

曹某，女，22 岁，学生。2001 年 8 月 17 日上午初诊。

高热 40℃，持续不退已 9 日，血象偏低，已排除伤寒病、肺部感染、泌尿系感染、肝胆疾病，未能明确诊断，仍是高热待查。已用多种抗生素，包括进口的昂贵抗生素，均未控制发热，诊时见高热、阵汗出，汗后恶寒发热，头身痛，恶心不食，日下利二三次。

脉濡数，苔厚腻微黄。

此湿热遏伏募原，予达原饮治之。

| 川朴 6g | 常山 6g | 草果 8g | 焦槟榔 10g |
| 青蒿 15g | 青皮 10g | 黄芩 9g | 知母 6g |

菖蒲 9g　　　　藿香 12g

两剂，水煎服，嘱 8 小时服 1 煎。

8 月 18 日上午二诊：服完 1 剂即遍身汗出，一夜持续未断。今晨药已服完，体温已然正常，舌苔未净，继予六合定中丸加消导之品而愈。

按：达原饮出自吴又可《温疫论》，秦伯未老师增补的汪昂《汤头歌诀正续集》与吴氏之达原饮有出入，余临床所用者为秦伯未老师改辑之达原饮。

邪伏募原，表里阻隔，高热恶寒，汗出，头身痛等，非一般芳香化湿所能胜任。达原饮中常山、草果、厚朴、槟榔等，溃其募原伏邪，菖蒲、青皮开痰下气，黄芩、知母和阴清热，甘草和之。对于湿热蕴阻、高热不退者，达原饮疗效非常显著。常可 1～2 剂即退热。该方较藿香正气散、三仁汤、六合定中丸等方雄烈。

余掌握此方的应用指征有二：一是脉濡数，或濡滑数大，必见濡象。濡即软也，主湿，非浮而濡细之濡；二是苔厚腻而黄，或厚如积粉。见此二征，不论高热多少度，恶寒多重，头身痛多剧，或吐泻、腹胀等症，皆以达原饮加减治之，每获卓效。此案住院 8 日，已耗资 6000 元未果，而两剂达原饮尚不足 10 元，病家深感中医之卓效。

79. 邪伏募原（二）

王某，男，27 岁，教师，2002 年 1 月 4 日初诊。

恶寒发热 1 周，体温波动在 39℃上下，经输多种抗生药未效，近两日腰痛膝痛如刀割。

脉弦滑数大兼濡。舌稍红，苔薄腻而黄。

此湿热遏伏募原，宗达原饮治之。

川朴 10g　　　　槟榔 12g　　　　黄芩 12g　　　　菖蒲 9g

| 常山 8g | 知母 8g | 青蒿 30g | 草果 9g |
| 青皮 10g | 炙甘草 6g | | |

3 剂水煎服。嘱 6 小时服 1 煎。

1 月 8 日二诊：服完 1 剂药后，通身汗出，一夜未止，晨起热已退。因方药有效，把药服尽，寒热未作，但腰膝仍痛。脉弦滑，苔尚薄黄，此湿热未靖，闭阻经络。仿吴鞠通宣痹汤加减：

萆薢 18g	防己 10g	黄芩 10g	独活 8g
薏苡仁 30g	木通 7g	黄柏 9g	苍术 12g
晚蚕沙 15g	怀牛膝 12g	桑寄生 18g	茵陈 15g
滑石 12g			

上方共服 6 剂，腰膝痛除而愈。

按：达原饮治湿热遏伏募原而寒热不退、头痛身痛者，确有卓效。余屡试不爽。据张瑞士大夫称，河北定州地区有 3 位医生皆以擅用达原饮而于当地负盛名。寒热退而腰膝痛者乃湿热痹阻经络，予吴鞠通宣痹汤亦颇有效。

80. 高热

张某，男，53 岁，干部。1977 年 4 月 22 日来诊。

高热 40℃，入院后又持续 10 天。曾做了各种检查，未明确诊断，依然是高热待查，用过多种高级抗生素，热依然不退，请余会诊。灼热无汗，头痛肢凉，口舌干燥，腹胀满，疼痛拒按，大便已 7 日未解。

舌红，苔燥黄，脉沉实数。

此为典型的阳明腑实证，予调胃承气汤加减：

| 生大黄 12g | 芒硝 30g | 玄参 30g | 生甘草 6g |

两剂，6 小时服 1 煎。

下午开始服药，仅服 1 剂即便解，初为硬便，后为溏便，共排便 3 次。腹胀痛顿轻，周身微微汗出，身热渐降。至夜半体温已降至正常，翌晨病若失，嘱余剂停服，糜粥调养，勿油腻厚味，恐食复。

按： 阳明热结，身热燔灼，必逐其热结。腑气通，气机畅，津液乃布，反见津津汗出，此乃正汗，标志里解表和，故身热渐退。热退之后，疲乏无力，乃壮火食气所致。此时切忌厚味滋补，恐为食复。

81. 湿热呕吐

刘某，男，10 岁，2002 年 6 月 18 日下午 4 点初诊。

因天气酷热，饮食不当，微热汗出，呕吐频频。

脉弦滑数，舌苔薄腻微黄。

此湿热呕吐，予连苏饮。

黄连 2g   苏叶 3g

共捣碎，开水冲泡代茶饮。

6 月 19 日二诊：昨日回家即频服连苏饮，当夜安睡，晨起已不吐。尚无力，食差，脉弦软，苔白，予健胃消食。

炒枳壳 6g	焦槟榔 6g	鸡内金 7g	焦三仙各 10g
党参 10g	茯苓 10g	玉竹 10g	半夏 7g
陈皮 6g			

4 剂，水煎服。

后未再来诊。

按： 连苏饮出自薛生白《湿热病篇》："湿热证，呕恶不止，昼夜不差，欲死者，肺胃不和，胃热移肺，肺不受邪也。宜用川连三四分，苏叶二三分，两味煎汤，呷下即止。"

薛氏只列药物，未出方名，余称其为连苏饮。亦有医家称之为苏连饮者。此方药量甚轻，总计不足一钱。王孟英曰："此方药止二味，分不及钱，不但治上焦宜小剂，而轻药竟可以愈重病，所谓轻可去实也。"

此方治湿热或胃热呕吐，疗效确切而迅速，余临证用之甚多。开始作煎剂，后改为散剂冲服，后又改茶袋包装开水浸泡。因其味苦，又改为胶囊剂。效果甚为显著，药味用量均甚小，颇符合中药现代化的"三小""三效"要求，故将其立为中药新药开发项目，已获临床批件，正进行三期临床验证，主治定为急性胃炎呕吐。我的博士张再康，又以此方治疗放化疗呕吐，亦获殊效。

何谓"肺胃不和，胃热移肺，肺不受邪"？欲领悟此中机理，必须了解薛氏所提出的湿热证的正局与变局的传变规律。

薛氏云："湿热病属阳明太阴经者居多，中气实则病在阳明，中气虚则病在太阴。病在二经之表者，多兼少阳三焦；病在二经里者，每多兼厥阴风木。以少阳厥阴同司相火，阳明太阴湿热内郁，郁甚则少火皆成壮火，而表里上下充斥肆逆，故是证最易耳聋、干呕、发痉、发厥。而提纲中不言及者，因以上诸证皆湿热证兼见之变局，而非湿热证必见之正局也。"

薛氏所说的正局，是以脾胃为重心的湿热证；所谓变局，是湿热蕴久化为壮火，外达少阳三焦，内窜厥阴风木。

胃中湿热化火，郁火欲解，必由里达其表乃得透解。何谓胃之表？薛氏曰："太阴之表，四肢也，阳明也；阳明之表，肌肉也，胸中也。"肺主气居于胸，胃热透达，必假道于胸而解，所以胃热移肺。然肺气不宣，外达之路不通，故火热之邪仍返还于胃，胃热不得透达，于是胃气逆而呕吐不止。

连苏饮，乃辛开苦降之方，辛以开郁，苦以降上逆之火。王孟英曰："川连不但治湿热，乃苦以降胃火之上冲；苏叶味甘辛而气芳香，通降顺气，独善其长……余用以治胎前恶阻甚妙。"

82. 火郁呕吐

赵某，男，5岁。1999年6月12日晚8时初诊。

患儿呕吐不止，不能饮食，腹胀痛，便艰。西医诊断为不完全性肠梗阻。因不愿手术，采用保守治疗未效。登门求诊时，其父携一铁罐，防止吐于屋地。

脉沉而滑数，舌红，苔薄黄。

此胃中郁火，胃逆而吐，予连苏饮加减：

黄连 2g　　　　苏叶 2g　　　　大黄 3g

2剂，捣碎，开水浸泡，代茶频饮。

次日电告，回家即频服此药，1剂尚未服完，夜半即便通呕止，今晨已基本正常。嘱将所剩之药服完，霍然痊愈。

按：此为胃中郁火，兼腑气不通，表里同病，故胃气逆而呕吐甚。连苏饮辛开苦降，更加大黄泻火通腑，豁然而解。

83. 妊娠呕吐

孙某，女，27岁，老师。2000年3月22日初诊。

妊娠三月余，呕吐晨剧，恶闻食臭，饮食锐减，人渐消瘦，输液已达半月，呕吐未减。

脉滑数，舌红，苔白少。

此胎热上攻，胃气上逆而呕吐，予连苏饮主之。

黄连 3g　　　　苏叶 2g

3剂，捣碎，开水冲泡代茶饮。因其闻药亦吐，嘱其小口频服。若服后吐，勿碍，吐后继服。

3月26日二诊：初服时，服后即吐，按法吐后继服，渐渐或吐或不吐。至第二日，呕吐已减少一半。3剂已尽，尚有恶心、呕吐，食欲尚差。诊其脉滑数，舌偏红，苔少。予上方加天花粉3g，以顾护胃津。又服3剂而愈，足月分娩，母婴健康。

按：开水冲泡之法，乃取"治上焦如羽，非轻不举"之意。所谓"轻"者，有三层含义：一是药量需轻。薛氏云："分数轻者，以轻剂恰治上焦之病耳。"此即"轻可去实"。

二是药之性味轻，气为阳，味为阴。气胜升浮，味主沉降。气薄者，阳中之阳，气厚者，阳中之阴。治上焦病，当取其气，令其升浮以达于上。苏叶芳香气胜，故取苏叶以通肺胃。薛氏云："以肺胃之气，非苏叶不能通也。"

三是不能久煎，久煎则气散留味，开水浸泡，乃取其气，令其升浮上达。此法仿《伤寒论》大黄黄连泻心汤以麻沸汤渍之之法。《温病条辨》银翘散煎法云："香气大出即取服，勿过煮。"亦在取其气，以升浮达于上焦耳。

84. 胃热呕吐

郭某，女，21岁，学生。2001年6月7日初诊。

感冒，寒热交作，服药寒热不止，然恶心呕吐未愈，吐物酸苦，吐剧则呕黄汁，饮食少进，口干欲饮，畏吐不敢多饮，大便稀，日二三次。

脉沉而数，舌尚可，苔薄腻微黄。

此外感余邪未尽，入胃化热。予连苏饮治之。

黄连 3g   苏叶 3g

2 剂，捣碎开水冲泡代茶饮。仅服 1 剂而呕恶止。

按： 外感寒热已除，余邪未尽，入胃化热而吐。火上攻则呕，下迫则利。以其脉沉而数且吐利，知为热郁阳明，故予连苏饮治之。

85. 呕吐

冯某，女，35 岁，职员。1995 年 1 月 11 日初诊。

经前目痛，呕吐，眼不痛不呕。吐尽食物后，继则吐涎沫，吐时手足凉。心悸不能主，心中热，喝些许凉水反觉舒服。寒热交作，一阵冷得发抖，一阵又热如火烤，一日发作两三次，经行如烂肉，腹痛。脉沉弦涩无力，舌淡尖有瘀点，苔白。

此肝虚、寒热错杂，肝虚目失养，目系拘急而作痛；厥气上逆而心悸心热，干于胃而呕吐；阴阳胜负则寒热交作；肝主冲脉，肝失疏达而血不行，致痛经，瘀血杂下如烂肉。诸症皆因肝虚所致，故予乌梅丸主之。

乌梅 7g	桂枝 9g	炮附子 8g	细辛 4g
川椒 5g	干姜 6g	党参 10g	当归 12g
黄连 9g	黄柏 5g		

3 剂，水煎服，羚羊角 3g，另煎兑服。

1 月 15 日二诊：目已舒适，寒热未作，诸症皆减。自病以来无汗，药后已见汗出。上方加吴茱萸 5g，3 剂，水煎服，诸症皆除，嘱再次行经可加蒲黄、五灵脂。

按： 肝主筋，开窍于目，目系亦属筋，肝虚目系失于温养，则目系急而目痛。肝主冲，冲脉为病，逆气里急。肝虚，冲失镇摄，冲气上逆，干于胃而呕，扰于心而悸。乌梅丸温肝，复其固冲之职，冲气之逆自然敛降而呕止矣。

平脉辨证相濡医案（第二版）

86. 痰核流注

孙某，女，38岁，技术员。1979年7月28日来诊。

遍身痰核，大者如核桃，小者如小豆，密密麻麻，不痛不痒，按之较硬，诊为神经纤维腺瘤，久治不愈，已然3年，见之令人粟起，众人躲之犹恐不及，年趋四十，婚姻无望，精神异常苦闷。

脉见弦滑，舌可，他无所苦。

此痰核流注，乃寒痰凝于皮里膜外。当温化寒痰，予阳和汤治之。

熟地黄15g	麻黄5g	白芥子9g	鹿角胶15g（烊化）
肉桂4g	生甘草6g	炮姜炭3g	

此方共服38剂。至七八剂后，硬核开始变软变小，顶部皮皱缩塌陷，小的结核开始消退。20剂左右，黄豆大小以下的结核全消。30剂左右，核桃大小之结核缩至黄豆、小豆大小，且顶部皮皱，质地变软，大部分皮肤已恢复正常。患者喜不自胜。后因工作调转，未彻底治愈，嘱其继服此方。

按：阳和汤出自《外科证治全生集》。主治骨槽风、流注、阴疽、脱骨疽、鹤膝风、乳癌、结核、石疽、贴骨疽及漫肿无头，平塌白陷，一切阴凝等证。此证因其皮色不变，不热不痛，脉弦滑，故断为阴证。

阳和汤妙在麻黄配熟地黄，"麻黄得熟地不发表，熟地添麻黄不凝滞。"麻黄除发汗、宣肺平喘、利尿之外，尚可解寒凝。原方熟地黄一两，麻黄五分，二者比例为20∶1。余重用麻黄，增其解寒凝之功，熟地黄与麻黄比为3∶1。服药期间，正值酷暑，然服上方，并未见多汗，益信"麻黄得熟地不发表"。再者，麻黄配石膏，宣肺而不发表；麻黄配白术，祛湿而不发汗；麻黄配附子，振奋阳气而不发汗，皆中药配伍之妙用。

87. 流注

（静脉炎）

李某，女，24岁，护士。1977年4月1日来诊。

有一条索状硬物自左腰达腹，疼痛而硬，不红不热，已3个月有余，西医诊为静脉炎。

以其脉弦缓，舌正常，不红不热，视同阴疽，予阳和汤治之。

熟地黄 20g	麻黄 4g	白芥子 9g	鹿角胶 15g _{（烊化）}
肉桂 5g	炮姜 3g	生甘草 6g	桃仁 10g
红花 10g	当归 12g	川芎 8g	姜黄 9g

上方加减，共服18剂，硬物全消。

按： 此证以其硬痛，肤色不变，不红不热，视为阴盛痰凝，予阳和汤祛皮里膜外之痰，佐以活血散结，硬物全消，痛止而愈。

88. 瘰疬

（淋巴结核）

汪某，男，27岁，农民。1987年9月12日来诊。

患瘰疬3年，颈项两侧有蚕豆至黄豆大小硬核7个。皮色不变，不热，按之稍痛，无溃破流脓。西医诊为淋巴结核，经服抗结核药年余，未见好转。

脉弦，舌可。

此乃寒痰凝结。予阳和汤主之，前后加减，服药约3个月，硬核全消。

按： 瘰疬多因气郁痰凝所致。阳和汤温阳化痰，解其痰凝，对瘰疬确有良效。瘰疬破溃后，不易收口，脓液清稀，淋漓不断。1964年曾有一患者，瘰疬溃后，脓水淋漓，项肿与头一样粗，人已不能站立，被担架抬来就诊。时内科姚老大夫给予鲫鱼一尾，剖肚去内脏，塞入芫花、月季花煮食汤与鱼。服后泻黑水，很快肿消脓止，溃口渐收，其效甚著。余犹记之。

89. 鹤膝风

赵某，男，13岁，2000年3月5日来诊。

右膝关节肿大且痛，皮色不变，右大腿、小腿肌肉全消，其状恰如鹤膝。羔已四载，行走困难，久治未愈，辍学在家。

脉沉弦，按之减，舌稍淡。

此寒痰凝聚关节而膝肿大，阻滞气血而肌肉消。予阳和汤加减：

熟地黄 15g	麻黄 2g	白芥子 6g	鹿角胶 10g（烊化）
肉桂 4g	生甘草 4g	炮姜炭 6g	怀牛膝 6g
当归 10g	炮山甲 5g	乳香 3g	没药 3g

通过此方加减治疗，患者共服药达一年之久，膝肿渐消，右腿之肌肉日趋恢复，已能离拐行走，慢跑几步。又以上方为基础，加巴戟天、生黄芪、桂枝、山茱萸、紫河车、鹿茸为丸，服药半年，右腿已完全正常，行如常人。

按： 鹤膝风乃肾虚、寒痰凝结于关节，故益肾温阳，化痰散结。此非一朝一夕之功。必坚持治疗，方可获功。

90. 淋痛（一）

杨某，男，22岁，学生。2002年6月18日初诊。

溲后热痛如淋，小腹痛坠胀，两胁偶痛，已有月余，服抗生素、中药清热利尿均未效。

脉弦无力，舌暗红。

诊为肝虚相火窜于小肠，予乌梅丸加减：

乌梅 5g	炮附子 10g	干姜 4g	桂枝 9g
细辛 4g	川椒 4g	当归 12g	党参 12g
黄连 9g	黄柏 5g	郁金 9g	川楝子 9g

3剂。

6月25日二诊：脉力稍增，舌暗红，苔少，诸症皆减，溲后尚有轻微热痛，会阴部略有坠胀感，腰有些痛，口苦，他无不适。上方加赤芍 12g、白芍 12g、川续断 18g，4剂，水煎服。

7月2日三诊：已无任何不适，以其脉力尚欠，嘱继服，6剂。

按：乌梅丸乃厥阴病篇主方，治疗因肝虚寒、相火内伏的寒热错杂证。主要指征为脉弦无力或不任重按。其热，因肝阳虚馁，阳气不得敷布，肝中相火内郁而为热，此即尤在泾所云："积阴之下，必有伏阳。"其热可表现为厥热胜复，寒热交作，上热下寒。

若郁伏之相火走窜心包则心中热痛，五心烦热，郁火上灼，头痛、目赤痛、咽痛、消渴；郁火下窜则溲淋痛。此案以其脉弦无力，兼有小腹坠胀、胁痛而断为肝虚，以其溲后痛、热如淋而断为相火走窜前阴。亦为寒热错杂之象，故予乌梅丸解其寒热，燮理阴阳而热淋之象竟除。

其舌暗红者，若果为脉数有力者，此舌之暗红，当为热盛血瘀，当凉血散血。若脉呈阴象者，此舌当为寒凝血瘀而暗红，当予温阳通经络，不

平脉辨证相濡医案（第二版）

可以热治之。临床屡见舌红、舌赤、舌暗红而脉见阴脉者，余皆以温阳活血治之，舌红可渐退。此时勿以舌红为热而寒之，切切。

91. 淋痛（二）

佘某，女，24岁，学生。1986年5月6日初诊。

溲频数热痛，腰酸痛，小腹坠胀，下肢凉。西医诊为泌尿系感染，曾用抗菌消炎药输液及服用清热通淋中药未效，已两月余。

脉弦尺不足，舌淡红，苔白少润。

诊为肾阳不足，气化不利，予真武汤加减：

茯苓 12g	白术 10g	白芍 12g	炮附子 12g（先煎）
生姜 5 片	桂枝 10g		

4 剂。

5月10日复诊：诸症皆除，继予肾气丸以善后。

按：小便淋痛，常以小肠有火或湿热下注膀胱论之，予导赤散、八正散之类治之。若果为脉数有力属热或脉濡数、舌红、苔黄腻者，用之固可取效，但并非小便淋痛者概用此类方法，临床遇此等证候，亦有屡用而不效者。

此案以其尺脉弱，断为肾阳虚、气化不利而淋痛。概肾阳虚，肾中相火妄动，偏积膀胱而淋痛，俗皆知肾阴虚，阴不制阳而相火妄动，然肾阳虚者相火亦妄动，二者迥异，不可不别。

温其肾阳，游行之相火得归水中，则气化畅，水道通，淋痛自止。《金匮要略》瓜蒌瞿麦丸即以附子治小便不利，尤氏云："此下焦阳弱气冷，而水气不行之证。"下焦寒，则虚阳游行于外，浮于上则渴，窜入膀胱则淋痛，总缘下焦阴寒，相火不得安居其宅窟，以附子温阳，亦当属引火归原之法。

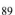

92. 咽痛（一）

封某，女，27岁，教师。1996年5月7日来诊。

咽干、咽痛、咽塞两周。

脉弦细紧，舌红，有齿痕。

此阴寒内盛，痹结于咽喉。予苓甘五味姜辛半夏汤主之。

| 炮附子8g | 桂枝8g | 细辛4g | 干姜4g |
| 五味子4g | 茯苓10g | 半夏9g | |

2剂。

数日后相遇，云药后咽痛、咽干、咽塞已除。

按：咽痛、咽干之症乃常见病，多以火热或阴虚火旺论之，然屡服西药抗菌消炎、中药清热解毒利咽之剂不效者，亦非罕见。咽痛火热者固多，然阴寒者亦不乏其例。《伤寒论》中咽痛者，以少阴篇条文居多。《伤寒论》第283条："病人脉阴阳俱紧，反汗出者，亡阳也，此属少阴，法当咽痛而复吐利。"《伤寒论》第317条通脉四逆汤之咽痛，及《伤寒论》第313条之半夏散证等，皆阴盛所致。

此案以其脉弦细紧，乃为阴脉，故予辛温通阳开痹治咽痛。其舌红者，亦因寒凝血泣而红，不以热看。余在临床诊治时，脉诊权重高于舌诊。若脉、舌不一致时，舍舌而从脉。

93. 咽痛（二）

芦某，女，21岁，学生。1995年10月16日来诊。

咽痛半年，心烦有痰，后头及两侧头痛。

阳脉数，不任重按，尺脉弱。

此肾虚阳浮于上。宗济生肾气丸加减：

| 肉桂 5g | 山茱萸 12g | 干地黄 12g | 炮附子 9g（先煎） |
| 茯苓 12g | 泽泻 10g | 牡丹皮 10g | 怀牛膝 9g |
| 五味子 6g |

10月24日二诊：上方共服4剂，咽痛、头痛皆缓。以其尺脉尚弱，于上方加巴戟天 10g、肉苁蓉 10g，再服4剂而愈。

按： 肾之经脉循咽喉。肾阳虚，虚阳循经上浮而咽痛。阳脉虽数，然不任重按，知为虚火而非实热，故当以济生肾气丸补其下元，引火下行。

阳旺阴弱之脉，大致有三种：一是阳脉数大有力，尺脉细数，此为肾水不足，心火独亢，当予泻南补北，黄连阿胶鸡子黄汤、玉女煎之类主之；二是阳旺按之减，尺脉细数且舌光绛者，此为阴不制阳，水亏阳浮，当滋阴潜阳，方如三甲复脉汤；三是阳旺不任重按，尺沉弱且舌淡者，此阴盛格阳，当温补下元，引火归原，方如济生肾气丸、右归饮之类。

此例虽咽痛心烦，寸数然尺弱，知为下焦阴盛，虚阳上浮，故予济生肾气丸引火归原。此种阳浮，赵养葵称之为龙雷之火，此火不可水灭，不可直折，必以热药引火归原。

94. 紫癜

（过敏性紫癜）

王某，女，10岁，1983年4月1日来诊。

躯干、四肢有密集斑疹，已3月余。血小板 $180×10^9$/L，嗜酸性细胞7%，诊为过敏性紫癜。予泼尼松口服，部分控制，稍减复起，转中医治疗。斑疹色红，有的较紫暗，不痒，偶有鼻衄，便干。

脉数大，舌红苔少。

此血热迫血妄行。予清瘟败毒饮加减：

生石膏 15g	知母 4g	黄芩 6g	羚羊角 1g（先煎）
栀子 7g	黄连 6g	牡丹皮 7g	水牛角 15g（先煎）
金银花 10g	连翘 10g	玄参 10g	生地黄 10g
赤芍 6g	炙桑白皮 17g	大黄 2g	紫草 15g
槐花 15g	白茅根 15g	茜草 7g	竹叶 5g

5剂。

服药期禁服辛辣及发物，并渐停泼尼松。

4月11日二诊：上方共服10剂，泼尼松亦停，斑疹已全部消退，因脉尚略数，上方继服10剂，改每日服1煎，1煎匀两次服，又服20日，未再出斑疹。

按： 以斑疹红紫、脉数、舌红，故断为血热迫血妄行，予清瘟败毒饮治之。余因与病家相识，时有往来，2002年8月20日其因他病来诊，询知愈后未再出现斑疹，且婚后生一女孩，均健康。

95. 斑疹

（再生障碍性贫血）

赵某，男，22岁，大学生。1989年11月18日初诊。

患再生障碍性贫血住院已半年，鼻衄、齿衄、斑疹，屡发高热。每周须输血1～2次，家中告债累累。由我校在该院实习学生介绍请余诊治。鼻衄不止，以药棉充填压迫，鼻如蒜头，血从后鼻腔溢于口中，高热39℃上下，躯干、四肢斑疹甚多，口渴，面色白。检前方，除西药外，中药多为温补，或清热凉血中杂以温补，化验血红蛋白30～40g/L，红细胞$1×10^{12}$/L左右，白细胞不到$2×10^9$/L，血小板$20×10^9$/L左右。

舌淡，脉洪大躁数。

此血热炽盛，迫血妄行，予清瘟败毒饮主之。

生石膏 40g	知母 9g	黄连 10g	黄芩 10g
栀子 12g	大青叶 10g	玄参 15g	生地黄 15g
牡丹皮 12g	赤芍 12g	槐花 30g	紫草 30g
小蓟 30g	蒲公英 30g	水牛角 30g (先煎)	

1990年1月23日二诊：上方加减共服60余剂，已不须输血，鼻衄止，牙龈萎缩，刷牙时有出血，未再发热。四肢尚有散在之小出血点，腰酸。脉已见敛，尚滑数，按之较软。血红蛋白125g/L，白细胞3.9×10^9/L，中性粒细胞52%，淋巴细胞48%，血小板53×10^9/L，红细胞3.8×10^{12}/L，此血热未靖，虚象初露。

知母 6g	黄连 9g	黄芩 9g	生石膏 30g
栀子 9g	大青叶 10g	玄参 15g	生地黄 15g
牡丹皮 12g	赤芍 12g	槐花 30g	紫草 30g
小蓟 30g	山茱萸 12g	狗脊 15g	水牛角 30g (先煎)

6月2日三诊：上方加减服约4个月，脉舌正常，面亦红润，无任何症状，长跑六七百米后觉腿酸，检查其他均已正常，唯血小板较低，65×10^9/L。

生石膏 30g	知母 6g	牡丹皮 10g	赤芍 10g
紫草 30g	槐花 30g	太子参 12g	山茱萸 12g
熟地黄 12g	山药 12g	枸杞子 10g	鹿角胶 15g
狗脊 18g	川续断 15g		

8月28日四诊：血红蛋白121g/L，红细胞4.7×10^{12}/L，白细胞4.7×10^9/L，血小板130×10^9/L，骨髓报告正常，停药。大学毕业后分配本市某厂工作，至今正常。已成婚生一子，其子已上小学，健康。

按：此案出血不止，虽面色白，舌淡，指甲淡，然脉洪大躁数，乃阳热亢盛之极。其衄血斑疹，乃血热迫血妄行，急宜凉血散血，予清瘟败毒饮。虽屡用寒凉之剂近1年，未见不良反应，概亦有故无殒。

此证赵绍琴老师称其为热邪深入骨髓。恩师所论，确为精当。据文献报道，处方多为益气养血、补肾填精之类。余在 1970 年前，屡用此类补益之方，无一效者。后以白虎汤治寇某再生障碍性贫血而效，又受赵老师热入骨髓的论断启发，不论面色惨白舌淡，只要脉属阳脉，径予清热凉血治之，待脉已敛，显现虚象之后，再稍加补益之品，亦不可骤用，恐余热复燃。此法对急性、亚急性再生障碍性贫血确有肯定疗效，但慢性再生障碍性贫血病情复杂，非单纯凉血散血所能取效。

再生障碍性贫血出现的红色斑疹与血小板减少、过敏性紫癜、急性泛发性脓疱型银屑病之红色皮损，只要脉属阳脉，余皆认为是血热迫血妄行，径予清瘟败毒饮加减治之，皆可获愈。对血小板减少或过敏性紫癜，大约服药半月即可正常，对于急性泛发性脓疱型银屑病，服用 30～60 日剂皮疹可消，但须忌发物。对急性再生障碍性贫血，服用 30～60 日剂可脱离输血，半年左右可恢复正常。以上乃余经验估计而已。

96. 银屑病

1975 年阴历初二，大庆油田总医院书记前来看望我，我乘兴饮酒一盅，不过三钱，因素不饮酒，不耐酒力，竟醉卧，次日全身遍起红疹。初以为饮酒过敏，用抗过敏药无效。到北京某医院诊为银屑病，恰我大学同学在北京市中医院医任银屑病研究组组长，诊后告我银屑病极易复发，大治不如小治，小治不如不治。该病虽无甚痛苦，且不甚痒，但心中甚是腻歪。遂与我老伴田淑霄教授相商，决心自己治疗。

因遍身红疹，脉沉滑数，当属血热所致，用清瘟败毒饮加减：

牡丹皮 12g	赤芍 12g	黄芩 12g	水牛角 30g (先煎)
黄连 10g	栀子 10g	生石膏 30g	玳瑁 15g (先煎，现已不用)
知母 6g	生地黄 18g	玄参 15g	槐花 30g
紫草 30g	连翘 15g	竹叶 6g	生甘草 7g

以此方加减，共服50余剂，皮损逐渐变小，直至全消，至今未复发。

按：余用此方治疗自己的银屑病，虽服药较多，但疗效稳固，未反复。此后十余年未曾饮酒，后因应酬偶饮之，唯觉肢体某处有痒感，但亦未复发。现酒量有增，连偶有痒感亦无。此后我们以此法治疗泛发性银屑病十余例，除一例尚在治疗中外，余皆服药20～60剂而愈，皆稳定未复发。对局部皮损厚的老银屑病，效果差。

97. 胸痹

（冠心病心绞痛）

魏某，女，56岁，军属。1985年3月27日初诊。

患冠心病已五六年，逐渐加重，胸闷憋气，胸背疼痛牵左臂，一日发作三五次至十几次不等，行走不足200米，即痛不能行，穿衣脱衣亦痛，嗳气不畅，觉气上冲胸咽，常于睡中憋醒，服异山梨酯等药，痛时加服硝酸甘油片，服后头胀痛不舒。面色暗，唇青紫，指甲亦暗。心电图广泛T波倒置。

脉沉弦拘紧滞涩，舌淡滑而暗。

此寒凝血瘀，拟温阳活血。

干姜 5g	当归 12g	川芎 8g	炮附子 18g (先煎)
细辛 6g	赤芍 12g	延胡索 12g	制川乌 12g (先煎)
桂枝 10g	川椒 5g	桃仁 12g	红花 12g
干地黄 15g			

6月4日二诊：上方曾加水蛭7g、红参12g，附子加至30g，共服65剂，症状已明显减轻，疼痛多于晚间出现，心电图T波已直立。已能行走二三里，脉已起，尚弦，略拘急。再依上方加减，又服50余剂。症状全消，面色红润，唇亦转红。异山梨酯等药全停。已能行走十余里，操持家

务。已 4 次检查心电图，均正常。

按： 冠心病心绞痛，属寒凝血瘀者较多。余常用附子汤、乌梅丸、苓甘五味姜辛汤加减。重用附子，重者加制川乌等，能较快地缓解疼痛。加干地黄者，监辛热伤阴，且通心痹。

98. 心悸（一）

（心肌炎）

裴某，男，23 岁，学生。2001 年 9 月 18 日初诊。

今年 5 月份患心肌炎，尚有心律不齐、心肌供血不足表现，易疲乏，活动后累，胸略闷，心悸，不任衾压。

脉弦细缓，舌嫩且暗红。

此乃心阳不振，阴霾痹阻清阳。

桂枝 10g	党参 12g	生黄芪 15g	炮附子 12g（先煎）
当归 12g	茯苓 12g	白术 10g	巴戟天 12g
淫羊藿 10g	细辛 4g	炙甘草 6g	白芍 10g

2002 年 1 月 5 日二诊：上方共服 64 剂，疲劳、胸闷已不著，因放寒假，配散药携归。

红参 30g	炮附子 30g	干姜 10g	肉桂 15g
桂枝 30g	茯苓 40g	白术 30g	黄芪 30g
当归 30g	川芎 20g	巴戟天 30g	淫羊藿 30g
鹿茸 10g	紫河车 30g	远志 30g	

1 料，共为细面，每服 1 匙，日 2 次。

2002 年 3 月 4 日，开学后复诊，症状已除，精力旺盛，活动亦不感胸闷、劳累，面色较红润，心电图正常，可停药。半年来生活学习正常。

按： 心肌炎以年轻人多发，本门诊处于高教区，所以此病较多。其病机属火郁、湿热、气阴不足、阳虚阴盛水饮上凌、心血瘀阻、痰瘀互结者皆有。然以阳虚阴盛者居多。调治又难于速效，须坚持治疗，方能渐见功效。

99. 心悸（二）

（室性心律失常，二联律）

韩某，女，29 岁，职员。1990 年 10 月 9 日初诊。

心悸，胸闷，无力，咽干，喑哑，肢冷，心电图示室性心律失常，阵发二联率。服普罗帕酮、ATP 效不著，已两月余。

脉沉弦细拘紧无力，舌淡，苔白滑满布。

此阳虚阴盛，饮邪上凌，予散寒凝，温阳化饮。宗小青龙汤加减：

麻黄 4g	炮附子 9g	干姜 5g	桂枝 9g
细辛 3g	半夏 10g	白芍 10g	炙甘草 6g

10 月 13 日二诊：3 剂后，心悸、胸闷、咽干减轻，脉转沉细无力，舌淡苔白。因脉拘紧已除，知为阴凝之象已缓，尚阳虚饮盛。改温阳化饮，宗苓甘五味姜辛半夏汤加减：

茯苓 18g	白术 10g	桂枝 10g	干姜 6g
细辛 5g	甘草 6g	川芎 8g	当归 10g
半夏 10g			

12 月 9 日三诊：上方共服 30 剂，心律已整，心悸、胸闷等症皆除。舌转红润，脉缓滑，力尚不足。改用苓桂术甘汤再服 20 剂以善后。

按： 小青龙汤为治外寒内饮而咳嗽，或见热、呕哕、渴、利、噎、小便不利、少腹满、溢饮、吐涎沫等病症。咳喘为饮邪犯肺，呕哕、下利、吐涎沫为饮邪干于胃，小便不利、浮肿、渴乃三焦不利、水饮不化。饮邪泛溢，内干脏腑，外溢肌肤经络，为祸广矣。仲景所列，仅饮邪所致病症的一部分，饮邪凌心而引起的心悸、惊怵、胸闷、胸痛等虽未言及，然意已寓于中。举一反三可知之。

余治心脏的心肌炎、心律不齐、冠心病等，脉见弦紧者，惯以小青龙汤治之。以弦紧乃寒凝之脉，故以小青龙汤温散之。方中麻黄，虽无外寒，亦可用之，以麻黄可发越阳气解寒凝。脉之紧象除，知寒凝已散，故不再用麻黄，而改用苓甘五味姜辛半夏汤加附子，温阳化饮。末诊以阳气得复，故去附子、干姜等辛热复阳之品，改用苓桂术甘汤，以温药和之。

100. 胸痹

晁某，男，37岁，技术人员。1983年4月3日来诊。

胸闷痛，短气，常太息，前医以瓜蒌薤白桂枝汤治之。经月不愈，又加郁金、菖蒲等开破，胸闷气短愈重，常觉气欲断，行将憋死，急大口吸气深深呻吟一声才觉气能接续，此状愈发愈频。

脉弦而不任重按，两寸脉沉。

此气虚也，予补中益气汤加减：

陈皮 6g	白术 10g	生黄芪 12g	党参 12g
茯苓 12g	当归 12g	炙甘草 6g	升麻 5g
干姜 5g	柴胡 7g	防风 6g	

上方共服38剂，胸闷、气短诸症渐除而愈。

按： 胸闷、胸痛、短气、太息，确属胸痹。然胸痹有虚实之分，邪塞清旷之野可见胸闷痛、憋气，气虚不能上达者，亦胸闷痛憋气，《金匮要略·胸痹心痛短气病脉证治第九》即云"枳实薤白桂枝汤主之，人参汤亦主之"，即明列虚实两类不同病机。经云：勿实实，勿虚虚。虚实之要，在于脉沉取有力无力，沉而有力者为实，沉而无力者为虚。此例脉弦，按之无力，其为虚可知，故予补中益气汤而愈。

101. 肉痿

（脊髓性肌萎缩症）

方某，男，58岁，公务员，我校学生家长。1997年3月16日初诊。

两上肢肌萎缩，酸痛无力，不能举，左甚于右。诊脉时，双手一起费力将手托于脉枕上，不能拿筷子端碗吃饭，解手时提裤子、系裤子都很费力，颈、背、下肢肌肉亦均萎缩，尚可行走，颈不能抬起，吞咽困难，音嘶，语言謇涩。自汗，头晕，生活不能自理，睡眠、二便尚可。经某院专家诊为脊髓性肌萎缩症，脊髓前角神经坏死。

脉细数而软，舌暗红。

此气阴不足，肌肉失养。宗"虚劳诸不足，取之于中"的经旨，予黄芪建中汤加减：

生黄芪 15g	桂枝 10g	白芍 30g	炙甘草 6g
大枣 4 枚	葛根 15g	木瓜 18g	饴糖 30g（烊化）
桑枝 18g	巴戟天 12g		

5月6日二诊：因家住唐山，相距千里，故一直服上方50余剂，肌肉见长，吞咽、声音均好转，颈部已能抬起，转动灵活，已可自己吃饭、解手，左手握力500g，上方加浮小麦30g、肉苁蓉12g，继服。另马钱子100g炮制后轧细面，每服0.2g，日2次。

9月2日三诊：开学后，随女儿一起前来，肌肉基本恢复，生活已可自理，嘱其原量继服，后未再来。

按： 肌肉萎缩治疗甚难，依《内经》之旨，脾主肌肉，脾主四肢，肉有软痿，责之于脾。予黄芪建中汤补其中，益其生化之源，加马钱子强其肌力。然有毒，不可多服。若能长期坚持，可获得一定疗效，并非持续恶化不可逆转。

102. 麻木

（末梢神经炎）

马某，男，57岁，公务员。1991年10月27日初诊。

手足麻木，走路足软，已3年。

脉沉濡缓，舌淡胖，苔白。

此寒湿阻痹经络。

桂枝 10g	赤芍 12g	当归 12g	炮附子 30g （先煎）
威灵仙 10g	海风藤 18g	茯苓 12g	羌活 9g
独活 9g	薏苡仁 30g	细辛 9g	川芎 9g
炙川乌 10g	炙草乌 10g	苍术 10g	白术 10g

11月16日二诊：上方共服20剂，手足麻木皆减轻愈半。上方加白芥子10g、制南星10g、半夏12g、鸡血藤18g、蜈蚣4条。

11月30日三诊：上方服14剂，手足麻木已不著，脉沉缓滑，舌尚淡，苔白。寒湿未尽，阳未全复，配散药以固疗效。

桂枝 50g	细辛 40g	炮附子 60g	炙川乌 40g
炙草乌 40g	川芎 50g	赤芍 50g	桃仁 50g
红花 50g	乳香 40g	没药 40g	当归 60g
麻黄 30g	白芥子 30g	皂角刺 40g	半夏 40g
制南星 30g	全蝎 40g	白花蛇 4条	蜈蚣 30条
马钱子 30g	鸡血藤 50g	羌活 30g	独活 30g
海风藤 50g	苍术 40g	白术 40g	

1料共为细面，早晚各1匙。

1992年4月23日三诊：曰药面共服约3个月，麻木全消，行走正常，脉舌亦已正常，嘱其停药。

按： 手足麻木，概属气血不通，不外两类，一类是邪阻气血不通，属实；一类是正气虚衰而不通，属虚。属实者，当据其所阻之因，祛其壅塞，通其气血；属虚者，当据其何者虚而补之，令气血相继而麻木自消。这种病证，有的较快治愈，而有些则须长期坚持治疗方能显效，此例即历时约半年方愈。

103. 鼻衄

石某，男，27岁，职工。1994年4月5日初诊。

鼻衄，每日1～4次，血量不甚多，午后发热，约38.5℃。自汗，头昏，复视，耳鸣，心慌无力，少食，便溏。

脉细数，舌光无苔。

此阴虚阳亢而衄，予滋阴潜阳。

白芍 12g	生地黄 12g	玄参 12g	龟甲 15g (先煎)
炙百合 15g	五味子 4g	地骨皮 12g	鳖甲 15g (先煎)
炙桑白皮 10g	白薇 10g	山茱萸 12g	牡蛎 18g (先煎)
炒酸枣仁 15g	夜交藤 15g	阿胶 18g (烊化)	

4月15日二诊：上方共服8剂，仍有鼻衄，但已轻，三四日一次，每晚之阵热，已由38.5℃减至37.5℃，持续时间缩短，每次约发热40分钟，他症亦减。因食少，便溏，更方如下：

生山药 15g	炙百合 15g	生地黄 12g	龟甲 12g (先煎)
女贞子 12g	旱莲草 12g	牡丹皮 10g	鳖甲 12g (先煎)
白薇 10g	生麦芽 12g	西洋参 10g	生龙骨 12g (先煎)

生牡蛎

4 月 26 日三诊：上方服约 8 剂，发热已退，本周未衄，脉细无力，舌稍红，苔白，阴气已复，虚热已敛，气虚之象显露，头晕，无力，汗出，寐可，便调。

西洋参 10g	生黄芪 12g	茯苓 12g	玉竹 12g
山药 12g	浮小麦 30g	山茱萸 12g	生龙骨 15g
生牡蛎 15g	炙甘草 6g		

5 月 3 日四诊：两腓转筋两次，他症已不著。脉略细缓，总是气阴未复，上方加木瓜 12g、白芍 12g，5 剂，未来再诊。

按：此案之衄，虽症状较多，但辨证不难，脉细数，舌红少苔，显系阴虚阳亢而衄。予滋阴清热潜阳，纵一时未效，只要病机认识得确切，则坚持治疗，火候到了，自会取效。

上大学时，秦伯未老师讲座时说，一个中医大夫的功底是否深厚，在于"守得住，变得活"。所谓守得住，就是有些病，一时未效，只要病机未变，就要坚持原法原方，切忌心无准的，东一榔头西一棒槌，盲目瞎碰，不仅难以取效，且足以偾事。所谓变得活，就是药后病机已变，当随病机而变，不可效不更方，继续服用。守得住与变得活，实质是谨守病机，还是在于辨证识证的功夫。

余之辨证，因受大学陈慎吾、赵绍琴等名师的影响，独重于脉。在长期临床实践中，许多老先生都形成了自己的特色，有的重问诊，有的重舌诊，有的重腹诊，见仁见智。我主张中医临床，还得严格按中医理论指导去辨证论治。若只是用几个僵死的套路，就失去了辨证的灵活，无异于守株待兔。

还有的大夫以西医病名来用药，吾曾见一位先生，兜里总是有一叠卡片，如患高血压，就查卡片上有几篇报道，哪个疗效最高，就抄一张疗效高的方子给患者。不可否认也能碰对几个，我戏称此为"卡片大夫"。这种大夫，不须上学，更不须上大学，两元钱买堆卡片就可以了，当个大夫何其容易，吾竟羞于其间。

104. 中风（一）

（基底节出血破入脑室）

杨某，男，16岁，学生。1995年9月14日初诊。

于1994年12月7日夜间睡眠中，突然呕吐，昏迷两天，右侧肢体不能动，脑CT示左侧基底节区出血，破入脑室。两年前曾突然嘴歪，短暂意识不清。现右侧肢体萎软无力且凉，行走不便，时左头痛，口稍向左歪。食、眠、二便均可。

脉缓而软，舌淡，苔白滑。

此气虚中风，予补阳还五汤加减：

生黄芪150g	赤芍12g	川芎8g	当归12g
地龙10g	桃仁12g	红花12g	桂枝9g
炮附子12g（先煎）	知母6g	巴戟天12g	
蜈蚣10条			

10月1日二诊：因住外地，上方连服20剂，除精神好些外，他症如前。上方改黄芪为180g。

11月7日三诊：上药共服30剂。走路较前有力，可步行两里多，上肢抬举无力，手不能伸，但打哈欠时手指可张开。近日头未痛。上方改黄芪为250g，加肉桂5g、肉苁蓉12g。

12月26日四诊：上方服40剂，下肢基本恢复，走路如常人。上肢进步较慢，已可举过顶，脉转缓滑。上方改蜈蚣为30条，加全蝎12g。

1996年1月8日五诊：上方服约40剂，除手伸展欠灵外，他症已瘥。上方加鸡血藤30g、桑枝30g。未再来诊。

按： 补阳还五汤是以四两黄芪为主药，主治因气虚而导致中风半身不遂者。中风的病机有多种，不可概用补阳还五汤。使用补阳还五汤的主要指征是脉虚无力。确为脉虚者，补阳还五汤可放胆使用，亦可在此方基础上加益肾温阳之品。此例属中风后遗症期，虽恢复较难，亦可取得一定疗效。

105. 中风（二）

（脑出血）

孙某，女，72岁，家属。1984年5月6日来诊。

于4月12日突患头痛、呕吐、昏迷。左半身肢体不遂、高热，诊为脑出血，住院治疗20多天，病情稳定出院。诊时神识昏昧，口舌㖞斜，左侧肢体不遂，不能言语，二便不能自禁。

脉弦，尺沉细无力，舌绛而嫩。

此肾水亏，肝风内旋。予地黄饮子加减：

熟地黄 12g	麦冬 9g	五味子 5g	山茱萸 12g
菖蒲 8g	远志 9g	茯苓 12g	肉苁蓉 12g
巴戟天 12g	肉桂 5g	炮附子 6g	败龟甲 18g（先煎）
怀牛膝 8g	生白芍 12g	生龙骨 18g（先煎）	
生牡蛎 18g（先煎）			

此方加减，共服40余剂，患者神志语言、肢体活动均恢复正常，可从四楼自己上下，到院中散步。为表谢意，老太太亲手用塑料绳给我编了两个网兜。

按：此例用中药治疗较早，恢复得也好。对水亏、肝风内动者，我皆用地黄饮子加减，应用要点是尺脉不足，无论脑出血或缺血性脑卒中，确为尺弱肾亏者皆用之，疗效肯定。

106. 中风（三）

（脑梗）

郭某，女，56 岁，家属。1986 年 4 月 18 日来诊。

患脑梗已 4 个月。左侧肢体不遂，酸痛且肿，抬臂不及肩，屈伸不利，下肢软无力，不能行走。头有些昏沉，语言尚清，他可。

脉弦滑濡数，舌苔黄腻。

此湿热侵入经络脉隧，致肢体痿废。法当宣化经络湿热，予薛生白《湿热条辨·第四条》方。

地龙 12g	秦艽 10g	威灵仙 10g	滑石 12g
丝瓜络 10g	海风藤 18g	黄连 9g	炒苍耳子 12g
防己 10g	晚蚕沙 12g		

上方共服约 30 剂，苔退，肢体已可正常活动。

按：该方所治的症状当为："湿热证，三四日即口噤，四肢牵引拘急，甚则角弓反张。"这是典型的痉证表现。这种痉证的原因，是湿热侵入到经络脉隧中，阻遏气血的运行，使筋脉失去气血的温煦濡养而拘挛为痉。举一反三，湿热侵入经络脉隧中，阻遏气血运行而成痉，亦可成痹、痿、麻木、肿胀、肢挛不伸、肌肉消烁、肌僵等。尽管表现各异，然病机相通，故可异病同治而共用之。

此案是中风后的肢体痿废，湿热病位不在肌表，不在脏腑，而在经络脉隧之中，故方用地龙、诸藤以宣通络脉，秦艽、威灵仙胜湿疏风，黄连、滑石清热利湿。方用苍耳子者，以散风湿，上而脑顶，下而足膝，内而骨髓，外而皮肤，为祛风疗湿之圣药。加防己、晚蚕沙者，取吴鞠通之宣痹汤，以防己急走经络之湿，蚕沙化经络中浊气而生清。凡湿热侵入经络脉隧引起的痉、痹、痿、肿、僵、肢挛、麻木等，此方皆可用之。

107. 痴呆

李某，男，54岁，司机。1999年9月14日初诊。

腔隙性脑梗死发作两次，恢复尚可，一年来智力下降，健忘，不识路径，不辨红绿灯，不能继续开车。继之言语减少，答非所问。常呆坐，看电视后不知看的是什么，后来电视也不看。

脉弦滑有力，舌红暗。

此痰瘀互结，痹阻心窍。予活血涤痰开窍。

陈皮 100g	半夏 100g	胆南星 100g	枳实 100g
菖蒲 100g	郁金 100g	白矾 30g	天竺黄 100g
茯苓 100g	川芎 90g	赤芍 100g	桃仁 30g
红花 30g	当归 100g	土鳖虫 100g	水蛭 100g
蜈蚣 60 条	全蝎 90g	怀牛膝 100g	天麻 100g
乳香 80g	地龙 100g	银杏叶 90g	丹参 120g
珍珠粉 50g	炙鳖甲 120g	炮山甲 100g	生牡蛎 120g
夏枯草 100g	海藻 100g		

1料，共为细面，早晚各1匙。

2000年1月17日二诊：上药共服4个月，精神状况明显好转，能简单计数，看电视后故事情节可大致复述，可帮助料理家务。脉转缓滑，尺较差。当增扶正之品。

菟丝子 120g	巴戟天 100g	淫羊藿 90g	肉苁蓉 100g
何首乌 100g	鹿茸 30g	红参 60g	生黄芪 100g
茯苓 120g	半夏 100g	胆南星 90g	天竺黄 100g
枳实 80g	菖蒲 80g	郁金 80g	川芎 70g

归尾 90g	赤芍 100g	桃仁 100g	红花 100g
土鳖虫 70g	水蛭 60g	蜈蚣 40g	全蝎 80g
天麻 100g	怀牛膝 120g	地龙 100g	珍珠粉 30g
银杏叶 90g	丹参 120g	炙鳖甲 120g	白矾 20g
海藻 100g	炮山甲 100g		

1料，共为细面，服如上法。

2001年3月2日三诊：上药共服两料。现精神、智力与常人无明显差异。其妻诉曰，常与我吵架。吾笑曰："这是好事，话茬能赶上吗？"其妻曰："话来得挺快，一点不饶人。"嘱其继服一料，以固疗效。

按：关于痴呆，薛生白于《湿热病篇》第34条曾有生动的描述，曰："湿热证，七八日，口不渴，声不出，与饮食亦不却，默默不语，神识昏迷，进辛开凉泄，芳香逐秽，俱不效，此邪入厥阴，主客浑受，宜仿吴又可三甲散。"薛生白注云，此为："阴阳交困，气钝血滞而致，湿不得外泄，遂深入厥阴，络脉凝瘀，使一阳不能萌动，生气有降无升。心主阻遏，灵气不通，所以神不清而昏迷默默也。破滞破瘀，斯络通而邪得解矣。"

此脑络被阻，灵机不运。脉弦滑有力，舌红暗，乃痰瘀互阻脑络，故宗薛生白所云，破滞破瘀，通其脑络，用大队涤痰化瘀开窍药。一料后脉较缓滑，且尺脉较差，乃痰瘀挫后，虚象渐显。故增益脾肾之品，与涤痰破瘀开窍之品同用。历经一年半坚持治疗，竟获殊功。

108. 㖞僻（一）

王某，男，37岁，农民。1982年7月13日来诊。

酒后卧露受风，翌日口眼㖞斜，左颊微热，微肿不仁。

脉弦滑濡数，舌苔黄腻。

此湿热夹风侵入经络脉隧，致左颊麻痹不仁而㖞斜，予薛生白方。

地龙 12g	白芷 7g	海风藤 15g	威灵仙 10g
滑石 10g	黄连 9g	蝉蜕 6g	秦艽 10g
僵蚕 12g	防风 7g	丝瓜络 10g	全蝎 10g
蜈蚣 5 条	炒苍耳子 10g		

嘱药后热饮令汗出避风。上方加减共服 12 剂，配合针灸，已恢复正常。

按： 此风夹湿热中于经络，于薛氏原方基础上，加疏风化湿之品而愈。

109. 㖞僻（二）

王某，女，27 岁，工人。1998 年 2 月 23 日来诊。

左面瘫 1 周，左太阳穴处痛，左颊及左半舌麻木，口向右㖞，饮水时流水，左眼闭不紧，眉低眼小。

脉沉濡而迟，舌嫩红苔少。

属寒湿痹阻阳明经脉而㖞。宗薛生白《湿热条辨》方。

地龙 12g	秦艽 9g	威灵仙 9g	滑石 10g
炒苍耳子 9g	丝瓜络 12g	海风藤 18g	防风 7g
羌活 7g	白芷 8g	白附子 10g	僵蚕 12g
蝉蜕 5g	蜈蚣 6g	全蝎 10g	

4 剂症减，又加葛根 15g，再服 12 剂痊愈。

按： 此因脉濡而迟，乃寒湿侵入经络脉隧，故予薛生白方中加辛温之白芷、羌活、防风以及辛热之白附子，增其温散之力，方义有别，亦薛氏方之变通应用。

110. 便秘

史某，女，21岁，学生。1996年4月25日初诊。

自幼择食，不吃蔬菜，6年前出现便虽不干，然涩秘难解，腹胀。但每行经时，便转通利。

脉滑不实，两尺显涩。

此因择食，脾肾两虚。滑而不实乃脾虚内生痰湿，尺涩乃肾气不足。予脾肾双补之，主以补中益气汤加减：

升麻 4g	柴胡 5g	陈皮 6g	白术 9g
生黄芪 10g	党参 10g	肉苁蓉 12g	肉桂 4g
半夏 8g	当归 10g		

5月1日二诊：上方服6剂，脉症如前，上方改白术为30g，加薤白9g。

6月6日三诊：按上方服药1个月，脉转缓滑，尺已不涩，大便已畅，依前方再服半月，以固疗效。

按：便秘者，大便干结难下者有之，亦有大便不干或溏而艰涩难下者，概因腑气不通，传导失司。传导失司之因，大致分为虚实两类。实者乃邪阻不通，其邪以湿为多，或湿热蕴阻；虚者，阳气、精血、津液虚皆可见。其证候，可有脾虚升降失司，或肺气不得肃降，或肝虚不得疏泄，或肾虚不能气化，其病机颇为繁杂，有的患者亦颇棘手，多方调理，总难尽人意。有位大学老师，每登圊必两小时以上，常腹胀欲便，便亦不干。为惜时，专门做了个小桌放于厕前，边解手边写作，戏称其为厕所教授，余屡治未效，总觉遗憾。

111. 肾虚血瘀

（尿蛋白）

邢某，男，56岁，干部。1991年7月13日初诊。

患肾小球肾炎两年，经治他症已除，唯尿蛋白（++）始终不消，他无所苦。

脉沉涩，舌胖淡而暗。

此肾虚血瘀，予益肾固精活血。

巴戟天 10g	菟丝子 15g	覆盆子 15g	芡实 18g
金樱子 9g	肉桂 5g	益母草 15g	桃仁 10g
红花 10g	狗脊 18g		

8月3日二诊：上方服20剂，脉较前见起，他如前。上方加生黄芪20g、鹿角胶15g。

11月16日三诊：上方连服3月余，多次查尿，蛋白阴性。脉缓滑，舌嫩红苔白，配面药以固疗效。

生黄芪 120g	红参 30g	茯苓 60g	白术 50g
菟丝子 60g	覆盆子 60g	芡实 60g	金樱子 50g
山茱萸 80g	锁阳 50g	益智仁 50g	核桃 10g
鹿角胶 60g	熟地黄 80g	牡丹皮 50g	益母草 100g
赤芍 60g	巴戟天 60g	炒杜仲 60g	栀子 60g
砂仁 40g	生龙骨 80g	生牡蛎 80g	

按：慢性肾病，多以脾肾虚论治，临床也确有一定疗效。赵绍琴老师独具慧眼，提出"慢性肾病无不与邪入营血脉络瘀阻相关"。其病属实非虚，多热多瘀。治疗大忌温补，当以"凉血化瘀"为基本治则。赵老师的这一见解，阐豁了慢性肾病的又一法门。但不可否认，临床也确有一些慢

性肾病属脾肾虚者。此案余在益肾固精的基础上，吸取了赵绍琴老师的观点，加益母草、桃仁、红花以化瘀，坚持治疗，取得了肯定的疗效。

112. 血尿

王某，女，36岁，干部。2000年10月24日初诊。

因肾病住院治疗两个月，已出院。现化验血尿，每高倍镜检变形红细胞180个，腰背痛，午后恶寒，体温37℃左右，白带多，足跟痛。

脉细小滑无力，舌淡嫩而暗。

此脾肾两虚，不能固摄。

党参 12g	炙黄芪 12g	茯苓 12g	白术 10g
当归 12g	菟丝子 15g	巴戟天 12g	肉苁蓉 12g
山茱萸 12g	炒杜仲 15g	鹿角胶 15g	补骨脂 6g
五味子 4g	棕榈炭 12g		

12月1日二诊：上方共服35剂，血尿及变形红细胞已无。劳累时尚感腰痛，足眼痛，予以配面药，以固疗效。

红参 30g	生黄芪 40g	茯苓 40g	白术 30g
当归 30g	菟丝子 40g	巴戟天 30g	沙苑子 40g
肉苁蓉 30g	山茱萸 40g	鹿角胶 40g	炒杜仲 40g
狗脊 40g	补骨脂 20g	肉桂 10g	紫河车 30g
益母草 60g	五味子 10g		

1料，共为细面，早晚各服1匙，白水下。

2001年2月6日三诊：尿检3次均正常，唯手足常冷，午后常头痛，脉缓滑不任重按。上方1料，加白蒺藜40g、鹿角霜40g，服如上法。同年6月，因介绍他人来诊而来，询之生活、工作正常，检查亦正常，已痊愈。

按： 血尿可因血热迫血妄行，亦可因虚而不能固摄，精华外泄而为血尿。此例即属虚者，因其脉小滑无力，乃不足之虚脉，故始终以补脾肾而收全功。此类虚证，贵在坚持，日久乃效。

113. 紫癜

（血小板减少性紫癜）

张某，男，10岁。1998年5月15日初诊。

四肢躯干密集出血点，常鼻衄，齿衄，无力，他尚可。曾服激素，血小板服药时可升，停药又降，现血小板计数 $20×10^9$/L，恙已3月余。

脉滑数，舌红苔少。

此血热迫血妄行，予清热凉血散血，宗清瘟败毒饮加减，并嘱渐减激素。

水牛角 15g	黄芩 8g	黄连 7g	栀子 7g
生石膏 15g	知母 4g	连翘 12g	干地黄 8g
赤芍 10g	牡丹皮 10g	紫草 15g	槐花 15g
仙鹤草 12g	茜草 10g	生甘草 6g	羚羊角粉 2g（分冲）

7剂。

5月22日二诊：血小板升至 $70×10^9$/L，衄血已止，激素已停，皮肤出血点散在，未见新出血点。上方继服7剂。

5月29日三诊：血小板已升至 $170×10^9$/L，出血点消失，脉亦趋缓。依上方再服7剂。诸症消除，血小板在 $150×10^9$/L 左右。

按： 皮肤斑疹色红，衄血且脉数，此热邪深入血分，迫血妄行，叶天士倡血分证，治则当凉血散血。凉血，即清血分之热。散血，有两层意思，一是活血，一是散血中伏火。此种病证，以小儿居多。凡出血明显，血小板在（30～50）×10^9/L，予清瘟败毒饮，多于半个月即可使血小板恢复正常。出血现象停止。对过敏性紫癜患儿，亦取同法皆效。余临证以

112

来，治此病已数十例，效果甚佳。但对慢性血小板减少者，病机已不属血热，此方效差。余经治的几例，皆效差。

114. 骨折不愈

靳某，男，28岁，农民，我校某学生之兄。1986年4月5日初诊。

去年春节因友人骑摩托车至家中，靳某强骑摩托车兜风，撞树后股骨骨折。住院手术穿钢钉固定。因用力过猛致钢钉折断，再次手术复位固定。第三次因不慎，固定之钢钉又折，复又第三次手术。术后已8个月，骨不愈合，由学生介绍来诊。因骨折未愈，仍石膏固定，拄拐行走困难，疼痛，下肢肿。

脉弦不任重按，两尺弱。

此肾虚骨不愈，予补肾壮骨。

三七 20g	骨碎补 60g	土鳖虫 50g	血竭 30g
乳香 30g	没药 30g	自然铜 30g	鹿角霜 50g
巴戟天 60g	肉苁蓉 60g	菟丝子 60g	川续断 60g
炒杜仲 60g	狗脊 60g	怀牛膝 50g	炮山甲 50g
枸杞子 60g	熟地黄 60g	黄瓜籽 80g	补骨脂 50g

1料，共为细面，早晚各1匙，淡盐汤送下。

6月12日二诊：1料服完，X线片示骨已愈合。为固疗效，上药再服1料，药尽行走如常。

按：肾主骨生髓，骨的发育、强壮，皆肾所主。余本非骨科大夫，无治疗该病的经验。然依中医理论施治，竟获痊愈，益知称中医为经验医学之谬妄。骨科对于中医，本是一颇具优势领域，在人们中信誉颇高，应努力继承发扬，中医必辉煌。

西医治骨折，大半是复位固定，待其形成骨痂，愈合。而中医可消肿、止痛、活血，促进骨折愈合，如彼此的优势能融合，则可形成有中国特色的骨伤学，独树一帜于世上。

115. 转筋（一）

王某，女，71岁，2002年6月22日初诊。

双腓憋胀转筋，筋痛，碍于行走，已五六年，近加重。左手指节处有两小硬结，推之稍移，痛不能屈伸。

脉沉弦细涩。

此阴血不足，筋失柔润，挛而转筋，聚而为筋瘤。宗酸甘化阴法治之。

炒白芍 30g　　　炙甘草 7g　　　木瓜 15g　　　怀牛膝 9g

7月6日二诊：上方共服14剂，药后汗出，诸症除，乃愈。

按：转筋乃筋之病。筋之柔，须阳气温煦、阴血濡润，二者缺一不可。筋挛亦分虚实两大类。虚者，阳气、阴血不足而筋失温煦濡润；实者，因邪阻气血不畅而筋失温煦濡润。虚者补之，实者祛其壅塞，疏达气血经脉。《伤寒论》治脚挛急方，一为芍药甘草汤，酸甘化阴，治阴血虚之挛急；一为干姜甘草汤，辛甘化阳，治阳虚之挛急，皆示人以大法规矩。此素宗芍药甘草汤法，加酸温之木瓜，舒筋缓急，加牛膝而下达。

116. 转筋（二）

刘某，男，34岁，干部。1985年4月28日来诊。

四肢抽筋频发已3月余，早起穿衣则手抽，穿袜子脚抽、腿抽，一日抽数十度，苦不堪言。

脉弦细而软。

平脉辨证相濡医案（第二版）

此阳气、阴血皆虚，筋不得温煦濡养而拘挛，予黄芪建中汤，两剂抽止。

按：抽搐、转筋，皆筋之病也。经云，气主煦之，血主濡之。筋之柔，必赖阳气之温煦，阴血之濡润，二者缺一不可。邪阻经脉，气血不能畅达者，筋失气血之温煦濡养而拘挛，致为抽搐、转筋；正虚者，无力温煦濡养筋脉，筋亦可拘挛而为抽搐转筋，二者一实一虚。

此案脉弦细无力，细乃阴血不足，无力乃阳气馁弱，弦为筋脉拘急之象，故诊为阴阳两虚之转筋。黄芪建中汤，气血阴阳双补，建中州而益生化之源。3个月之疾，竟两剂而愈，经方之奇，令人赞叹。

117. 窜囊痈

胡某，女，32岁，护士。1982年4月6日初诊。

因左乳痈、高热住院手术。术后又肿痛化脓，此起彼伏，已手术6次。因手术斑痕收缩，乳房似核桃状。体温波动在37.2℃～39.7℃，或高或低未停。已用多种抗生素，均未奏效，改请中医治疗。

脉滑数，苔黄。

此乃火毒攻窜成窜囊痈，予黄连解毒汤加减：

黄连 12g	栀子 12g	黄芩 12g	大黄 5g
瓜蒌 30g	橘叶 10g	蒲公英 30g	青皮 10g

连翘 15g

4月12日二诊：上方服6剂，热退，乳痈、红肿疼痛减其大半，又服6剂，痈消，未再新起。

按：中医重视整体调节，火毒内窜，脏腑、头、身皆可发为疮疡，此即"诸痛疮疡，皆属于火"。手术可解决局部，此乃治标之法。必釜底抽薪，清泻火毒，方可杜其再起。

118. 血灌瞳仁（一）

（眼底出血）

于某，男，31岁，大庆油田工人。1966年2月7日初诊。

左眼于今日上午10点左右，在劳动时，用力刨冰，崩起一石块，击中左眼眶外侧，当时眼痛难忍，立刻到卫生所求治，未治即转来我院治疗。

刻诊：左眼疼痛剧烈，视物不清，仅有光感，已7～8小时，意识清醒，语言流利，既往健康，舌正常，苔薄白，脉弦有力。外观未见异常改变，左眼眶外角压痛，左眼眼底镜看不进去，视力左眼前光感，右眼1.2，眼科诊为眼底出血。中医诊为石子击伤眼内血络，血溢络外，以致血灌瞳神而暴盲。治以止血为主，佐以活血，方以犀角地黄汤加减：

犀角 10g	生地黄 30g	牡丹皮 10g	赤芍 10g
藕节炭 30g	菊花 10g	仙鹤草 15g	白茅根 15g

3剂。

2月10日二诊：药后眼痛明显减轻，但左眼视物不清，头脑发胀，舌正常，苔薄白，脉弦。检查左眼外观未见异常改变，指示眼压不高，视力眼前手动，眼底镜检查仍看不进去，上方不变继续服用。

2月24日三诊：症状全部消失，眼底检查可见血管走行清楚，眼底出血全部吸收，双眼视力均达1.5。

按：本证正是《证治准绳·七窍门》所说之"平日素无他病，外不伤轮廓，内不损瞳神，倏然盲而不见也"的暴盲证。本患原因简单，即外伤所致的眼底出血，治以凉血止血为主。方中犀角、生地炭、赤芍、牡丹皮、白茅根、仙鹤草等均凉血止血；而赤芍、牡丹皮又活血，以取止血不留瘀之意；菊花清肝明目，引药达目。连服 17 日，出血全部吸收而愈。

119. 血灌瞳仁（二）

（眼底出血）

邓某，男，26 岁，大庆油田工人，1966 年 3 月 10 日就诊。

左眼底反复出血已 3 次，每次视力都明显减退，由昨天开始，左眼视物又模糊不清，如有雾状，时而自感左眼红光满目。素有头晕心悸，疲乏无力，睡眠欠佳。舌正常，苔薄白，脉细无力。

眼科检查：外观未见异常，视力 0.3，镜检眼底，左鼻侧网膜有新鲜血块，玻璃体混浊，诊为左眼底出血。

中医诊为脾虚，脾不统血所致。治以健脾补气，止血明目，方用归脾汤加减：

黄芪 15g	党参 15g	桂圆肉 20g	当归身 8g
血余炭 10g	茜草 12g	白芨 10g	炒酸枣仁 10g
棕榈炭 10g	仙鹤草 15g	远志 8g	菊花 10g
生地炭 30g	藕节炭 30g	木香 6g	生石决明 30g

连服 20 天，眼前雾状及红光满目已消失。头晕、心悸、气短也愈。眼科检查：左眼视力 0.5，视神经乳突清楚，黄斑中心凹光反射可见，鼻侧网膜出血吸收，玻璃体仍混浊。

按：该患诊为血灌瞳神（又叫血灌瞳人，或血灌瞳仁），此证在《证治准绳》及《银海精微》中均有描述。如《证治准绳·七窍门》曰："视瞳神不见其黑莹，但见其一点鲜红，甚则紫浊色也。"《银海精微》曰："血灌瞳人者，因毒血灌入金井瞳人水内也，犹如水入井中之状。清浊相混时痛涩，红光满目，视物朦朦如隔绢看物，若烟雾中。"该患症状正如上述。

瞳仁为水轮，系肾所属，眼为肝窍，眼疾多为肝肾之病。该患虽为眼疾，但其临床表现多为脾虚之证，其眼底出血乃脾不统血之故，故治当补脾，脾健气足，统血有力，血自归经而病愈。

120. 血灌瞳仁（三）

（前房积血）

梁某，男，32岁，大庆油田职工，1966年3月6日初诊。

1个月前曾住院行左眼白内障术，愈后出院。近日头晕头痛，口苦耳鸣，左眼视物不清，且胀痛，舌正常，苔薄黄，脉弦数。眼科检查：眼外观未见异常，视力手动1米，左眼球结膜及巩膜切口均生长良好，前房部有出血浮动。诊为左眼白内障术后，前房积血。

中医以其脉弦数，舌红少苔，诊为肝火炽盛，迫血妄行，以致血溢脉外。治以清肝明目，凉血止血，方用龙胆泻肝汤加减：

龙胆草 3g	栀子 10g	柴胡 8g	当归 10g
白茅根 15g	生地炭 30g	槐花 10g	黄芩 10g
仙鹤草 15g	茜草炭 10g	草决明 12g	三七粉 6g（冲服）

连服9剂。

3月14日二诊：药后自觉症状消失，舌脉正常。左眼视力0.04。检查左眼前房出血全部吸收，症愈。上方去三七粉，再进3剂以巩固疗效。

按： 头晕头痛，耳鸣口苦，脉弦数，为肝经热盛。肝火炽盛，迫血妄行以致前房积血（风轮内出血）。用龙胆泻肝汤加减，以泻肝火，加生地炭、仙鹤草、茜草、槐花、白茅根以凉血止血；三七活血止血，止血不留瘀；草决明清肝明目，连服9剂而愈。

121. 云雾移睛

（中心性视网膜炎）

张某，男，30岁，大庆油田干部。1966年2月18日就诊。

近两个月来，右眼视力逐渐下降，视物变小，并感到眼前发黑，影物移动感，曾在门诊治疗，服用10%碘化钾及一般用药无效。素有头晕、耳鸣、脑涨、腰酸痛、遗精等症，舌正常，苔薄白，脉无力，尺尤甚。眼科检查：眼外观正常，视力右眼0.4，左眼1.5。眼底镜检：右眼底视神经乳头边缘略模糊，黄斑部水肿，呈灰白色混浊，光反射不清楚，诊为右眼中心性视网膜炎。

中医诊为肝肾不足，精亏血少不能养目所致的云雾移睛。治以补肝肾，益精血，方用明目地黄汤加减（《审视瑶函》）：

熟地黄 10g	生地黄 12g	山茱萸 20g	枸杞子 20g
当归 15g	山药 15g	茯苓 10g	五味子 8g
女贞子 20g	菊花 10g	牡丹皮 15g	泽泻 10g
柴胡 6g			

连服22剂，症状均消失，双眼视力均1.5，眼底检查：黄斑中心凹光反射恢复正常，渗出物吸收。

按： 眼中心性视网膜炎，属中医的云雾移睛范畴，云雾移睛《银海精微》又称蝇翅黑花，其在《审视瑶函》及《银海精微》中均有记载。如《审视瑶函》说："自视目外，有物舒张，或如蝇蛇飞伏，或如旗饰飘扬，有如粉蝶。"《银海精微》曰："问曰人之患眼目黑花茫茫如蝇翅者，何也？答曰此肾水衰。"《银海精微》不仅对症状进行了描述，又道出病是因肾水衰所致。该患正是肾水不足，肝血亏少，不能养目所致。用方中的杞菊地黄汤，补肝肾明目，当归、五味子、女贞子益精补血，柴胡升散疏肝解郁，菊花清肝明目，全方共奏补肝肾、益精血、清肝明目之功。

122. 眼涩痛

李某，女，33岁，已婚。2002年7月23日初诊。

患者有两个子宫，近两年连续做人工流产4次。现眼干涩痛，看书用目则痛加重，伴有足跟痛，口干喜冷饮，大便干燥，4日1次，眼外观不红肿，无异常。

舌正常，苔薄白，脉细无力。

诊为肝肾亏，阴血不足，以致眼干涩痛。治以补肝肾，益精血，清肝明目，方用杞菊地黄汤加减：

熟地黄12g	山茱萸20g	枸杞子20g	草决明12g
山药15g	茯苓10g	女贞子20g	青葙子10g
牡丹皮15g	黄芪15g	泽泻10g	生石决明30g
菊花10g			

7剂。

7月30日二诊：眼干涩痛及足跟痛均减轻，大便仍干燥，3～4天1次，舌正常，苔薄白，脉细数。上方加当归身15g，7剂。

8月13日三诊：足跟已不痛，眼干涩痛明显减轻，大便干燥也好转，日1～2次，舌正常，苔微黄，脉右细弦，左脉滑数。

熟地黄12g	山茱萸20g	山药15g	茯苓10g
龙胆草4g	泽泻10g	枸杞子20g	菊花10g
女贞子20g	黄芪15g	牡丹皮15g	青葙子10g
当归身15g	生石决明30g		

7剂后愈。

按：多次流产，损伤肝肾，肝肾不足，以致足跟痛。肝开窍于目，瞳仁属肾，肝藏血，肾藏精，肝肾不足，精血亏少，不能养目，以致眼干涩痛。阴血亏少，不能润肠滋脾，以致便燥。血少则脉细。《素问·五脏生成》曰："肝受血而能视。"故用杞菊地黄汤加女贞子、当归身补肝肾，益精血而明目；菊花、草决明、青葙子、生石决明清肝明目；黄芪、当归为当归补血汤，补血养肝明目；草决明且有润肠之功。三诊脉见滑数，为肝经有火，故加龙胆草以泻肝火而愈。

123. 风热外感

翟某，男，19岁，大学生。2002年11月21日就诊。

发热已10余天，曾服中西药、打针、输液均无效而前来就医，体温持续38℃左右，已10余天，同时伴有发热恶寒，头晕头痛，口苦咽干，腰痛身楚，动辄汗出，疲乏无力。

舌正常，苔薄白。脉浮数。

病已10余天，但邪仍在表，诊为风热外感表证。治以辛凉解表，方用银翘散加减：

金银花 20g	连翘 15g	桔梗 10g	青蒿 30g
苏叶 10g	牛蒡子 8g	黄芩 10g	菊花 10g
桑叶 10g	芦根 20g	生石膏 30g	荆芥 8g

两剂而愈。

按：该患为风热外感日久未愈。观其前用药，不外银翘散、桑菊饮之类，但无效，我在此基础上，重用生石膏、青蒿，两剂而愈。

生石膏味辛，性寒，辛能散，寒能清热，石膏具有透散风热之功。如《医学衷中参西录》曰："而石膏之退热，逐热外出也，是以将石膏煎服之后，能使内蕴之热息息自毛孔透出。"并曰："而果有外感实热，石膏且为必须之药……外感有实热者，放胆用之，直胜金丹。"青蒿味辛发散，性寒气芳香，能透散风热之邪外出。故也有解表之功。《本草正义》曰："青蒿能散风火。"两剂而愈，不能说不是石膏、青蒿之功。

124. 阴虚发热

李某，女，37岁，西医大夫。2001年8月25日就诊。

体温38℃左右，持续不退已月余，曾用西药无效，前来求治。体温早上37.3℃、下午38℃左右已月余，伴有五心烦热，由胸至咽喉发热，口腔舌热难忍，舌伸出口外方觉好受，鼻腔热，自觉呼出之气也是很热，周身肌肤也觉灼热，睡眠欠佳，纳呆，二便正常。

舌红少苔，脉细数。

诊为阴虚发热，治以滋阴清热，方用秦艽鳖甲散加减：

秦艽 10g	地骨皮 15g	柴胡 8g	青蒿 30g
当归 10g	石斛 15g	麦冬 10g	生牡蛎 30g
牡丹皮 15g	乌梅 10g	知母 8g	鳖甲 15g（先煎）

2剂。

9月1日二诊：药后睡眠好转，纳增，便溏，他症如前，舌红，苔薄白，脉细数。上方加生龙骨30g、生牡蛎30g，4剂。

9月5日三诊：药后腹泻，日3次，口、舌、鼻、咽喉热以及肌肤热均减，但五心仍烦热，舌红减，舌苔薄白，脉细数，体温已降至37.4℃左右。

秦艽 10g	鳖甲 20g	地骨皮 20g	柴胡 8g
青蒿 30g	牡丹皮 10g	山药 15g	生牡蛎 30g

3剂。

9月10日四诊：五心烦热及周身各处之热均明显减轻，大便正常，舌尖红，苔薄白，脉细无力。上方再进7剂。

9月22日五诊：症状均已消失，体温恢复正常已7天。

按：该患为阴虚内热，虚火上炎则咽、鼻、口、舌发热；虚热蒸于外，则肌肤热，体温升高；热扰心神则睡眠欠佳，阴虚内热则五心烦热，舌红少苔，脉细数。治用青蒿鳖甲散，方中秦艽辛散苦泄，散风除湿，去骨蒸劳热；地骨皮清热凉血，散表邪，清里热，去汗除蒸；秦艽、地骨皮合用，能散内热而除蒸；青蒿苦寒清热，芳香透散，可使阴分伏热由阴分透出阳分，《本草图经》曰："青蒿治骨蒸劳热为最。"

柴胡透表泄热，可解肌热而升阳；牡丹皮清热凉血，除蒸退热，《本草纲目》说牡丹皮"治血中伏火，除烦热"；麦冬养阴，清心除烦；石斛生津养阴，除虚热；知母滋阴降火，当归和血；鳖甲与生牡蛎育阴潜阳，治阴虚发热，骨蒸劳热，潜降上炎之火，而疗口舌咽鼻之热，牡蛎并能安神；乌梅味酸，能生津，引诸药入骨，涩肠止泻。

全方共奏滋阴退热、除蒸之功。服药过程中，出现腹泻症状，系因当归、知母、麦冬等均有润肠通便之功，虽有乌梅止泻，但力薄难当，故下方去掉这些药，而加山药，因山药甘平且有涩性，能补气养阴，健脾止泻，药后大便即正常。

125. 气虚发热

韩某，女，31岁，棉纺厂工人。1994年12月2日初诊。

反复发热已3年余，近1个月来又发热，身热不恶寒，体温在37.1℃～37.8℃，上午较重，劳则热张，伴有头晕、心悸、气短、胃脘向腔内抽痛，心空有饥饿感，疲乏无力，动则汗出，纳少便溏，面色萎黄，语言低微，唇舌淡红。

苔薄白，脉无力。

证属气虚发热，治用甘温除热法，方用补中益气汤加减：

炙黄芪 15g　　　党参 15g　　　白术 10g　　　陈皮 8g

升麻 6g　　　当归身 12g　　　柴胡 8g　　　葛根 15g

甘草 6g

3 剂。

12 月 19 日二诊：药后未见变化，昨日有一阵心慌，气短，有气接不上之感，大汗出，欲虚脱状，卧床休息片刻，方觉好转，舌淡，苔薄白，脉无力，上方加山茱萸 20g，7 剂。

1995 年 1 月 15 日三诊：药后头晕、心悸、气短均减，胃脘病愈。纳增，二便正常。体温在 37.1℃～37.3℃，面色转红润，舌正常，苔薄白，脉无力。上方再进 7 剂。

1 月 24 日四诊：稍感头晕气短，体温仍在 37.1℃～37.3℃，其他尚好，舌正常，苔薄白，脉较前有力。月经 12 月 28 日来潮，量少色淡，无块，10 余日方净，本月 20 日又来潮，色淡，量很少，现仍未净。证为气虚统摄无力，以致月经提前，经期延长，上方加仙鹤草 15g、荆芥炭 10g、阿胶 15g（烊化），5 剂。

2 月 4 日五诊：上药服 3 剂血即止。身已不热，体温 36.7℃左右，舌正常。

按：纳少便溏，胃脘向内抽痛，并有饥饿感，为脾虚之证，脾为气血生化之源，脾虚气亏，不能充养头脑则头晕，气虚则气短乏力，面色萎黄，语言低微；气血不足则心悸，唇舌淡，脉无力，总之一派气虚之象。气衰则阴火旺，故身热体温升高。《脾胃论》曰："脾胃气衰，元气不足，而心火独盛，心火者，阴火也。起于下焦。"《兰室秘藏》曰："有所劳倦，形气衰少，谷气不盛，上焦不行，下脘不通，而胃气热，热气熏胸中，故内热。"

劳倦伤脾，以致气虚发热。《内经》曰："劳者温之。""损者温之。"盖甘温能除大热，故用补中益气汤，以补气泻阴火、除大热。方中芪、参、术、草甘温补气除热，甘草泻心火，升麻、柴胡、葛根升提清阳之气，当归和血，陈皮理气散滞，助阳气上升。病中出现虚脱之象，加山茱萸以收敛元气，后因气虚不能统血，而出现月经频至且不断，故加止血药。

126. 督脉汗出

石某，男，22岁，晋州市农民。1991年8月8日初诊。

由骶部至颈部，沿脊柱出汗，量多，疲乏无力，纳呆，腰痛，尿有余沥，大便正常，已1年余。

舌正常，苔薄白。脉无力，尺脉尤甚。

证为气虚表不固所致汗出。治以补气固表止汗，方用玉屏风散加减：

黄芪15g	炒白术10g	麻黄根10g	甘草6g
防风10g	茯苓10g	鸡内金10g	党参10g
浮小麦20g	焦三仙各10g		

5剂。

8月15日二诊：药后病未见变化，舌脉如前，上方加鹿角霜10g、狗脊10g、益智仁10g，5剂。

8月22日三诊：药后汗出大减，尿已正常，但仍腰痛，纳增，舌正常，苔薄白，脉沉无力。上方去鸡内金、焦三仙，连服19剂而愈。

按：自汗出，乃气虚表不固，故用玉屏风散治之，服药无效，方考虑脊柱为督脉所过，尾骶部属督脉管辖，此病系督脉为病，督脉是阳经经脉的总纲，统摄全身之阳脉，维系人身的元气。《素问·骨空论》谓督脉"贯脊属肾"，肾虚则督脉虚，故见腰痛，尿有余沥，尺脉无力，故方中加鹿角霜、狗脊补督脉益肾气，益智仁补肾缩尿，黄芪、白术补气固表止汗，党参、茯苓、白术、甘草为四君子汤，健脾益气，麻黄根、浮小麦收敛止汗，防风祛风，鼓舞脾胃之气，鸡内金、焦三仙助消化，以增进食欲。

自汗出，补气固表，固然正确，但汗出见于督脉所辖部位，乃督脉虚，不能固摄而汗出，故于固表方中加补督脉药则效著。

127. 发不长

杨某，男，11岁，学生，藁城市人。2002年3月23日初诊。

头痛，时流黄浊涕，曾拍X光片，诊为额窦炎，已3年，头发生下来时长得很好，病后即不长发。现头发稀少成团状，紧贴头皮，头皮稍痒，因发不长，故很少理发。

舌正常，苔薄白，脉滑数。

诊为风热所致鼻渊，治以清热解毒，宣通鼻窍。方用苍耳子散加减：

苍耳子 8g	生石膏 15g	土茯苓 15g	黄芩 10g
藿香 6g	辛夷 8g	白芷 8g	金银花 15g
蒲公英 20g	桃仁 10g	红花 10g	菊花 10g
川芎 8g	薄荷 5g		

4剂。

3月27日二诊：药后头痛减轻，鼻通未流涕，头发如前，舌正常，苔薄白，脉滑数。上方加熟地黄8g、何首乌8g，3剂。

3月23日三诊：头痛明显减轻（上午已不头痛，下午痛也轻），但头发仍未变化，舌淡，苔薄白，脉数。

苍耳子 8g	山茱萸 10g	菊花 10g	桃仁 10g
红花 10g	熟地黄 8g	辛夷 8g	白芷 8g
生石膏 15g	何首乌 8g	黄芩 10g	土茯苓 15g
川芎 8g	薄荷 5g	藿香 8g	

11剂，内服。

艾叶 50g	藁本 30g	菊花 30g	百部 50g
侧柏叶 50g			

6剂，煎水洗头。

4月13日四诊：头已不痛，头枕部头发见长，发色变黑，头发已全部伸展，已不成团，但发细而软，头皮痒也减，舌正常，苔薄白，脉数。上方再进7剂，外洗药照洗，并嘱其母，回家后给他剃头。

4月20日五诊：已剃头1周，头部已布满小黑发，仍细软，头皮已不痒，舌正常，苔薄白，脉无力。上方加当归尾10g，16剂，外洗药不变，仍洗头，嘱再剃头。

5月11日六诊：又剃头两次，头发明显增多，色黑且粗，与正常人发已无区别，舌正常，苔薄白，脉无力。

菊花 10g	藁本 8g	鸡血藤 12g	当归尾 10g
丹参 10g	熟地黄 10g	木香 6g	何首乌 10g
侧柏叶 8g	桃仁 10g	红花 10g	

嘱7剂后，不用再治疗。

按：风热所致鼻渊，用清热解毒、祛风宣通鼻窍而愈。《素问·上古天真论》曰："丈夫八岁，肾气实，发长齿更。"发是肾之华，血之余。发的生机在肾，营养来源于血，故治用熟地黄、当归、山茱萸、何首乌以补肾养血。《灵枢·经脉》曰："脉不通则血不流，血不流则髦色不泽。"故方中加桃仁、红花、川芎、鸡血藤、当归尾、丹参等，以活血养血，川芎、菊花可引药达头部。

患者刚生下时，头发尚好，而后不长，头皮且痒，考虑农村孩子卫生条件差些，故用杀虫止痒剂外洗，再加剃头促使头发生长。开始用清热解毒、祛风之品，对头发生长有益处，所以经内服、外洗、剃头综合治疗而愈。

128. 脾虚下利

刘某，女，1岁。1991年11月10日就诊。

腹胀，腹泻，日6～8次，时时哭闹，食欲不振，面黄肌瘦，手心热，已两月余，曾服中药及西药无效，前来就诊。

舌淡，苔薄白。脉无力。

诊为脾胃弱、脾不健运所致泄泻。治以健脾止泻，方用参苓白术散加减：

党参 5g　　　茯苓 5g　　　鸡内金 6g　　　陈皮 3g

山药 8g　　　白术 4g　　　扁豆 6g　　　　莲子肉 8g

砂仁 3g　　　薏苡仁 8g　　焦三仙各 8g

连服 18 剂，诸症愈。

按：小儿的特点是脏腑娇嫩，正如《诸病源候论》说："小儿脏腑娇弱。"《育婴家秘》说："气血未充……肠胃脆弱。"小儿寒热、饮食不能自调，在喂养中，饮食不节，易伤脾胃，胃虚腐熟水谷功能低下。脾虚运化失常，以致纳呆腹泻，腹胀，手心热，即常说的消化不良；小儿哭闹，似因腹痛不适之故；脾为气血化生之源，脾虚气血不足，肌体失养，故面黄肌瘦，脉弱，舌淡，指纹淡。治用参苓白术散加减而愈。

129. 风热犯肺

（肺炎）

高某，女，2 岁。2002 年 5 月 22 日初诊。

发热咳嗽，喉有痰鸣音，气促，咽干口渴，已 5 天，听诊两肺部有散在的细小啰音，X 光片诊为肺炎。

舌红，苔薄黄。脉数。

此为风热犯肺，肺气不宣所致咳喘。治以清热宣肺，止咳平喘，方用麻杏石甘汤加减：

炙麻黄 4g　　　生石膏 15g　　　杏仁 6g　　　甘草 4g

牛蒡子 4g　　　大贝母 5g　　　鱼腥草 15g　　黄芩 5g

山药 6g

3 剂。

5月25日二诊：药后咳减，已不发热及喘，但仍有咽干、口渴、喉中有痰鸣声，舌红，苔黄，脉数。上方加芦根10g，4剂。

5月29日三诊：前天即已不咳，精神好，纳增。听诊，肺部啰音消失，X片肺部正常，病愈，嘱不要再服药。

按： 西医的肺炎，属中医的咳喘范畴。肺为娇脏，主气，司呼吸，外合皮毛。小儿形气未充，肌肤柔弱，卫外力薄，气候变化无常，风热外束，肺气失宣，以致咳喘；热壅于肺，热伤津液，故口渴咽干。芦根既可生津止渴，又可清泄肺胃之热；麻杏石甘汤加黄芩、鱼腥草、牛蒡子、大贝母清肺热，宣肺化痰，止咳平喘；牛蒡子并能疏散风热而解表退热；山药能补脾肺肾，有补中益气之功。

小儿生机蓬勃，活力充沛，脏气清灵，反应敏捷，治疗及护理得当，病情较成人痊愈快，故该患7天而愈。

130. 高热痉厥

（散发性脑炎）

王某，男，5岁。1991年4月28日初诊。

1990年3月30日患者发高热，头痛恶心，喷射性呕吐，在某医院检查，腰穿正常。脑电图基本波动为3～4HZ，波动高幅对称，广泛伴有5～7HEO波动，低波对称，为广泛中度异常，诊为散发性脑炎，收入院治疗。4月27日脑电图正常，症状消失出院。1991年1月25日，又发热，头痛抽风，未吐，检查脑电图，头后部中度异常，后又连续发作几次，脑电图均不正常。曾服中药及吡拉西坦无效，前来就医。

刻诊：腹痛、腹泻，日3次，食欲不振，有时头痛，面色萎黄，精神好，左侧颈部有小枣大之疙瘩，不痛不痒，表面光滑移动，无压痛，舌淡，苔薄白，脉滑。

诊为脾虚泄泻，颈部为瘰疬。脑电图检查，基本波动为 6 ～ 8HE，节律低幅中幅对称，头后部经常可见 3 ～ 4HE 波及 5 ～ 7HE 波中幅对称，睁眼波不消失，头后部明显异常。

治以健脾止泻，软坚散结，方用四君子汤加减：

党参 6g	茯苓 6g	炒白术 6g	甘草 4g
车前子 10g	鳖甲 10g	山茱萸 8g	薏苡仁 15g
诃子 6g	夏枯草 10g	肉豆蔻 6g	枸杞子 6g

6 剂。

5 月 4 日二诊：药后头痛腹痛止，大便已成形，日 1 ～ 2 次，仍纳差，瘰疬未见变化，舌正常，苔薄白，脉滑无力。上方去甘草加海藻 10g、鹿角霜 10g、鸡内金 10g，6 剂。

5 月 11 日三诊：上药服两剂，大便即正常，因服娃哈哈饮料，又开始腹泻，日 4 ～ 5 次，仍纳呆，瘰疬见小，已如枣核大，舌正常，苔薄白，脉无。改用参苓白术散加减：

党参 6g	山茱萸 10g	扁豆 10g	莲子肉 10g
鹿角霜 10g	山药 10g	海藻 10g	砂仁 4g
鸡内金 8g	鳖甲 10g	枸杞子 10g	夏枯草 10g
白术 6g	陈皮 4g	焦三仙各 10g	薏苡仁 10g

7 剂。

5 月 19 日四诊：药后腹泻愈，纳增，面色好转，现无明显不适，瘰疬如黄豆粒大，舌脉正常。

5 月 15 日做脑电图，基本波动为 6 ～ 8HE 中幅对称，伴散在 4 ～ 5HE 波动低幅，头后部多见过度换气后慢波，诊为头后部轻度异常，上方再进 7 剂。

5 月 25 日五诊：瘰疬已消失，昨日检查脑电图基本波动 6 ～ 8HE 波动，主幅对称，广泛散在 3 ～ 5HE 的波，中幅对称，睁眼诸波受抑制，诊为正常脑电图。

按：患儿有瘰疬病史（淋巴结核），其脑炎似为结核性脑膜炎。脑电图不正常，就诊时的表现为脾虚泄泻。四君子汤及参苓白术散加味，均为健脾止泻之品，故泄泻愈；脾健，气血足，脑得养，对脑电图恢复正常有益。

《医学入门》曰："脑者髓之海。诸髓皆属于脑。"肾主骨而生髓，要使脑健康，必补肾生髓。故方中用山茱萸、枸杞子、鹿角霜等补肾生髓，又加夏枯草、海藻、鳖甲等以软坚散结，治瘰疬，全方共奏健脾止泻、补肾生髓、软坚散结之功。

131. 头痛

（脑膜炎后头痛）

刘某，男，10岁。2002年9月24日初诊。

脑膜炎愈后，一直头痛已3个多月。曾经西医、中医治疗无效，前来就医。胃痛时作，近日口腔又溃疡而影响进食，大便溏，日2次。

舌胖色淡，苔薄白，脉细无力。

证为脾虚，肝风未靖，以致头痛。治以健脾息风，缓急止痛，方用四君子汤合芍药甘草汤加减：

白芍 15g	甘草 10g	僵蚕 10g	桂枝 8g
鸡内金 10g	牡丹皮 10g	山药 10g	党参 8g
钩藤 10g	炒白术 8g	茯苓 8g	蜈蚣 3 条
焦三仙各 10g	全蝎 5g	青皮 6g	陈皮 6g

3 剂。

9月27日二诊：药后口腔溃疡愈，头痛减，但感头热，今日胃脘痛，大便溏，纳增，舌正常，苔薄白，脉细数。

白芍 15g	甘草 10g	僵蚕 12g	蝉蜕 6g

鸡内金 15g	川芎 10g	牡丹皮 10g	山药 10g
白芷 10g	菊花 10g	桂枝 10g	蜈蚣 3 条
焦三仙各 10g	全蝎 5g	蔓荆子 10g	

7 剂。

10 月 4 日三诊：头已不痛，但有时头晕不适，纳差，大便稀，日 3 次，舌红，苔薄白，脉无力。用 9 月 24 日方，加栀子 8g，连服 14 剂而愈。

按：素有脾虚，复患脑膜炎，抽风头痛，系中医的肝风内动。脑膜炎虽愈，但肝风未靖，故头痛未止。治用健脾息风、缓急止痛药而愈。

132. 遗尿

常某，男，9 岁，小学生。2001 年 11 月 9 日初诊。

其母代诉：自小遗尿，至今未愈，经治无效，现每夜尿床 3 ～ 4 次，疲乏无力，手足不温，食欲不振，大便溏薄，小便清长，面黄。

舌胖色淡，苔薄白。脉无力。

诊为肺肾两虚，膀胱失约。治以培土生金、益肾缩尿，方用补中益气汤合补肾之品。

黄芪 10g	陈皮 5g	益智仁 12g	升麻 6g
山茱萸 10g	柴胡 8g	党参 12g	葛根 12g
当归 10g	炒白术 8g	甘草 6g	五味子 6g
巴戟天 10g	桑螵蛸 20g		

7 剂。

11 月 16 日二诊：在服药中，夜尿渐减，由一夜 3 ～ 4 次减至 1 次，近两夜未再遗尿。纳增，但仍疲乏无力，手足不温，大便溏，日 1 次，舌胖淡，苔薄白，脉无力，上方再进 7 剂。月余后随访，愈后一直未犯。

按：患者自幼至今一直遗尿，经久未愈，乃属先天不足。肾为先天之本，主水，具有气化功能，膀胱为尿液汇聚之处，有排泄小便的功能，肾与膀胱气化无权，膀胱失约，则遗尿。舌胖色淡，肢冷便溏，疲乏无力，脉无力，乃脾虚气弱，脾土为肺金之母，治以补脾，取培土生金之意。肺为水之上源，可通调水道，下输膀胱，肺得补，气足则尿正常，故用补中益气汤加减而愈。

133. 癃闭（一）

杜某，女，40岁，已婚，小学教师。2002 年 8 月 21 日初诊。

排尿困难已 9 年余，近月加重。现排尿困难，用力方能尿出点滴，尿完又有尿不尽的感觉，夜间相对尿多，无尿热痛之感，伴有小腹憋胀、腰痛等症，大便正常。

舌红，苔薄白，脉滑数。

证为气化无力，兼有湿热所致癃证。

治用苓桂术甘汤合八正散加减：

茯苓 15g	金银花 20g	白术 10g	甘草 6g
桂枝 10g	萹蓄 15g	瞿麦 15g	车前子 10g
狗脊 20g	川续断 12g	滑石 15g	土茯苓 30g

4 剂。

8 月 24 日二诊：排尿仍困难，现尿频而不畅，腹憋胀已愈，腰已不痛，大便正常，舌尖红，苔薄白，脉滑数。上方再进 4 剂。

8 月 28 日三诊：排尿困难减轻，小便次数也减，但大便干，2 日 1 次，自感身力增进，舌正常，苔薄白，脉数。

瞿麦 15g	萹蓄 15g	通草 6g	滑石 15g
车前子 10g	桂枝 10g	茯苓 15g	竹叶 4g
茵陈 15g	白术 10g	甘草 6g	土茯苓 30g
大黄 3g	鱼腥草 30g	败酱草 30g	

3 剂而愈。

按：癃闭是指小便量少，点滴而出，甚则小便闭塞不通为主症的一种疾病。其中小便不利，点滴而少，小腹隆起者为癃；小便闭塞点滴不通，病势较急者为闭。本患即是癃闭。《素问·宣明五气》曰："膀胱不利为癃。"《诸病源候论》曰："小便不通，由膀胱与肾俱有热故也。"

该患舌红，脉滑数，即为热象。腰为肾之府，腰痛是肾虚之故，肾虚气化无力，湿热下注膀胱以致成癃。治疗原则应"腑以通为用"，故重在通，以八正散通利小便，苓桂术甘汤助肾与膀胱的气化；土茯苓、金银花、鱼腥草、败酱草等清热解毒，有助于湿热排出；狗脊、川续断补肾。

134. 癃闭（二）

柳某，女，51 岁，已婚，银行干部。1999 年 3 月 20 日初诊。

近半年来，月经周期正常，但经期长，10 ～ 15 天方净，血量多，色淡无块。每逢经间期，有 3 ～ 4 天无尿，癃闭不通，必导尿方可，已半年，平时尿正常。现正值经期第 7 天，血量多，色淡，伴有心悸气短，疲乏无力，面色苍白。

舌淡，苔薄白。脉沉无力。

证为脾虚不能摄血，致经期延长，血多，脾虚升降失调以致癃闭。治以健脾益气，方用补中益气汤加减：

| 黄芪 15g | 白术 10g | 当归身 10g | 仙鹤草 15g |

生地炭 30g	陈皮 8g	柴胡 8g	党参 15g
阿胶 15g	藕节炭 30g	茜草炭 12g	升麻 6g
甘草 6g			

7剂。

3月29日二诊：上药服两剂血即止，但仍有心悸、气短、无力，舌淡，苔薄白，脉无力。

黄芪 15g	党参 15g	茯苓 15g	陈皮 8g
升麻 6g	甘草 6g	当归身 15g	柴胡 8g
桂枝 10g	白术 10g		

14剂。

4月15日三诊：本次月经期中间，尿路通畅，未再尿闭，心悸气短好转。月经4月10日来潮，血量不多，色淡，尚未净，舌淡，苔薄白，脉无力。

黄芪 15g	仙鹤草 15g	生地炭 30g	白术 10g
陈皮 8g	阿胶 15g	当归身 10g	藕节炭 30g
党参 15g	升麻 6g	甘草 6g	柴胡 8g

7剂。

4月22日四诊：本次月经7天净，现无明显症状，舌正常，苔薄白，脉无力。用3月29日方连服月余。

2002年9月25日来访，病愈后一直未犯。

按：心悸气短，面色苍白，疲乏无力，舌淡，脉无力，均为脾虚之征。脾虚不统血，以致月经量多，经期延长；脾虚运化失职，不能升清降浊，可成癃闭。癃闭发生在经间期，经间期，即氤氲期，是肾气生理消长变化的充盛阶段，阳气易动，阴精易泄。

本患脾虚血化生不足，加之月经量多，消耗阴血，在氤氲期肾阴更虚，肾阴肾阳失于平衡，肾的气化功能降低，以致经间期出现尿闭。所以治疗在健脾补气的基础上，加苓桂术甘汤以助肾的气化功能。

135. 产后癃闭

杨某，女，24岁，已婚，大庆职工医院住院患者。

1996年夏，初产妇，因产程过长，产后已3天，一直不能自己排尿，诊为尿潴留。小腹胀急，急于小便，但闭而不通，曾用流水诱导法、针灸等无效，只好每日导尿。因反复导尿，又感尿路热痛，恐发生尿路感染，改服中药。

舌正常，苔薄白。脉无力。

瞿麦 15g	萹蓄 15g	蒲黄 10g	五灵脂 10g
山楂炭 30g	桂枝 10g	猪苓 10g	泽泻 10g
茯苓 15g	炒白术 8g	甘草梢 6g	

1剂后尿即能排出，但不畅，2剂而愈。

按： 产程过长，压迫尿路，导致尿潴留，中医认为产程过长，损伤肾气，以致气化无力，而成癃闭。治疗以通利为原则，故用瞿麦、萹蓄、茯苓、泽泻之品。而病之关键是气化不利，故用五苓散加减，以化气利水。考虑产程过长，以致血瘀，方中加蒲黄、五灵脂、山楂炭活血化瘀、止痛，蒲黄又有利尿之功。对于急证，一般采取急者治其标的原则，本证是标本兼治。

136. 淋证

丁某，女，38岁，已婚。2002年6月18日初诊。

患者于1992年患附件炎及尿路感染，反复发作，近日加重。现尿频尿急并有热痛感，坐时加重，大便秘结，7～8日1次，月经正常，带量不多，色黄稠，无异味。

舌淡，苔薄黄。脉沉无力。

证属湿热下注所致淋、带，治以清热利湿，方用八正散加减：

瞿麦 15g	萹蓄 15g	车前子 10g	川楝子 10g
大黄 6g	黄柏 10g	竹叶 5g	紫草 20g
滑石 15g	败酱草 30g	鱼腥草 30g	通草 4g
金银花 20g	蒲公英 20g	茵陈 15g	

7剂。

6月25日二诊：带色正常，量不多，小便仍频数，而热痛及尿急则减，但头晕，心烦，嗜睡，大便仍干，1周1次，舌淡，苔薄白，脉沉数。

瞿麦 15g	萹蓄 20g	车前子 10g	火麻仁 16g
大黄 6g	滑石 15g	茵陈 15g	川楝子 10g
淡豆豉 10g	竹叶 4g	牡丹皮 10g	栀子 10g
郁李仁 15g			

7剂。

7月2日三诊：药后已不头晕，心烦及嗜睡好转，大便已不干，2日1次，尿频数热也减轻，舌胖淡，苔薄白，脉滑无力。

瞿麦 15g	萹蓄 15g	车前子 10g	大黄 6g
茵陈 15g	薏苡仁 20g	栀子 10g	淡豆豉 10g
滑石 15g	败酱草 30g		

7剂。

7月10日四诊：药后病愈，上方再进7剂，以巩固疗效。

按： 带下黄稠、小便频数、热痛均为湿热下注所致。心与小肠相表里，心火盛，热扰心神则心烦，热灼津液则大便干。湿性重浊，在上焦则头晕沉重、嗜睡，在下焦则带下、淋浊。用八正散加减，以清热利湿，竹叶、栀子、淡豆豉清心火以除烦，治疗半月，愈。

137. 肾虚尿频

杨某，女，27 岁，干部，已婚。2000 年 12 月 9 日初诊。

尿频数，10 分钟 1 次，无尿热痛感，劳累及受凉后加重，夜间尿数尤甚，以致不能睡眠，腰酸楚，疲乏无力，已 5 年余。

舌正常，苔薄白。脉沉无力，尺脉尤甚。

诊为肾亏，封藏无力，以致尿频，治以补肾缩尿。

菟丝子 12g	五味子 8g	巴戟天 10g	淫羊藿 10g
覆盆子 10g	桑螵蛸 20g	鹿角霜 30g	山茱萸 20g
益智仁 15g	仙茅 10g	党参 15g	锁阳 10g
木香 6g			

14 剂。

12 月 30 日二诊：尿频好转，但腰仍酸楚，疲乏无力，舌正常，苔薄白，脉无力。上方去木香，加黄芪 15g，7 剂。

2001 年 1 月 6 日三诊：尿频已愈，但仍腰酸，4 日月经来潮，少腹痛，以左侧痛重，血量正常，色暗红，素有经前乳房胀痛，舌正常，苔薄白，脉滑。素有肝郁气滞，正值经期，予以疏肝理气，活血调经，方用桃红四物汤加减：

当归 12g	川芎 10g	生地黄 10g	白芍 10g
桃仁 10g	红花 10g	肉桂 6g	蒲黄 10g
延胡索 15g	乌药 15g	香附 12g	柴胡 8g
益母草 15g	川续断 12g	狗脊 20g	益智仁 15g
桑螵蛸 20g	五灵脂 10g		

4 剂。

按：观症察脉，该证为肾虚，封藏失职，膀胱失约，以致尿频数。《张氏医通》曰："小便多者，乃下元虚冷，肾不摄水，以致渗泄。"又曰：

"小便频数，劳而甚者属脾虚气虚弱。"故治以补肾缩尿为主，加党参、黄芪补脾益气。

138. 口糜（一）
（复发性口腔炎）

赵某，女，23岁，未婚，大学生。2003年3月12日初诊。

口腔溃疡，反复发作已3年余，近日头晕，左上牙痛引至左侧头痛，牙龈及舌等多处溃烂，疼痛影响吃饭，大便干，日1次，小便黄。

舌红，苔薄白，脉滑数。

胃火上炎致口腔溃疡及牙痛，治以清胃火，方用清胃散加减：

升麻6g	黄连10g	当归10g	生地黄10g
生石膏30g	竹叶4g	牡丹皮15g	

7剂。

3月19日二诊：口腔溃疡及牙痛均愈，唇舌红，苔薄白，脉数。上方4剂。

按：胃经入上齿龈，回出环绕口唇，胃火炽盛，上攻口齿，以致口腔溃疡与牙痛，用清胃散以清胃火，加竹叶去心火，利小便，使热从小便出。

139. 口糜（二）
（复发性口腔炎）

石某，女，33岁，已婚，教师。2003年5月30日初诊。

口腔溃疡，反复发作，每逢经前经期加重，已5年，经治无效，经熟人领来就医。月经到期未至，舌及口腔、牙龈均布满溃疡，溃疡面上覆盖一层白膜，疼痛甚，流口水，不能说话，影响吃饭及睡眠。

舌红少苔，脉细数。

证为心火亢盛，血分郁热所致口疮。治以清心泻火，清热凉血，方用犀角地黄汤加减：

当归 10g	川芎 7g	牡丹皮 15g	黄连 10g
水牛角 30g	通草 6g	桃仁 10g	红花 10g
生地黄 12g	竹叶 4g	牛膝 15g	玄参 10g
赤芍 10g	白芍 10g		

7剂。

另：羚羊角 10g，煎水频服。

6月6日二诊：月经6月1日来潮，现已净。口疮减轻，仍痛甚，流口水，能说话，进食仍难，大便正常，小便黄，舌红，苔白，脉细数。上方7剂，另：羚羊角 10g，煎水频服。

6月26日三诊：服上药后，口疮基本痊愈，未再服药。月经又快来潮，牙龈与舌又有少量溃疡，稍痛，本次为得此病以来最轻一次，饮食正常，小便黄，舌正常，苔薄白，脉细数。

当归 10g	水牛角 30g	生地黄 10g	牡丹皮 12g
黄连 6g	玄参 12g	益母草 15g	牛膝 15g
竹叶 6g	川芎 8g	桃仁 10g	红花 10g
赤芍 10g	白芍 10g		

5剂。

7月1日四诊：口疮减轻，月经今日来潮，舌正常，苔薄白，脉细数。

当归 10g	生地黄 10g	牡丹皮 12g	川芎 10g
益母草 15g	玄参 10g	牛膝 15g	水牛角 30g
黄连 8g	生石膏 30g	升麻 6g	赤芍 10g
白芍 10g			

5剂。

7月9日，月经已净，口疮已愈，大便正常，小便黄，舌正常，苔薄白，脉滑。

升麻 6g	黄连 10g	当归 10g	川芎 10g
竹叶 4g	玄参 10g	牡丹皮 15g	赤芍 10g
白芍 10g	牛膝 15g	生地黄 10g	党参 15g
生石膏 15g	炒白术 10g	水牛角 30g	

7剂。

经访，8月、9月行经时均未生口疮。

按：舌为心之窍，心火上炎，则口舌生疮，舌红少苔，脉细数，为阴虚内热之象，经前期阴血下注，致使阴虚，虚火上炎也可致口疮，该患为虚实夹杂，虚火、实火并存。用黄连、竹叶、通草去心火，使火由小便出；犀角地黄汤清热凉血，水牛角代犀角；桃红四物汤加玄参活血补血，养阴调经；牛膝活血引热下行，降上炎之火；羚羊角性寒入心经，能清心火，散血解毒，可用于血热毒盛之证。愈后又用清胃散，清心胃之火，加党参、白术健脾补气，以巩固疗效。

140. 胃火阴虚

李某，女，20岁，未婚，本院学生。1999年4月3日初诊。

头痛牙痛，时好时坏，已年余，近半月来，头痛，牙痛，影响纳食，学习及精神紧张时加重，大便秘结，9日1次，小便黄。

舌胖有齿痕红，苔薄黄。脉滑数。

证为心胃火盛，致牙痛，便燥。

治以清胃心火，养阴润燥，方用清胃散合导赤散加减：

升麻 6g	黄连 10g	当归 15g	火麻仁 15g
生石膏 30g	木通 6g	牡丹皮 10g	生地黄 10g
肉苁蓉 12g	何首乌 15g	牛膝 15g	竹叶 4g
甘草 6g	大黄 4g	玄参 10g	

7剂。

4月10日二诊：大便已不干，1～2日1次，但仍头昏脑涨，牙痛，舌正常，苔薄白，脉数。

升麻 6g	当归 10g	生地黄 10g	牡丹皮 10g
生石膏 30g	竹叶 6g	牛膝 15g	黄连 10g
菊花 10g	蔓荆子 10g	木通 6g	甘草 6g
玄参 12g	桑叶 10g		

7剂。

5月1日三诊：头晕牙痛减，大便正常，舌暗，苔薄白，脉滑数。

升麻 6g	黄连 10g	生地黄 20g	牡丹皮 10g
生石膏 30g	竹叶 6g	当归 15g	牛膝 15g
玄参 15g	木通 8g	甘草 6g	大黄 4g

连服21剂，证愈。

按：本案为心胃火盛，热灼津阴，致便燥；心胃之火上炎，以致头痛牙痛。用清胃散祛胃火，心与小肠相表里，用导赤散祛心火，使热由小便排出；大黄、牛膝引热下行；肉苁蓉、何首乌、玄参补阴润燥，火麻仁润肠通便。二诊又有头昏脑涨，加菊花、桑叶、蔓荆子清头目止头痛，心胃火清不再伤津阴，则便正常。

141. 久利（一）

（结肠炎）

李某，男，50岁，已婚，辛集市干部。1996年10月25日初诊。

结肠炎已5年，现大便溏，无脓血，日7次，伴有嗳气反酸，纳呆，心悸气短，疲乏汗出。

舌正常，苔薄白。反关脉弦。

诊为脾虚泄泻，治以健脾止泻，方用香砂六君子汤加减：

| 炙黄芪 15g | 党参 15g | 茯苓 15g | 炒白术 10g |

山药 15g	赤石脂 10g	砂仁 6g	吴茱萸 6g
黄连 10g	木香 6g	禹余粮 10g	诃子 10g
鸡内金 15g	香附 10g	肉豆蔻 10g	

9 剂。

11 月 5 日二诊：大便溏，日 4 次，纳增，心悸气短、出汗均好转，但腹胀，嗳气反酸，舌正常，苔薄白，脉如前。上方加厚朴 10g，10 剂。

11 月 24 日三诊：大便日 3 次，已成型，仍腹胀，嗳气反酸，有时恶心，纳呆，舌脉如前。

旋覆花 10g	代赭石 20g	人参 10g	半夏 6g
黄芪 15g	禹余粮 15g	赤石脂 15g	吴茱萸 8g
黄连 10g	肉豆蔻 10g	瓦楞子 30g	诃子 10g
砂仁 6g	木香 8g	大枣 5 枚	生姜 5 片

5 剂。

11 月 26 日四诊：恶心、烧心、反酸愈，纳增，大便日 1 ～ 2 次，已不稀，腹稍胀。上方又进 5 剂而愈。

按：结肠炎，属中医泄泻与五更泻的范畴，该患即是脾虚泄泻。因泻日久，已成滑脱，故在健脾的基础上，加赤石脂、禹余粮、诃子、肉豆蔻等固涩之品；嗳气反酸，为肝脾不和，故方中加左金丸、瓦楞子，以平肝、和胃、制酸。四诊时出现恶心，为胃气上逆之征，改用旋覆代赭汤加减，以降逆止呕，5 剂而愈。

142. 久利（二）

（结肠炎）

林某，女，24 岁，未婚，干部。1998 年 3 月 3 日初诊。

结肠炎已 3 年。现大便溏，无脓血，每天早上必便 1 ～ 2 次，伴有牙痛及口腔溃疡，以致影响进食。

舌红，苔黄。脉数。

证为脾虚，胃火上炎，以致牙痛、口腔溃疡及五更泻，治以健脾止泻，清热泻火，方用四君子汤加减：

党参 10g	茯苓 15g	山药 12g	马齿苋 30g
黄连 10g	甘草 6g	诃子 10g	肉豆蔻 8g
牛膝 8g	鸡内金 15g	炒白术 10g	

3 剂。

3 月 7 日二诊：牙痛愈，但口腔多处溃疡，痛影响进食，大便已成形，每天早上便一次，舌正常，苔薄白，脉弦细。上方加通草 6g，5 剂。

3 月 12 日三诊：大便已正常，但口腔溃疡未愈，饮食正常，舌正常，苔薄白，脉弦。

黄芪 10g	黄连 10g	升麻 6g	当归 8g
生地黄 8g	车前子 10g	牡丹皮 10g	竹叶 4g
木通 6g	白术 10g	甘草 6g	生石膏 20g
牛膝 15g	薏苡仁 15g		

5 剂愈。

两年后追访，病愈后，结肠炎及口腔溃疡一直未犯。

按： 一般认为五更泻是脾肾阳虚，从本证看，并不尽然。本证即为脾虚，运化失职。舌为心之苗，心胃火盛，胃火上炎则口舌生疮。一诊用四君子汤加山药以健脾止泻，诃子、肉豆蔻涩肠止泻；黄连、马齿苋清热解毒止泻。三诊时，口腔溃疡仍不愈，改用清胃散合导赤散加减治之，以清心胃之火，使热由小便排出。因原有脾虚，故加黄芪、白术、薏苡仁、车前子，防止再犯泄泻。牛膝引热下行。愈后一直未犯。

143. 久利（三）

（结肠炎）

周某，女，57 岁，已婚，本市市民。2001 年 9 月 5 日初诊。

结肠炎已年余，现每天早上腹痛必泻，便稀，便中带血色黏液，日便 3 ～ 4 次，有时脘腹痛，喜按喜暖，出虚汗，常年畏寒，用冷水洗手后，则感由手向上，以至全身发凉。饮食尚可。

舌淡，苔薄白。脉沉细无力。

证为脾肾阳虚所致五更泻。治以补脾肾之阳，健脾止泻，方用四神丸合参苓白术散加减：

五味子 8g	补骨脂 8g	肉豆蔻 10g	党参 15g
陈皮 6g	炒白术 10g	莲子肉 15g	薏苡仁 15g
砂仁 6g	诃子 10g	车前子 10g	茯苓 15g
肉桂 8g	甘草 6g	米壳 8g	

10 剂。

11 月 17 日二诊：大便仍稀，每天早上 1 次，日 3 次，便中已无黏液。但腰、腿、脘腹均觉发凉，有时腹痛，舌正常，苔薄白，脉沉无力。

黄芪 15g	党参 15g	补骨脂 10g	吴茱萸 6g
肉豆蔻 10g	诃子 10g	茯苓 10g	五味子 8g
巴戟天 10g	肉桂 8g	甘草 6g	狗脊 20g
炒白术 10g			

连服月余，症愈。

按：该案为脾肾阳虚所致五更泻，以四神丸合健脾止泻之品而愈。以上 3 例，均系西医的结肠炎，中医有虚实寒热之分。结肠炎的主症是泻，中医有"泄泻之本，无不由脾胃"之说。《罗氏会约医镜·泄泻》云："泻由脾湿，湿由脾虚。"《医宗必读》说："脾土强者，自能胜湿，无湿则不泄。"泄泻的主要病理因素，是脾虚湿盛。所以以上3例的治疗，都没有离开健脾利湿。

144. 便秘（一）

胡某，女，22岁，未婚，师范学院学生。1998年10月24日初诊。

大便燥结已两年余，近1年来，大便燥结成球，难以排出，服三黄片或酚酞片方能排出。现腹胀，大便已6天未解，服上药已无效，伴有心烦、失眠。

舌暗，苔白厚而干。脉无力。

证为脾虚血少，以致便燥。予补心脾，润肠通便，方用归脾汤加减：

当归 20g	远志 10g	火麻仁 15g	茯苓 15g
桂圆肉 20g	党参 15g	槟榔 10g	肉苁蓉 20g
枳实 10g	柏子仁 15g	酸枣仁 20g	黄芪 15g
何首乌 15g	木香 6g		

连服月余。

11月28日二诊：心烦失眠愈，大便已不成球状，但仍干，2日1次，腰部自感舒适，饮食正常，舌红，苔薄白，脉弦。上方加大黄6g，7剂。

12月12日三诊：腹已不胀，大便已易排出，但有排不尽感，1日1次，近日又失眠。舌正常，苔薄白，脉滑。上方去大黄，酸枣仁改为30g，又连服月余。

1999年1月16日四诊：大便已正常，1日1次，腹稍胀，饮食正常，舌正常，苔薄白，脉较前有力。予补中益气汤5剂。

2002年患者来访，告知病愈后，一直未犯。

按： 素有心脾虚，脾为气血化生之源，脾虚，气血不足，不能润肠，排便则难。长期服泻药，津阴随便而出，更伤津阴，而成恶性循环，大便更干而成燥屎。血虚不能养心神，以致失眠。治病必求其本，故治以补心脾，益津阴，佐以槟榔、枳实消导之品。

145. 便秘（二）

洪某，女，20岁，本院学生。2000年12月9日初诊。

大便燥结，排便难，3～5日1次，已8年。现脘腹胀满，疼痛拒按，纳呆，大便已3天未解。

舌正常，苔白稍厚。脉弦滑。

证为阴血虚，积滞留内，以致便燥。治以补阴血，消积导滞，方用小承气汤加减：

枳实 10g	大黄 4g	厚朴 10g	焦槟榔 10g
何首乌 20g	熟地黄 12g	玉竹 15g	当归 15g
玄参 10g	肉苁蓉 20g	火麻仁 15g	郁李仁 15g

7剂。

12月16日二诊：药后大便干减，2日1次，但仍便难，腹已不胀痛，舌红，苔薄白，脉弦。

熟地黄 12g	何首乌 20g	肉苁蓉 20g	玉竹 15g
焦槟榔 10g	玄参 15g	火麻仁 15g	郁李仁 15g
当归 15g	枳实 10g		

12月25日三诊：大便已正常，日1次，饮食尚好，舌正常，苔薄白，脉无力。上方去枳实，配成丸药长期服用，以巩固疗效。

按： 该患阴血不足，兼有积滞，为虚实夹杂，治以攻补兼施而愈。

146. 银屑病

平某，女，10岁，高邑县人。2002年4月14日初诊。

患者有周身泛发性银屑病，头发中夹杂着很多大块的白皮，面部散在，去掉皮屑后有红色皮损，痒，已3月余，经中西医治疗无效，饮食正常，大便稍干，日1次。

舌唇红，苔白。脉数。

证为血热有风，治以凉血祛风止痒。

玳瑁 15g	紫草 30g	蛇床子 8g	生地黄 12g
蝉蜕 6g	蜂房 8g	赤芍 10g	牡丹皮 15g
地肤子 10g	槐花 30g	僵蚕 10g	乌梢蛇 8g
白鲜皮 10g			

14剂。

4月27日二诊：痒减，皮屑去后皮肤红也变浅，大便稀，日1次，唇舌红，苔薄白，脉数。

黄芪 10g	玳瑁 20g	地肤子 10g	蛇床子 10g
槐花 30g	生地黄 10g	赤芍 10g	白鲜皮 10g
炒白术 10g	牡丹皮 15g	僵蚕 10g	蝉蜕 6g
白蒺藜 10g	紫草 30g	蜂房 8g	

7剂。

5月4日三诊：皮损面积减小，痒轻，大便干燥，舌红，苔白，脉数。

黄芪 10g	玳瑁 20g	紫草 30g	地肤子 10g
蛇床子 10g	牡丹皮 15g	槐花 30g	赤芍 10g
蜂房 8g	僵蚕 10g	生地黄 10g	炒白术 10g
蝉蜕 6g	大黄 3g	白蒺藜 10g	白鲜皮 10g

羚羊角 10g

7 剂，水频服。

5 月 11 日四诊：旧的皮损逐渐减少，尤其头部已不见癣，也未见新生癣，大便稀，日 6 次，唇舌仍红，苔薄白，脉数。上方去大黄，加山药 10g，7 剂。羚羊角 10g，煎水频服。

5 月 18 日五诊：癣的面积又见减少，稍痒，饮食、二便正常，舌红，苔薄白，脉数。

羚羊角 10g	水牛角 30g	玳瑁 20g	土茯苓 20g
牡丹皮 12g	白鲜皮 10g	地肤子 10g	生地黄 12g
白茅根 30g	紫草 30g	赤芍 12g	槐花 30g
地榆 12g	连翘 15g	竹叶 6g	蛇蜕 6g。

连服到 7 月 27 日，癣全部消失，舌红，苔薄白，脉数。

水牛角 30g	玳瑁 20g	羚羊角 10g	土茯苓 20g
蜂房 10g	蛇蜕 8g	白鲜皮 12g	赤芍 20g
桃仁 10g	红花 10g	牡丹皮 20g	生地黄 12g
连翘 20g	白芍 10g	牛膝 15g	槐花 30g
紫草 40g			

3 剂，共为细末，装胶囊，每日 3 次，每日 5g，以巩固疗效。一年后经访未犯。

按：泛发性银屑病，属中医的银屑病，顽固难愈，该患系血热有风所致，故一直用凉血祛风止痒药而愈。

147. 斑疹

吴某，女，54 岁，已婚，藁城农民。2002 年 1 月 26 日初诊。

周身起大小不等的疙瘩，高出皮肤，色鲜红，热痒难忍，无渗出液，以下肢为甚，尤其双大腿内侧，已连成大片，色红深浅不一，如锦纹，热痒尤甚，饮食、二便正常，已月余，唇红。

舌绛，苔薄黄。脉滑数。

证为血分毒热炽盛，复感风邪，以致斑疹，治以清热解毒，凉血化斑，祛风止痒。

紫草 30g	白鲜皮 10g	白蒺藜 10g	玄参 15g
生地黄 10g	槐花 30g	蝉蜕 6g	防风 10g
地肤子 10g	蛇床子 10g	牡丹皮 20g	赤芍 20g
僵蚕 12g			

4 剂。

1月30日二诊：病情未见变化，唇舌红，苔黄厚，脉滑数。

紫草 30g	牡丹皮 20g	赤芍 20g	玄参 15g
生地黄 15g	薏苡仁 20g	黄连 10g	黄柏 10g
苍术 8g	槐花 30g	僵蚕 12g	蝉蜕 6g
乌梢蛇 10g	羚羊角 8g		

3 剂。

2月2日三诊：大腿内侧疙瘩已不连成片，周身疙瘩色红见浅，但仍热痒，双乳房上又有新起的小疙瘩，红肿热痒，舌红，苔黄厚，脉滑数。

紫草 30g	牡丹皮 20g	赤芍 12g	玄参 15g
生地黄 15g	羚羊角 10g	黄柏 10g	槐花 30g
僵蚕 12g	乌梢蛇 10g	黄连 10g	蛇床子 10g
苍术 8g	薏苡仁 15g	地肤子 10g	

4 剂。

2月6日四诊：周身疙瘩基本消失，只有大腿内侧见星星点点的小疙瘩，舌正常，苔黄稍厚，脉滑数。

紫草 30g	牡丹皮 20g	地肤子 10g	玄参 15g
生地黄 15g	乌梢蛇 10g	薏苡仁 15g	黄柏 10g
蛇床子 10g	槐花 30g	僵蚕 12g	蝉蜕 6g

| 黄连 10g | 赤芍 10g | 白芍 10g | 苍术 8g |

7 剂。

2 月 24 日五诊：周身疙瘩均退，已不热痒，饮食、二便正常，症愈，嘱停药。

按： 唇红舌绛，苔黄脉数，为血分热毒内郁，热毒迫及营血，复感风邪，以致斑疮从肌肤而发。用清热解毒、凉血消斑之品，佐以祛风止痒之药治之。二诊时见苔黄厚，脉滑数，考虑湿热并存，故方中加薏苡仁、黄柏、苍术等而愈。

148. 丹毒

王某，女，11 岁，藁城学生。2002 年 1 月 12 日初诊。

双膝下有对称的约 15cm×10cm 大的皮肤灼热，肿痛，色鲜红如丹，与正常皮肤界限分明，伴有发热恶寒，体温 38℃ 左右，已 40 多天。曾到多家医院诊治无效。

舌红，苔黄厚，脉数。

诊为热毒所致丹毒，治以清热解毒、凉血退热，方用五味消毒饮加减：

紫草 20g	金银花 20g	连翘 15g	牡丹皮 10g
蒲公英 20g	黄连 10g	黄芩 8g	紫花地丁 15g
大黄 4g	生地黄 10g	赤芍 10g	野菊花 15g

羚羊角 4g（另煎兑服）

4 剂。

1 月 16 日二诊：药后下肢红肿热痛均减，体温仍高，37.8℃，舌红，苔黄，脉数。上方加皂角刺 10g、竹叶 4g，3 剂。

1 月 19 日三诊：皮色正常，已无肿、热、痛，但下肢又布满新起的粟粒大的皮疹，突出皮肤，热痒痛，体温恢复正常，纳呆，大便正常，舌红，苔黄厚，脉数。

紫草 30g	牡丹皮 15g	生地黄 10g	野菊花 20g
金银花 20g	赤芍 10g	连翘 20g	蒲公英 20g
地肤子 10g	蛇床子 10g	僵蚕 10g	紫花地丁 20g
蝉蜕 6g	羚羊角 5g		

4剂。

1月23日，上方连服21剂而愈。

按：毒火内炽，发于肌肤，而成丹毒，正如《诸病源候论》曰："风热毒气，客于腠理，热毒搏于血气，蒸发于外，其皮上热而赤，如丹之涂，故谓之丹也。"用三黄泻火解毒，五味消毒饮清热解毒，金银花、连翘又使邪向外透发，7剂丹愈。但血分热未净，以致又发斑疹，故在原方中加凉血消斑之品。疮痈肿毒皆属于心火，羚羊角入肝、肺、心经，能清心肺之热，泻肝火，并能凉血解毒，故方中加羚羊角。因其有痒，加僵蚕、蝉蜕以祛风止痒，且能透疹。

149. 风疹（一）

卢某，女，20岁，学生，未婚。2002年5月8日初诊。

患者在两天前，月经将尽未尽之时洗澡，洗澡后回到宿舍，周身即起粟粒样疹，痒甚，遇风加重，曾用氯苯那敏无效，饮食、二便正常。

舌正常，苔薄白。脉数。

诊为血虚受风，发为风疹。治以补血祛风止痒，方用四物汤加减：

当归 12g	熟地黄 10g	蛇床子 10g	鸡血藤 20g
白芍 10g	蝉蜕 6g	乌梢蛇 8g	防风 10g

僵蚕 10g　　　丹参 15g　　　地肤子 10g　　　白鲜皮 10g

白蒺藜 10g

2 剂而愈。

按：《素问·评热病论》曰："邪之所凑，其气必虚。"该患恰值经期，以致正气不足，风邪乘虚而入，发为风疹。古云：治风先治血，血行风自灭。故方中用四物汤加丹参、鸡血藤养血、活血，再佐以祛风止痒之品而愈。

150. 风疹（二）

杨某，女，14 岁，学生。

面部及周身起大片红色斑块，热痒，夜间尤甚，心烦难以入眠，曾用抗过敏药反而加重，已 4 天。

脉沉数。

证为血热，复感风热以致斑块。治以凉血化斑，祛风止痒，方用犀角地黄汤加减：

金银花 20g　　蒲公英 20g　　赤芍 10g　　地肤子 8g

生地黄 10g　　栀子 8g　　　紫草 20g　　紫花地丁 20g

牡丹皮 10g　　白蒺藜 10g　　蛇床子 8g　　僵蚕 10g

水牛角 30g

4 剂。

另：羚羊角 10g，煎水频服。

3 月 6 日二诊：药后症减，斑块仍在，但色红减，纳呆，舌红，苔黄厚，脉数。上方去栀子加鸡内金 10g，3 剂。羚羊角 10g 煎水频服。

3 月 9 日三诊：症愈，但仍纳呆，舌红，苔白，脉数。上方去白鲜皮，

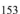

平脉辨证相濡医案（第二版）

加焦三仙各 12g、莱菔子 10g，4 剂。

按： 素有血热，复感风邪，热郁阴分，迫及营血，从肌肉向外而发，以致成斑。治以清热解毒，凉血消斑。犀角地黄汤，现无犀角，用水牛角代之。羚羊角可清心肝肺之热，又能透邪外出；金银花、僵蚕能透散风热之邪，共奏凉血消斑之功，佐以祛风止痒之品而愈。

151. 软疣

赵某，女，21 岁，本院学生。2002 年 4 月 13 日初诊。

胸背及面部布满粟粒黄豆粒大之疙瘩，头尖平扁呈脐凹状，可挤出白色硬物，痒，皮科诊为传染性软疣，已 3 月余，经治无效。大便秘结，现已两天未解，小便黄。

舌尖红，苔薄白。脉滑数。

诊为血热所致疣。治以凉血，软坚散结，祛风止痒。

紫草 30g	牡丹皮 15g	赤芍 15g	大贝母 12g
紫贝齿 30g	生地黄 10g	昆布 15g	鳖甲 15g
生牡蛎 30g	夏枯草 15g	海藻 15g	僵蚕 12g
大黄 6g	地肤子 10g	蛇床子 10g	蝉蜕 6g

4 剂。

4 月 17 日二诊：症减，已不痒，但药后恶心未吐。大便正常，舌尖红，苔薄白，脉滑数。上方去大黄，3 剂。

4 月 20 日三诊：症愈，舌尖红，苔白，脉滑。上方再进 4 剂，以巩固疗效。患者为我学院学生，半年后告知病愈，后未再犯。

按： 传染性软疣，是由病毒引起的，根据症状表现，属中医的血热受风，故用凉血祛风止痒药治之。因疙瘩能挤出白色硬物（即白色干酪样物质），故方中加软坚散结之品。

152. 手指皲裂

周某，男，22岁，大学生。2002年12月25日初诊。

双手指脱皮，手指肉嫩，干裂痛，稍痒，无渗出物，左手食指与中指红肿尤重，已6年，一直未愈。

舌红，苔薄白，脉滑。

证为血虚，热郁于内，复感风邪所致，治以养血凉血祛风止痒。

当归15g	白芍15g	地肤子10g	紫草30g
蛇床子10g	桑枝15g	牡丹皮15g	白鲜皮10g

连服30剂。

川椒30g	艾叶50g	玄参30g	百部30g

煎水洗手。坚持每日洗2次以上。内服外洗月余而愈。

2003年2月12日二诊：过春节吃海鲜后，双手及双臂出现大面积的粟粒大的疙瘩，红肿热痒，并有渗出液，唇舌红，苔白，脉滑数。此由过敏引起的湿疹，治以清热燥湿，祛风止痒。

薏苡仁20g	黄柏10g	白鲜皮10g	苍术10g
白术10g	当归尾15g	乌梢蛇10g	蜂房10g
蝉蜕6g	紫草30g	僵蚕12g	地肤子10g
赤芍10g	白芍10g	蛇床子10g	

3剂。

2月25日三诊：手及臂部湿疹已退，也无渗出液，但仍痒，唇舌红，苔薄白，脉滑数。上方7剂。

3月5日四诊：药后病愈。因打篮球，手指又起小疙瘩，出水且痒，舌正常，苔薄白，脉滑数。湿疹又犯，仍用上方服14剂而愈。

按：病患原为阴血不足，不能濡养肌肤以致干裂，养血润肤而愈。但过春节食海鲜过敏引起湿疹，中医认为海鲜乃发物，使湿热外浸以致皮肤起疙瘩，红肿热痒，渗出浸润，治用清热燥湿之品。因原系血不足，恐燥湿伤阴，故在方中加当归、赤芍、白芍以补血；当归尾、赤芍又能活血，取其血行风自灭，佐祛风止痒之品而愈。

153. 足皲裂

杨某，女，54岁，农民，我院学生之母。2000年3月12日初诊。

手足干燥，裂口出血，成年不愈，冬季加重，手持物难，走路时裂口出血，痛如刀割，已20余年，影响劳动，十分苦恼。

舌淡，苔薄白，脉沉细无力。

证为阴血不足，不能养肤，以致皲裂。治以补阴血，方用四物汤加减：

当归15g	川芎10g	丹参15g	鸡血藤15g
山茱萸20g	桑枝10g	熟地黄15g	白芍10g
何首乌15g	女贞子20g		

连服3个月而愈。

2002年6月8日来诊，告知愈后未犯过。

按：阴虚血少，不能濡养四末，以致皲裂出血，治以滋阴养血。阴血足，肌肤滋润，何裂之有。

154. 睾丸痛

张某，男，23岁，未婚，大学生。2003年1月4日初诊。

体育运动时出大汗，而后左睾丸向上抽痛，并有紧感，已4天。

诊为汗后肾经感受风寒之邪所致睾丸痛。治以温肾散寒，方用麻黄附子细辛汤加味。

麻黄 10g　　　　附子 8g　　　　细辛 4g　　　　橘核 15g

荔枝核 15g

连服 10 剂而愈，患者顾虑有隐患，我又请男大夫予以检查，一切正常。

按： 汗后，腠理开，风寒邪气乘之而入，侵犯少阴肾经。附子温阳散寒，鼓舞邪气外出，麻黄发散风寒邪气，细辛善祛少阴经寒邪，使邪由里达表，又作少阴经的引经药，三药共奏助阳散寒、发汗解表之功。橘核、荔核能理气散结止痛，为睾丸肿胀疼痛的专用药。

155. 阴缩

王某，男，14 岁，学生。2000 年 9 月 2 日初诊。

半年前上山游玩，尿急迎风而尿，自感阴部与小腹有凉风吹，恰好游人迎面而来，心中十分惊恐，当即尿似净非净。由此后，阴茎有向上缩感，不痛不痒，小腹发凉，小便正常，大便日 1～2 次，饮食正常。

舌正常，苔薄白。脉无力。

证为少阴肾经受风寒。治以温阳散寒，方用麻黄附子细辛汤加减：

麻黄 6g　　　　细辛 3g　　　　吴茱萸 6g　　　　炮附子 10g (先煎)

因路远，患者服之自觉好转，即自作主张，连服 1 个月。

10 月 2 日二诊：药后逐渐好转，现阴茎已不上缩，小腹仍凉，有时恶心，纳可，大便正常，舌正常，苔薄白，脉无力。

麻黄 3g　　　　细辛 3g　　　　半夏 4g　　　　炮附子 8g (先煎)

生姜片 5 片

5 剂。

10月8日三诊：阴茎未再向上缩，恶心愈，小腹凉减，舌正常，证已愈。

麻黄 5g	细辛 3g	附子 6g	僵蚕 10g
蝉蜕 6g			

7剂。

愈后调理，嘱不用再服药。

按： 当风而溺，风寒直中少阴肾经，恰在此时受惊恐。《素问·阴阳应象大论》曰："恐伤肾。"《素问·举痛论》曰："惊则心无所倚，神无所归，虑无所定，故气乱矣。"因惊恐伤肾，气乱，肾气当降不降则阴茎上缩。治用麻黄、细辛发散风寒，附子温阳散寒，细辛可使在阴经寒邪由里外达，入肾经，善祛肾经之寒邪；肝经过阴器，肝肾同源，加吴茱萸开郁化滞，消阴寒之气，入肝肾经，散肝肾之寒邪，并有引经之功；又加僵蚕、蝉蜕一升一降，使气机通畅，气机正常，风寒祛，则病愈。

156. 便意频

王某，女，23岁，未婚，我院学生。2002年6月26日初诊。

大便不稀不干，但总有便意，登厕则不易便出，即使便出，又有大便不畅及不尽感，有时蹲而不便，一天数十次，治疗无效，已两年余，伴有脘腹胀满，并有气窜动，左肋不适，素有浅表性胃炎。

舌正常，苔白厚，脉细无力。

证为肺气不足、肃降失调所致便意频频。治以补肺养阴，调畅气机，方用百合固金汤加减：

百合 15g	生地黄 10g	熟地黄 10g	炒白术 12g
大贝母 10g	桔梗 12g	黄芪 20g	党参 20g
当归身 10g	山茱萸 20g	玄参 10g	薤白 10g

葛根 10g　　　　焦槟榔 10g

20 剂。

8月7日二诊：便减少，1 日有 3 次登圊，便 1 ～ 2 次，大便变软，便畅，已无便不尽感，但肛门有麻及跳动感。便中有少量鲜血，矢气较多，嗳气纳可，舌正常，苔薄白，脉细无力。

百合 20g　　　　生地黄 12g　　　　熟地黄 10g　　　　玄参 10g

大贝母 12g　　　桔梗 10g　　　　当归 10g　　　　山药 15g

黄芪 18g　　　　焦槟榔 10g　　　　槐角 12g　　　　薤白 10g

7 剂。

8月21日三诊：1 日有 1 ～ 2 次便意，大便日 1 次，嗳气减，1 日 1 ～ 2 次，胃脘堵满，矢气多，气臭，舌红，苔薄白，脉细数。

百合 20g　　　　生地黄 10g　　　　熟地黄 10g　　　　焦槟榔 10g

大贝母 10g　　　桔梗 10g　　　　当归 10g　　　　知母 6g

鸡内金 15g　　　炒枳壳 10g　　　　山药 15g　　　　玄参 10g

薤白 10g　　　　厚朴 10g

7 剂。

8月28日四诊：大便已正常，有便意即能解出大便，日 1 次，胃脘堵满减，无嗳气与矢气，舌正常，苔薄白，脉细无力。

黄芪 15g　　　　炒白术 10g　　　　青皮 8g　　　　陈皮 8g

升麻 6g　　　　柴胡 8g　　　　黄芩 10g　　　　当归身 10g

党参 15g

7 剂。

按：肺与大肠相表里，肺主一身之气，大肠的传导排泄，有赖于肺气的推动，以及阴液的下行。肺气虚，肃降无权，气机不畅，气滞于上，则胸膈阻塞；气滞于中焦，则脘腹胀满；气滞于下焦，则便意频，大便不畅。该患即肺气虚，肃降无权，气机不畅。用百合、山药、黄芪、党参补肺气。《神农本草经》说百合能"补中益气"。《本草纲目拾遗》说百合"补虚损"，实则百合既能补肺阴，又能益肺气。

《本草纲目拾遗》说党参"治肺虚，能益肺气"。《珍珠囊》说黄芪"补肺气……实皮毛，益胃气"。山药补脾、肺、肾，尤能补脾肺。黄芪、党参、山药、白术均能健脾补气，脾土为肺之母，又有培土生金之意，肺气足，肃降正常，气机通畅，大肠传导排泄随之正常。

桔梗轻浮上升，有舟楫之称，能引药上行，入肺经，能宣通肺气；生地黄、熟地黄、当归、玄参、百合养阴益血，润肠通便；山茱萸固敛元气；葛根生津液，鼓舞胃气上行，升阳举陷；薤白行气导滞，槟榔消积导滞，上药均入大肠经，善除大肠气滞。后又出现便血及消化不良症状，故在方中加知母，以清热通便，槐角止血。愈后又予补中益气汤，以补脾肺之气巩固疗效。

157. 脱肛

杨某，女，19岁，本院学生，未婚。1992年10月26日初诊。

脱肛已两年余，肛门脱出部分大便后不能自回。神疲乏力，纳呆，大便稍干，日1次。

舌淡，苔白，脉沉无力。

证为中气下陷所致脱肛。治以补中益气，方用补中益气汤加减：

黄芪 12g	白术 10g	陈皮 6g	升麻 6g
柴胡 8g	党参 10g	甘草 6g	当归 10g
葛根 10g	山茱萸 10g		

3剂。

10月29日二诊：脱肛减轻，便后能自己收回，纳增，仍觉无力，舌正常，苔薄白，脉无力。上方继服7剂。

11月18日三诊：脱肛已愈，纳增，大便正常，体力增进，每天早上晚能坚持跑步，停服中药。

按：证为脾虚，中气下陷致脱肛，用补中益气汤，方中柴胡、升麻、葛根升阳举陷，加山茱萸以收敛元气。《医学衷中参西录》说："山茱萸，大能收敛元气，振作精神，固涩滑脱。"此病为常见病、多发病，确属中气下陷者，此方疗效确切。

158. 失眠

齐某，女，26 岁，未婚，农民，石家庄市人。1991 年 8 月 22 日初诊。

患者自小由祖母养大，相依为命，祖母去世后，日夜思念，悲伤不能自拔，以致失眠多梦，已半年余。近 3 个月以来，日益加重，已彻夜不眠，头昏脑涨，精神不振，健忘，心悸气短，疲乏无力，食欲不振，二便正常。

舌淡，苔薄白。脉沉无力。

证为心脾虚，诊为失眠，治以补心脾，佐以清心火，方用归脾汤加减：

黄芪 15g	党参 10g	柏子仁 12g	白术 10g
石菖蒲 10g	合欢花 12g	当归 10g	黄连 10g
桂圆肉 18g	木香 6g	莲子心 10g	酸枣仁 12g
茯神 15g	五味子 6g	远志 8g	生龙骨 30g
生牡蛎 30g			

6 剂。

另：朱砂 12g、琥珀 12g，共为细末，每晚睡前服 2g 冲服。

9 月 5 日二诊：睡眠好转，一夜能睡 3～4 小时，健忘好转，他症如前，舌正常，苔薄白，脉沉细无力。上方去莲子心，加连翘 15g，6 剂。

9 月 12 日三诊：一夜能睡 6～7 小时，白天也能睡会儿，头脑较前清醒，并能干点家务活，饮食增进，二便正常，舌正常，苔薄白，脉沉细无力。

将上方配成丸剂，每丸 10g，每日 3 次，每次 2 丸，连服月余而愈。

按：思虑过度伤心脾，心伤则心血暗耗，心火内生，热扰心神，神不守舍，以致失眠；脾伤则无以生化精微，营血亏虚，不能养心神，心神不安以致失眠。用归脾汤补心脾，加黄连、莲子心、连翘清心火，火去不再扰心神则能眠。加合欢花养心安神，生龙骨、生牡蛎、琥珀、朱砂重镇安神。

159. 右肋痛

郑某，男，22 岁，未婚，大学生。2002 年 5 月 22 日初诊。

右肋热痛，并有硬物压撞感，衣物贴近处热痛难忍，遇热加重，饮食、二便正常。检查右肋无肿，色正常，肝脾未能及，肝功正常。

舌红，苔薄白，脉弦细。

证为肝郁气滞、郁久化热。治以清肝泻火，疏肝理气，方用丹栀逍遥散加减：

当归 10g	白芍 20g	柴胡 8g	茯苓 10g
炒白术 8g	甘草 10g	香附 12g	栀子 10g
牡丹皮 10g	木蝴蝶 10g	薄荷 4g	青皮 8g
陈皮 8g			

7 剂。

5 月 29 日二诊：肋热痛减，已无压撞感，但有时右肋热痒，舌红，苔薄白，脉弦细。上方加龙胆草 4g、僵蚕 12g、蝉蜕 6g，去香附。7 剂。

6 月 5 日三诊：药后病愈，嘱停药。

按：肋为肝位，肝郁化热，郁热熏蒸于右肋，故肋热痛，并有压撞热痒感。用丹栀逍遥散疏肝理气清热，加龙胆草泻肝火，香附、青皮、木蝴蝶疏肝理气，僵蚕、蝉蜕祛风止痒。《辨证录》说："肋痛不平肝，总非治法。"又曰："夫平肝之药，舍白芍实无第二味可代。"故方中重用白芍、甘草养血敛阴，平抑肝阳，柔肝止痛，合甘草缓急止痛，即芍药甘草汤。

160. 矢气频作

王某，女，20岁，本院学生。1994年10月16日初诊。

矢气过多，频频发作，已两年余。因畏人知，每逢上课，均坐教室最后，但又看不清黑板之字，也不与同学来往，自感无地自容，非常痛苦，其家长也为之着急，曾带其到北京大医院及部队医院检查治疗，检查未见异常，治疗也无效，故特求师医治。

主诉：矢气频作，无计其数，且有臭味，自感肛门松弛，关闭不严，纳少便溏，便日1～2次。

舌正常，苔薄白。脉沉无力。

诊为带脉不固，中气下陷，肛门失约所致矢气过多。治以固带脉，补中气，止矢气。方用补中益气汤加减：

黄芪 10g	人参 10g	炒白术 10g	陈皮 8g
升麻 6g	柴胡 8g	当归 10g	川续断 12g
菟丝子 12g	葛根 10g	芡实 20g	甘草 6g

3剂。

10月19日二诊：服完2剂时，症未见减轻，服完第3剂时，矢气明显减少，大便减，日1次，纳也增进，舌正常，苔薄白，脉沉无力。上方加黄芪20g，5剂。

10月25日三诊：矢气逐减，臭味也减，纳可，大便正常，舌脉如前，仍用上方。连服两个多月，病愈。

按：《难经·第二十八难》里说："带脉起于季肋，围身一周。"因带脉围身一周，固能总束诸脉。带脉气虚，提系乏力，弛缓下垂，脾胃经脉失约，中气下陷，肛门失约，则矢气不断，而频作矣。治当固带脉、补中气，方中黄芪、升麻、人参、白术、当归、川续断均能固带脉。带脉不固可使中气下陷，而中气不足又可致带脉不固而互成因果，故用补中益气汤治疗，补气则能巩固带脉提系之力。加葛根升阳举陷，芡实补脾止泻，益气固肾，闭矢气。全方共奏固带益气、升提举陷、闭矢气之功。

161. 恶露不尽（一）

董某，女，27岁，已婚。1999年6月12日初诊。

产后两个多月，恶露至今未净，量少，色淡，又伴有腰背及足跟痛，饮食、二便正常。

舌红，苔薄白。脉滑数。

此为肾亏血热所致恶露不尽，治以补肾凉血止血。

女贞子20g	旱莲草15g	枸杞子20g	山茱萸20g
地榆10g	白茅根15g	仙鹤草15g	生地炭30g
藕节炭30g	槐花10g	熟地黄10g	何首乌15g

7剂。

6月19日二诊：恶露见少，腰及足跟痛减轻，舌稍红，苔薄白，脉滑。上方加升麻炭6g，7剂。

6月26日三诊：恶露已净，腰背、足跟痛也愈，但感无力，苔薄白，脉无力。予六味地黄20丸，早晚各1丸。

162. 恶露不尽（二）

王某，女，31岁，已婚。2001年6月6日初诊。

产后48天，恶露未尽，量少，色淡红，疲乏无力，动则气短，腰酸腿软，乳汁稀少，乳房软，不胀硬，婴儿不够吃。

舌暗，胖大，有齿痕，苔薄白。脉沉无力。

证为脾虚，统血无力，以致恶露不尽。治以健脾益气止血，方用归脾汤加减：

黄芪 15g	党参 15g	桂圆肉 15g	当归身 10g
茜草炭 10g	生地炭 30g	藕节炭 30g	阿胶 15g
木香 6g	仙鹤草 15g	血余炭 10g	棕榈炭 10g

3 剂。

6 月 9 日二诊：上药服 1 剂血即止，他症如前，舌正常，苔薄白稍厚，脉无力。患者要求下奶。

黄芪 20g	党参 20g	当归身 10g	鸡血藤 20g
山茱萸 20g	漏芦 10g	瓜蒌 10g	橘叶 15g
川续断 12g	狗脊 20g	炮山甲 15g	王不留行 20g
路路通 20g			

7 剂。

6 月 16 日三诊：乳汁增多，基本够吃，体力增进。上方再进 5 剂。

163. 恶露不尽（三）

王某，女，24 岁，已婚，教师。1998 年 5 月 31 日初诊。

妊娠第 2 胎，于孕后 40 天，行药物流产，开始恶露量少，色红，第 4 天突然血量增多，色深红，有少量血块，小腹刺痛已 10 天，伴有腰腿疼痛。

舌暗有瘀点，苔薄白。脉弦。

证为瘀血阻滞，血不归经，以致恶露不尽。治以活血止血，方用生化汤加减：

| 当归15g | 山楂炭30g | 川芎10g | 桃仁8g |
| 炮姜4g | 甘草6g | 蒲黄炭10g | 三七粉6g（冲服） |

3剂。

6月3日二诊：血已止，腹痛减，腰仍痛，舌脉如前。上方去三七粉，加川续断12g、狗脊20g，5剂。

按： 产后恶露，一般两周左右即排尽，如果超过3周仍淋沥不断，或继续流血，称为"恶露不尽""恶露不止""恶露不绝"，若迁延日久，可导致液竭血少，而发生其他病变。

《沈氏女科辑要笺正》曰："新产恶露过多，而鲜红无瘀者，是肝之疏泄无度，肾之闭藏无权，冲任不能约束，关闸尽废。"《医宗金鉴·妇科心法要诀》强调"冲任虚损，血不收摄"的同时，再创"因瘀行不尽，停留腹内，随化随行"的病理。《景岳全书·妇人规》分析恶露不绝除伤冲任之络为起病之由外，更言肝脾气虚、气血俱虚、怒火伤肝、风热在肝等原因。

历代医家多有论述，但临床常见的有产后伤冲任，虚不能固摄；瘀血阻滞，新血不得归经；热扰冲任，迫血妄行下溢等几种。如第160案就是肾虚，闭藏失司，冲任不固，兼有血热，热扰冲任，迫血妄行，致恶露不绝。

方中用女贞子、枸杞子、山茱萸、熟地黄、何首乌等补肝脾，以助闭藏之职；地榆、白茅根、槐花、生地炭、藕节炭清热凉血止血；仙鹤草收涩止血。脾虚气血化生不足，故乳汁稀少。脾虚摄血无力，冲任不固，以致恶露不尽。治以归脾汤加止血之品。脾气足则乳汁增多，统血有力则恶露止。

本例表现为恶露有块，舌暗有瘀点，小腹刺痛，均为血瘀之征。瘀血阻滞，血不归经，以致恶露不尽。因药物流产，恶露不尽，有胎盘胎膜剥落不全之虑。方用生化汤加山楂炭、蒲黄炭、三七粉等，活血止血；当归、川芎、桃仁补血活血祛瘀，以止血不留瘀；炮姜温经止血，活血祛瘀，有助于残留之胎盘胎膜的排出及子宫复旧。

《胎产新法》说："产后恶露不止，非如崩漏暴下之多也。"恶露的特点是血少，但若"关闸尽废，则有暴脱之变"。因此必须重视，治疗当以止血为重。

164. 产后身痛（一）

张某，女，35岁，石家庄市农民。1989年12月11日初诊。

第2胎，产后16天。产前双足痛，至今未愈，近10日腰腿痛，日益加重，曾请中医、西医大夫诊治无效，今请余到家诊治。

刻诊：由腰至双下肢，沿太阳经剧痛，深呼吸及咳嗽则痛加重。虽卧热炕，仍觉痛处发凉，有冷风吹感，不能翻身及下地站立。恶露未尽，饮食、二便正常。

舌正常，苔薄白。脉沉迟紧。

证为产后身痛。治以补血养血，祛风散寒，佐以补肾，方用独活寄生汤加减：

独活10g	桑寄生12g	秦艽10g	防风10g
细辛6g	姜黄10g	附子10g	当归10g
鸡血藤15g	熟地黄10g	杜仲12g	党参15g
白芍10g	肉桂10g	黄芪15g	茯苓10g

5剂。

二诊：药后痛减，已能坐起，但仍不能下地，冷感如前，舌正常，苔薄白，脉迟。治宗上法，上方去白芍加炙川乌8g、狗脊15g，7剂。

三诊：疼痛及冷感明显减轻，已能下地走动，但足跟痛尤存，舌脉如前。上方加何首乌10g、骨碎补10g，连服两周病愈。1995年患者到我院任养花工，述病后一直未犯。

165. 产后身痛（二）

何某，女，30岁，已婚，本院职工。2001年4月7日初诊。

4月5日行人工流产，不慎受凉，腰背痛甚，不能转侧及弯腰，左小腹痛。

舌胖大色淡，苔薄白。脉沉无力。

证为产后身痛。治以补气血益肝肾、祛风湿，方用独活寄生汤加减：

当归 10g	山茱萸 20g	炒杜仲 12g	黄芪 15g
党参 15g	熟地黄 10g	羌活 10g	独活 10g
细辛 3g	防风 10g	桑寄生 10g	鸡血藤 20g
狗脊 20g	姜黄 10g		

7剂。

4月25日二诊：腰背痛减，恶露少许，舌脉如前。

当归身 12g	茜草 10g	姜黄 10g	仙鹤草 15g
鸡血藤 20g	细辛 3g	桑寄生 10g	狗脊 20g
川续断 12g	防风 10g	羌活 10g	独活 10g

7剂。

5月3日告知病愈。

按： 产后身痛，是产后常见病，迁延日久，常影响健康，不容忽视。产后身痛的发生，多与产褥期的生理有关。产时失血伤气，以致气血不足，四肢百骸空虚，经络关节失于濡养，产后又失于调摄，风寒湿邪，乘虚而入，正虚又无力托出，故郁滞于经络关节，以致周身关节疼痛。

胞宫系于肾，产时伤胞损肾，腰为肾之府，故又多见腰痛。所以治疗时，定要扶正祛邪，在补肾益气养血的基础上，佐以祛风湿之品。历代医家虽有气虚、血瘀、外感之说，但重视因产失血多，虚为发病之根本，所以吾治此证，多以独活寄生汤临床加减。如第163案寒邪偏重，症见疼痛剧烈，痛处发凉，脉迟紧，在方中加附子、川乌、肉桂等助阳散寒止痛之品。本例怀孕月份小，又是人工流产，失血伤气。人工流产，为机械性损伤，伤胞损肾则重，故见腰痛，又有小腹痛。所以治病，重在补肾，在方中重用补肾之品。

本证虽也感有风寒湿邪，但与常人患痹证不同，常人患痹证，可重用祛风寒湿之品，但本证不可峻投风寒湿之药，只要在补肾益气养血的基础上，稍佐祛风湿之品，即可奏效。

166. 产后发热（一）

魏某之儿媳，26岁，教师，本院职工家属。1989年春节上午初诊。

现产后4天，产后第2天即开始发热，在医院曾用西药无效，急于回家过年。昨日回家后，病情加重，发热恶寒，寒战无汗，咳嗽，鼻塞流清涕，周身关节痛，纳呆便干，体温39.5℃，曾服西药与羚羊感冒片等无效。

舌淡，苔薄白。脉浮，沉取无力。

证为产后发热（风寒外感表证），治以扶正祛邪，方用补中益气汤加减：

黄芪10g	白术8g	陈皮6g	升麻4g
柴胡6g	党参10g	桔梗12g	荆芥穗6g
苏叶6g	甘草6g	杏仁10g	当归身10g

3剂，4小时服1次。

次日复诊：3剂药已服尽，诸症均愈。

167. 产后发热（二）

武某，女，28岁，已婚，市房管所职工。1995年5月13日初诊。

因剖宫产后，导尿感染，尿频数，尿道热涩痛，已半月，产后7天拆线时又受凉，因而感冒。曾用感冒通、青霉素、醒脑注射液，并输液（患者不知药名）连用7天无效，又请中医治疗，服小柴胡汤3剂，仍无效，而前来就医。

现产后20天，小便频数，尿黄少，热涩痛，发热，微恶风寒，体温38.8℃。周身酸软，关节疼痛，心悸气短，动则尤甚，面色苍白，食欲不振，大便干燥，2～3日1次，恶露未尽，色淡，量少。

舌紫暗，有瘀点，苔薄白，脉数无力。化验血象正常。

诊为产后发热（体虚外感，兼有湿热下注），治以扶正祛邪，兼以清利湿热，方用补中益气汤加减：

黄芪 10g	白术 10g	陈皮 6g	升麻 6g
柴胡 6g	郁李仁 10g	党参 12g	滑石 15g
甘草 6g	苏叶 6g	荆芥 8g	当归身 8g
青蒿 20g	茵陈 15g	瞿麦 15g	萹蓄 15g
火麻仁 15g			

5剂。

5月17日二诊：上药服3剂后热退，体温恢复正常；4剂后尿频热涩痛亦愈。但仍心悸气短，关节痛，纳呆便干，恶露如前，舌紫暗，有瘀点，苔薄白，脉无力。治宗前法，佐以祛风湿、消食之品。

| 黄芪 15g | 白术 10g | 鸡内金 15g | 柴胡 6g |
| 忍冬藤 20g | 升麻 6g | 甘草 6g | 党参 15g |

| 狗脊 20g | 当归身 10g | 陈皮 6g | 山楂炭 12g |
| 羌活 10g | 独活 10g | | |

5剂。

5月22日三诊：周身痛减，体力增进，心悸气短大减，纳增，二便正常，舌紫暗、有瘀点减轻，苔薄白，脉较前有力。但恶露仍未净。

黄芪 15g	党参 15g	升麻炭 6g	血余炭 10g
生地炭 30g	阿胶 15g	蒲黄炭 10g	白术 10g
茯苓 12g	藕节炭 30g	棕榈炭 10g	山楂炭 30g

4剂。

5月31日四诊：上药服完2剂，恶露即净，其他尚好，舌紫暗大减，瘀点消失，脉缓有力，停药。

按：以上产后发热两例，均为产后感受风寒所致外感发热。分娩时耗气伤血，故产后气血俱虚，即古人所说"产后百节空虚"。经云："邪之所凑，其气必虚。"故产后气血不足，阳不能卫外，气虚表不固，风寒邪气乘虚而入，以致营卫不和，正邪交争而发热恶寒；风寒袭肺，肺气失宣而咳嗽，鼻塞流涕；风寒阻络则身痛。

第166案病情简单，即风寒外感表证，因在产后，故用补中益气汤加解表药治疗而愈。第166案病情较复杂，除风寒外感表现外，尚有尿路感染和恶露不尽。

急则治其标，缓则治其本，目前发热及尿路症状突出，故首先治外感及尿路感染，方用补中益气汤加解表药、利水药。又因产后阴血亏虚，常见便干，故方加火麻仁、郁李仁以润肠通便。

当上症愈后，又来治恶露不尽。恶露不尽是脾气虚，脾虚不能统血；舌紫暗、有瘀点，又有瘀滞，瘀血阻滞，血不归经，也可血不止。补中益气汤健脾补血，加血余炭、生地炭、藕节炭、棕榈炭、阿胶以止血；山楂炭、蒲黄炭活血止血，使全身止血不留瘀。瘀血祛则血归经，恶露自止。

168. 子嗽

邵某，女，36岁，已婚，家庭妇女。2002年7月3日初诊。

妊娠3个月，10天前患感冒，发热恶风，稍畏寒，鼻塞流涕，咽喉干痛，口舌生疮，咳嗽无痰。3天后感冒症减，但咽喉肿痛、口舌生疮如旧，咳嗽加重，阵咳不已，咳振胸背痛，有黄稠痰，不易吐出。

舌红，苔黄。脉滑数。

证为外感风热束肺，肺失肃降，以致咳嗽，恰值孕期故为子嗽。治以疏散风热，清肺止咳，佐以保胎。

金银花 20g	牛蒡子 8g	苏叶 6g	板蓝根 20g
黄芩 14g	炒杜仲 12g	杏仁 10g	大贝母 10g
芦根 20g	炒白术 10g	山药 15g	

7月6日二诊：药后感冒愈，咽喉干痛减，但感咽紧，咳嗽有加，以致影响睡眠，咳紧则遗溺，咳吐黄稠痰，大便初头硬，后便溏，日1次，舌正常，苔薄白，脉滑数。治宗上法。

杏仁 10g	牛蒡子 8g	桔梗 12g	大贝母 12g
黄芩 15g	金银花 30g	山药 15g	砂仁 6g
前胡 10g	炒白术 10g	瓜蒌 10g	炒杜仲 12g
芦根 20g			

4剂。

7月12日来门诊告知，4剂药服完当晚即止，诸症皆消。

按：外感风热，以致感冒，金银花、牛蒡子疏散风热，苏叶散风解表，性虽温，但温性很弱，性平和，风寒、风热均能使用。风热袭肺，肺失肃降，以致咳吐黄稠痰，肺气不宣，痰不易咳出，用桔梗、牛蒡子宣肺祛痰止咳，前胡宣肺散风，清热祛痰，善治外感风热之咳嗽。

该患为肺热炽盛兼有胃火上炎，故咳兼口舌生疮，用金银花、瓜蒌、芦根等清肺胃之火；咽喉为肺之门户，肺热盛，则咽喉肿痛，故用黄芩、金银花、板蓝根清热解毒疗咽喉；黄芩一味，称清金散，专治肺热咳嗽，故方中重用15g；方中杏仁、大贝母为化痰止咳之品；本案系咳在孕期，要兼顾胎儿，故用炒白术补脾安胎，山药补脾肺肾，以助健脾之力；炒杜仲补肾安胎，苏叶、砂仁行气安胎，在止咳之时，使胎无忧。

169. 子肿

边某，女，28岁，已婚，本院家属。2000年4月2日初诊。

妊娠6个多月，因妊娠高血压综合征，住院引产已7天，血压及尿检已恢复正常，但仍严重浮肿，出院在家治疗，请余到家诊治。

刻诊：头面浮肿，腹部肿胀，大如妊娠足月，四肢浮肿，足肿大，不能穿自己之鞋，按处凹陷久而不起，心悸气短，疲乏无力，卧床不起，纳呆便溏，小便少。

舌淡，苔薄白。脉沉无力，尺脉尤甚。

证为脾肾阳虚，气化无力，以致水肿。治以健脾补肾，利水消肿，方用四君子汤合五苓散加减：

黄芪 20g	人参 10g	白术 10g	桂枝 10g
大腹皮 12g	甘草 6g	泽泻 10g	猪苓 10g
茯苓 20g	滑石 15g	山茱萸 30g	

连服7剂，肿消病愈。

按：妊娠高血压综合征，是孕妇特有而又常见的疾病，多发生在妊娠24周以后。临床表现为高血压、浮肿、蛋白尿。严重时出现抽搐、昏迷、心肾功能衰竭，甚至发生母婴死亡。因临床表现浮肿，中医学称为妊娠肿胀，古人又称子肿、子气、皱脚、脆脚等。《医宗金鉴·妇科心法要诀》云："头面遍身浮肿，小便短少者，属水气为病，故名子肿。"

本病的发病机理主要是脾胃阳虚，本案即如此。因妊娠期间，阴血聚下养胎，有碍胃阳温化行水、脾阳的健运，以致水湿泛滥，而成肿胀；脾虚不能治水，水湿停留，溢于头面、皮肤、四肢等处则均浮肿；留于腹中，则腹大肿胀。

正如《产宝》说："妊娠肿，脏气本虚，因妊重虚，土不克水。"《圣济总录》说："妊娠脾胃之虚，经血壅闭，则水气不化。"《沈氏女科辑要笺正》说："妊娠发肿，良由真阴凝聚，以养胎元，肾家阳气不能敷布，则水道泛滥莫制。"总之是脾肾不足所致。

该患治时虽在产后，但得病是在产前，故仍属妊娠肿胀，治疗用四君子汤加黄芪健脾补气，五苓散温阳化气，加大腹皮、滑石共奏利水消肿之功，山茱萸补肾，10剂而愈。

170. 妊娠血虚

李某，女，31岁，已婚，干部。2002年12月9日初诊。

妊娠33周，血红蛋白60g/L，诊断为缺铁性贫血。下肢轻度浮肿，头晕心悸，气短疲乏无力，曾用补血药无数，准备收入院输血治疗，患者不愿意，想服中药治疗。面色㿠白，唇甲淡，无血色。

舌胖大色淡，苔薄白。脉沉细无力。

诊为妊娠血虚。治以补气养血，归脾汤加减：

黄芪 15g	人参 10g	当归 12g	桂圆肉 20g
山茱萸 20g	木香 6g	茯苓 10g	熟地黄 15g
白芍 10g	枸杞子 20g	炒酸枣仁 10g	砂仁 6g

阿胶 20g　　　　炒白术 10g　　　　鹿角胶 20g

7 剂。

12 月 16 日二诊：药后头晕心悸减，自感力气增进。纳呆，大便干燥，舌脉如前，唇甲如故。

黄芪 15g　　　　人参 10g　　　　当归身 12g　　　何首乌 20g

桂圆肉 20g　　　砂仁 6g　　　　阿胶 20g　　　　白芍 15g

枸杞子 20g　　　炒白术 10g　　　肉苁蓉 20g　　　熟地黄 20g

木香 6g　　　　鸡内金 15g　　　炒酸枣仁 10g　　茯苓 10g

连服半月，血红蛋白已达 90g/L，仍服上药 10 剂后，血红蛋白达 100g/L，未输血，足月产一健康男婴。

按：妊娠后，血聚于下以养胎，相对血不足；随胎儿月份增大，胎儿所需血量增多，以致血更虚。治以补气养血，方用归脾汤加减。归脾汤有补心脾、益气养血之功。气为血之帅，血为气之母，气为阳，血为阴，气与血有阴阳相随、互为资生、互为依存的关系。气之于血，气虚无以化生，血因之而虚少，而气血又为脾所化生，治以健脾益气养血同行。

故方中用黄芪、人参、茯苓、白术健脾补气，以助气血之源；当归、桂圆肉、熟地黄、白芍、阿胶补血；气、血、精三者又可相互滋生，相互为用，故方中加何首乌、枸杞子补肝肾，益精血；肉苁蓉补肾助阳、益精血，而何首乌、肉苁蓉又有润燥滑肠功效，可制其大便干燥；砂仁、木香行气，防止滋腻。

171. 妊娠恶阻（一）

董某，女，24 岁，已婚，工人。1998 年 10 月 2 日初诊。

妊娠 70 多天，恶心呕吐，吐出食物中夹有少量鲜血，进食则吐，疲乏无力，精神不振，面色苍白，二便正常。

舌淡，苔薄白。脉滑数。

脾虚胃热，胃气上逆所致妊娠恶阻。治以清胃热，降逆止呕，方用连苏饮加减：

黄连 10g	苏叶 8g	竹茹 8g	山药 15g

生姜片 5 片

5 剂，少量频服。

10 月 4 日二诊：药难以服下，恶心呕吐如前，舌淡，苔薄白，脉滑无力。上药改用吸药气法，将药煎后，药汁放入罐中，口鼻对罐口吸其药气，一日反复多吸。

10 月 7 日三诊：恶心呕吐明显好转，能进少量食物，舌淡，苔薄白，脉滑无力。上方 4 剂，嘱尽量口服。

10 月 12 日四诊：上药均已吃进，已不恶心呕吐，饮食增进，精神体力均有好转，舌正常，苔薄白，脉滑，上方 5 剂。

172. 妊娠恶阻（二）

王某，女，26 岁，保险公司职工。2002 年 12 月 3 日初诊。

妊娠 50 多天，恶心呕吐，闻到某种气味则加重，食欲不振，食后即吐，胃及食管有灼热感，已周余。大便正常，面色苍白，语言无力，气短乏力。

舌淡，苔薄白。脉滑稍弦。

证为脾虚，肝胃不和，治以疏肝健脾，和中降逆，方用四君子汤合左金丸加减：

党参 15g	茯苓 10g	白术 10g	甘草 6g
竹茹 10g	苏梗 10g	陈皮 8g	吴茱萸 8g

黄连 8g　　　　生姜 5 片　　　　伏龙肝 25g

连服两周愈。

按： 妊娠早期出现恶心呕吐，头晕厌食，甚或食入即吐，称为恶阻，又称妊娠呕，即常说的妊娠反应，古人也称"子病""病儿""食病""阻病"等。《胎产心法》说："恶阻者，谓有胎气，恶心阻其饮食也。"恶阻是妊娠早期常见的疾病，轻者不须治疗，经过一段时间，即可自愈。

本病发病机理主要是胃气不降，冲气上逆。"冲为血海"，"任主胞胎"，妊娠与冲任密切相关。妊娠后，血聚于下，月经停闭，血海之血专供养胎，血分遂感不足，相对气分有余，冲脉随之偏旺。冲脉隶属阳明，冲气不得下降，循经上逆，犯胃，胃气以降为顺，胃失和降以致恶心呕吐。常见的有脾胃虚弱、痰湿阻滞、肝胃不和等几种，其中有兼寒者，也有兼热者，临证再辨证治疗。

个人认为脾胃虚弱是发病关键，因脾虚，运化水湿失职方能生痰，脾胃虚肝木才能克之，而成肝胃不和，如脾胃不虚即能抑制冲气的上逆，所以脾胃虚弱为本。治以健脾和胃、降逆止呕为主，临证再加减。

第 170 案为脾胃虚弱，胃热，热伤血络，冲气上逆，以致恶心呕吐，吐出物中带鲜血。治用黄连、竹茹清胃热降逆止呕，苏叶行气宽中安胎，生姜降逆止呕，山药健脾和胃。

因病情较重不能服进，故改用吸蒸气法，见效后仍用内服治疗而愈。本例也是脾胃虚弱，孕后阴血聚下养胎，肝血相对不足，肝血失常，以致肝偏亢盛，肝木克脾土，中土受累，怀孕初期，冲气上逆，冲气并肝犯胃，以致胃气失降，气机上逆而恶心呕吐。

治疗以四君子汤健脾和胃，竹茹、陈皮、伏龙肝、生姜降逆止呕；苏梗宽胸行气，助止呕之力；黄连、吴茱萸为左金丸，能清泻肝火，降逆止呕，对呕吐、吞酸嘈杂烧心，效佳。我师秦伯未曾说："本方从效果研究，治吞酸嘈杂，最为明显，其主要作用应在胃。"我每遇吞酸、嘈杂、烧心时，屡用此方，屡见卓效。

173. 滑胎

李某，女，27岁，已婚，平山县人，教师。1991年6月22日初诊。

连续流产4次，均在妊娠50天左右流掉，末次流产系今年1月份。月经正常，腰酸腿软。

舌淡，苔薄白。脉沉无力，尺脉尤甚。

诊为肾虚，冲任不固系胎无力所致，治以补肾益脾。

黄芪 12g	党参 10g	菟丝子 12g	川续断 10g
桑寄生 15g	苏梗 10g	山药 15g	阿胶 10g
黄芩 10g	炒杜仲 12g	女贞子 15g	旱莲草 15g
炒白术 10g			

6剂。

8月10日二诊：月经两个月未来潮，今日在和平医院做妊娠试验，阳性，现阴道有少量出血，腰酸痛，疲乏无力，饮食尚好，二便正常，舌正常，苔薄白，脉无力。保胎治疗。

黄芪 12g	党参 10g	菟丝子 12g	桑寄生 10g
炒白术 10g	阿胶 15g	川续断 10g	苏梗 10g
杜仲炭 12g	仙鹤草 15g		

10剂，每4小时服1次。

8月15日家属代述，服药3天后即止，现稍恶心，上方加竹茹 10g、陈皮 8g，再进10剂，后足月生一健康女婴。

174. 胎元不固（一）

张某，女，25 岁，已婚，教师。1997 年 10 月 15 日初诊。

妊娠 55 天，阴道有少量出血，色暗红，已 3 天，腰痛，腹坠痛，气短乏力，胃不适，夙有慢性浅表性胃炎，纳呆食少，大便日 2 次。

舌淡，苔薄白。脉沉无力。

诊为脾虚，统血无力，胎元不固。治以健脾补气，补肾安胎，佐以止血。

炙黄芪 15g	党参 10g	生地炭 30g	藕节炭 30g
杜仲炭 12g	黄芩 6g	血余炭 10g	白术 10g
棕榈炭 10g	仙鹤草 12g	升麻炭 5g	白芍 10g
桂圆肉 20g	川续断 10g	枸杞子 20g	菟丝子 12g
阿胶 15g	砂仁 6g		

5 剂。

10 月 19 日二诊：药后血减，有时腰腹痛，大便稀，日 2 次，舌淡，苔薄白，脉无力。

炙黄芪 15g	党参 15g	生地炭 30g	藕节炭 30g
升麻炭 5g	阿胶 15g	血余炭 10g	白术 10g
棕榈炭 10g	仙鹤草 12g	桂圆肉 20g	枸杞子 20g
桑寄生 10g	杜仲炭 12g	菟丝子 12g	鹿角胶 15g
砂仁 6g			

7 剂。

10 月 27 日三诊：上药服 2 剂血即止。现恶心未吐，纳可，大便正常，舌正常，苔薄白，脉滑。

黄芪 15g	党参 15g	当归身 10g	桑寄生 10g
山茱萸 20g	陈皮 6g	砂仁 6g	黄芩 10g
川续断 12g	炒白术 10g	杜仲炭 12g	菟丝子 12g

10 剂。

12 月 7 日四诊：一直很好，想再服巩固。舌正常，苔薄白，脉滑无力。上方再进 10 剂，足月产一健康女婴。

175. 胎元不固（二）

魏某，女，30 岁，已婚，工程师。1998 年 9 月 19 日初诊。

最近坚持连续测基础体温 4 个月，均呈单相型，又经妇科多方检查，确诊为无排卵。去年妊娠 3 个月，停育流产。阴道出血，淋沥不断，曾用止血药，血止，相隔 14 天又出血，淋沥不断已半月余，量不多，色暗红，无血块，伴有心悸气短，疲乏无力，腰酸痛，下肢凉，小腹两侧痛，面色苍白。患附件炎多年。

舌暗，苔薄白。脉缓无力。

证属脾肾不足，脾统血无权，肾封藏失司，冲任不固致漏，兼继发不孕症。治以补脾益肾，固冲止血，方用归脾汤加减：

黄芪 15g	党参 15g	桂圆肉 20g	炒酸枣仁 10g
菟丝子 12g	升麻 6g	茯苓 10g	木香 6g
茜草 10g	仙鹤草 15g	巴戟天 10g	藕节炭 30g
山茱萸 20g	生地炭 30g		

7 剂。

9 月 26 日二诊：上药服两剂后血止，相隔两日血又复来，量少，色淡，4 天净。现小腹左侧痛，下肢发凉，腰酸痛，足跟痛，纳可，大便日

1 次，舌正常，苔薄白，脉缓迟无力。血已止，治重在补肾健脾，佐以清热解毒兼治妇科炎症。

黄芪 15g	紫石英 30g	鹿角霜 30g	党参 15g
生地黄 10g	蒲公英 20g	川芎 10g	菟丝子 12g
巴戟天 10g	白芍 10g	益母草 15g	细辛 3g
败酱草 30g	山茱萸 15g	金银花 30g	

7 剂。

10 月 5 日三诊：9 月 25 日月经来潮，量多，色红无血块，5 天净。现仍心悸气短，腰背酸痛，大便日 1 次，舌正常，苔薄白，脉滑。上方再进 7 剂。

10 月 12 日四诊：仍腰背酸痛，便溏，舌正常，苔薄白，脉滑，基础体温正常（已成双相型）。

黄芪 15g	党参 15g	山药 15g	巴戟天 10g
山茱萸 20g	当归 10g	木香 6g	狗脊 30g
川续断 12g	白术 10g	鹿角霜 30g	淫羊藿 10g

连服月余。

11 月 21 日五诊：月经过期未至，妊娠试验呈阳性。现仍有轻微腰酸及足跟痛，舌正常，苔薄白，脉滑。因有流产史，治以补肾安胎，寿胎丸加减：

菟丝子 12g	桑寄生 10g	苏叶 8g	川续断 10g
炒白术 10g	阿胶 15g	山茱萸 20g	枸杞子 20g
黄芩 10g	砂仁 6g	杜仲炭 10g	

连服 28 剂，情况良好。患者怀疑是否妊娠，又去医院化验，仍为阳性，继续保胎治疗。妊娠 3 个月后，情况良好，停药，其夫告知足月产一健康男婴。

按：冲为血海，任主胞胎。脾肾亏损，脾虚不能载胎，肾虚不能系胎，气血不足，冲任空虚，胎元失养，以致停育流产。

怀孕后，阴道不时少量下血，或时下时止，或淋沥不断，但无腰酸腹痛、小腹坠胀者称为"胎漏"，也称"胞漏"或"漏胎"。如先感胎动下坠，继而有腰酸腹胀，或阴道出血者，称为"胎动不安"。胎漏、胎动不安均属西医学的先兆流产。如屡孕屡流产，达3次以上者，称为滑胎，西医学称为习惯性流产。先兆流产或习惯性流产，主要是冲任不固，不能摄血养胎所致。

以上所举3例，均为脾肾不足。《本草备要》曰："胎气系于脾，脾虚则蒂无所附，故易落。"脾为气血之源，脾虚气血不足，胎元失养，则易堕胎。冲为血海，任主胞胎，肾虚则冲任不固，故易堕胎和滑胎。凡妇人之怀孕，如钟悬于梁，梁软则钟堕。古人又将脾比喻系胎之梁，脾虚系胎无力则流产。第173案即先兆流产，也是由脾肾虚所致。所以治疗均是补脾肾，因有出血，故加止血之品。

第174案是肾虚，生育能力低下，故不排卵，又有脾不统血的崩漏。急则治其标，缓则治其本，所以先治其病，健脾补气，止血调经；后补肾助孕，虽无先兆流产之征，但因有停育流产史，所以也保胎治疗。

176. 不孕（一）

刘某，女，30岁，已婚，工程师。1999年5月25日初诊。

结婚5年未孕，月经后期，经前少腹坠痛，经血量少，有脱落的子宫内膜，色深红，5～7天净。经间期乳房胀痛，平时怕冷，手足不温，舌正常，苔薄白，脉沉无力。妇科检查及B超检查诊为子宫浆膜下有53.3mm×50mm大的肌瘤。

诊为寒凝血瘀，宫寒不孕。治以温经散寒，活血调经，方用少腹逐瘀汤加减：

当归 15g	川芎 10g	桃仁 10g	红花 10g
菟丝子 12g	五灵脂 10g	蒲黄 10g	熟地黄 10g
延胡索 15g	肉桂 8g	巴戟天 10g	益母草 15g
赤芍 10g	白芍 10g	乌药 15g	

14 剂。

6月10日二诊：6月2日月经来潮，开始色淡，继而变红，无血块，至今未净。舌正常，苔薄白，脉细。

当归身 10g	女贞子 20g	旱莲草 15g	巴戟天 10g
熟地黄 10g	仙鹤草 15g	菟丝子 12g	五味子 6g
益母草 15g	白芍 10g	覆盆子 12g	黄芪 10g
紫石英 30g	香附 12g	川芎 10g	

7 剂。

6月14日三诊：上药服完第1剂，月经即净，舌正常，苔薄白，脉细较前有力。

当归 10g	菟丝子 12g	川芎 10g	熟地黄 10g
益母草 15g	川续断 10g	狗脊 20g	巴戟天 10g
鳖甲 15g	白术 10g	夏枯草 15g	赤芍 10g
白芍 10g	海藻 15g	紫石英 30g	昆布 15g
山药 15g			

7 剂。

6月22日四诊：大便仍日2次，舌正常，苔薄白，脉沉无力。

当归 10g	益母草 15g	巴戟天 10g	夏枯草 15g
生牡蛎 40g	川芎 8g	赤芍 10g	白芍 10g
生地黄 8g			

连服半月，过月余来诊，妊娠试验阳性，又予以保胎治疗两月，足月产一健康男婴。

177. 不孕（二）

白某，女，30岁，已婚，工人。1996年6月11日初诊。

1990年行人工流产，由此后再未孕。今年4月做输卵管通液检查，诊为双输卵管不通。平时腰腹痛，活动时两侧少腹痛加重，带不多，月经周期正常，经期4～5天，血量可，色暗有血块，经前经期乳房胀痛不能触衣。

舌正常，苔薄黄。脉沉无力。

证为气滞血瘀，致不孕（输卵管不通所致不孕）。治以疏肝理气，活血化瘀，方用逍遥散加减：

当归12g	茯苓10g	白术10g	益母草15g
甘草10g	砂仁6g	香附12g	赤芍10g
白芍10g	焦槟榔10g	柴胡6g	木香6g
薄荷3g			

7剂。

另：大黄䗪虫丸20丸，晚1丸；艾附暖宫丸20丸，早1丸。

6月18日二诊：腰腹痛减轻，乳房胀痛，前天早上阴道流出大量液体，无任何痛苦，舌正常，苔薄白，脉细滑。上方加橘叶15g、鳖甲15g，7剂。

6月25日三诊：腰腹痛减，带多色白稠，乳房仍胀痛，舌正常，苔薄白，脉沉无力。上方加三棱10g、莪术10g，14剂，坚持服大黄䗪虫丸及艾附暖宫丸。

9月17日四诊：月经已过，本次经期小腹坠痛，腰酸痛，其他尚好，舌正常，苔薄白，脉弦细。昨日去医院B超检查，子宫6.8cm×6.4cm×4.5cm，子宫大小正常，内部回声欠均匀，内膜增厚，双侧输卵管可见液性暗区，左侧 0.7cm，右侧 0.5cm，双侧卵巢未见异常。诊断：双侧输卵管积液。

当归 12g	川芎 10g	熟地黄 10g	小茴香 10g
五灵脂 10g	延胡索 15g	香附 15g	肉桂 10g
蒲黄 10g	巴戟天 12g	山茱萸 15g	赤芍 10g
白芍 10g	乌药 12g	仙茅 10g	泽兰 12g
淫羊藿 10g	益母草 15g		

连服两月。平时坚持服大黄䗪虫丸及艾附暖宫丸。于 1997 年 6 月妊娠，后足月产一男婴。

178. 不孕（三）

甄某，女，34 岁，已婚，大夫。1991 年 5 月 18 日初诊。结婚 6 年未孕，月经 50 多天至 4 个多月 1 次，血量少，色暗有块，两天净，伴有腰酸下坠感，坚持测基础体温，呈单相型。经妇科多方检查，诊为不排卵。末次月经 3 月 2 日。

舌有齿痕与瘀点，苔薄白。脉沉无力，双尺尤甚。

证为肾虚所致不孕，治以补肾活血助孕。

女贞子 15g	旱莲草 15g	五味子 6g	丹参 12g
香附 12g	紫石英 25g	山茱萸 12g	熟地黄 10g
黄芪 10g	牡丹皮 10g	巴戟天 10g	淫羊藿 10g
仙茅 10g			

5 剂。

6 月 5 日二诊：5 月 22 日，月经来潮，血量仍少，1 天净，腰痛，舌胖嫩，有瘀点及齿痕，苔薄白，脉沉无力，左脉尤甚。上方加肉苁蓉 15g，连服 15 剂。

6月27日三诊：6月25日月经来潮，血量较前增多，色红，有块，现尚未净，舌脉如前。

当归12g	黄芪12g	川芎8g	五灵脂10g
延胡索15g	生地黄10g	蒲黄10g	香附10g
桃仁10g	红花10g	肉桂6g	炮姜4g
赤芍10g	白芍10g		

5剂。

7月2日四诊：本次月经5天净，经前经期无不适，舌有齿痕及瘀点，苔薄白，脉无力。

黄芪15g	当归12g	菟丝子12g	五味子6g
女贞子15g	香附10g	牛膝15g	旱莲草15g
巴戟天10g	淫羊藿10g	紫石英15g	白芍10g
桃仁10g	红花10g	山茱萸12g	枸杞子10g

10剂。

7月21日五诊：基础体温仍为单相型，现腰酸痛，小腹胀，舌暗，苔薄白，脉无力。

五味子6g	菟丝子12g	山茱萸12g	枸杞子10g
金樱子10g	淫羊藿10g	巴戟天10g	覆盆子12g
鹿角胶12g	紫石英20g	熟地黄10g	泽泻10g
香附12g			

21剂。

9月20日六诊：月经已正常，但基础体温仍单相型。舌胖，苔薄白，脉无力，改服丸药。

（1）

当归15g	川芎10g	熟地黄12g	蒲黄10g
五灵脂10g	乌药15g	延胡索15g	肉桂10g
炮姜10g	小茴香10g	丹参15g	赤芍10g
白芍10g	益母草15g		

7剂。

上方共为细末，以蜜为丸，每丸10g重，每逢经前经期服，每日3次，每次1丸。

（2）

黄芪 15g	桃仁 10g	红花 10g	巴戟天 10g
淫羊藿 10g	香附 15g	狗脊 20g	当归 15g
山茱萸 15g	五味子 8g	菟丝子 12g	泽泻 10g
牛膝 15g	川续断 12g	枸杞子 15g	女贞子 15g
旱莲草 15g	丹参 20g	熟地黄 10g	山药 20g
小茴香 10g	鹿角霜 20g	益母草 15g	仙茅 10g

10剂。

上方共为细末，以蜜为丸，每丸10g重，平时服，每日3次，每次1丸。所配丸药未服完即已怀孕，足月生一健康女婴。

按：凡婚后，夫妇同居3年以上，未避孕而不受孕者，为原发性不孕症，《备急千金要方》称"全不产"，《脉经》称"无子"；如曾生育或流产后，3年以上未避孕而未孕者，称"继发性不孕。"《备急千金要方》称"断绪"。

不孕症的病机，可分为两大类，一是先天性生理缺陷，如螺、纹、鼓、角、脉五种，古称"五不女"。"螺"指阴户中有螺纹，妨碍性交者；"纹"即纹阴，指阴门细小，属西医学的阴道狭窄；"鼓"即鼓花，阴户如蒙鼓皮，无窍可通，属西医学的处女膜闭锁，或称无孔处女膜，现在可手术切开，仍有受孕的可能；"角"即角花，状如阴中有角，即阴蒂肥大，西医学中说的女性假两性人，也称女性半阴阳人；"脉"是终身不行经，也不受孕者。

另一类不孕症，是由于病理变化引起的不孕症，以上3例均属病理改变引起的。如第176案，是寒凝血瘀，宫寒引起的不孕，西医诊为子宫肌瘤，所以治疗是活血化瘀，暖宫散寒；肾是生殖的根本，故方中加补肾之品；又因有子宫肌瘤，又加软坚散结之品。第177案是肝郁气滞，气滞则血瘀，故以疏肝理气，活血化瘀，西医诊为输卵管不通，加服大黄䗪虫丸及艾附暖宫丸，以加强活血化瘀、疏通输卵管的作用。

第178案是肾虚不孕，肾虚精亏血少，以致月经后期，经量少，精亏血少，不能养冲任胞脉，故胞宫不能摄精成孕（西医诊为不排卵）。肾阴、肾阳为生殖的物质基础，所以治疗肾亏不孕症，定要肾阴肾阳同补。

《景岳全书》说"善治阳者，必于阴中求阳，则阳得阴助而生化无穷；善补阴者，必于阳中求阴，则阴得阳升而泉源不竭。"古人又云"孤阳不生，独阴不长"。所以治肾虚不孕症，是肾阴、肾阳同补，阴阳协调，其病自愈。

179. 不育症（一）

程某，男，34岁，已婚，工程师。1999年5月25日初诊。

结婚5年未避孕，同居未孕，曾多处治疗无效。平时腰酸，尿频有余沥，疲乏无力，动则汗出，昨日去医院化验精液，液化不良，白细胞（++），精子成活率5%。

舌胖大，苔薄白，脉沉无力。

证为肾阴虚，热盛灼精，以致精液液化不良，兼有热毒伤精，而致不育。治以滋阴泻火，清热解毒，活血化瘀。

女贞子30g	枸杞子20g	山茱萸20g	牛膝15g
黄柏6g	蒲公英20g	败酱草30g	鱼腥草30g

王不留行15g

7剂。

6月1日二诊：药后未见变化，舌正常，苔薄白，脉沉无力。上方加菟丝子12g、熟地黄10g、玉竹12g，7剂。

6月6日三诊：现已无明显症状，舌正常，苔薄微黄，脉沉无力。上方加巴戟天10g，7剂。

6月14日四诊：较前有力，精力充沛，舌正常，苔薄白，脉较前有力。

菟丝子 12g	覆盆子 12g	石斛 15g	枸杞子 20g
牛膝 15g	何首乌 12g	巴戟天 10g	玉竹 15g

连服月余，其爱人怀孕，足月生一健康男婴。

180. 不育症（二）

高某，男，26岁，已婚，工人。1994年11月4日初诊。

结婚3年同居未避孕，身体一直健康，无明显症状。本年9月15日精液化验结果：乳白色4千万/mL，液化时间1h，PH7.0，果糖（+），密度$0.5×10^8$/mL，活率70％，活力低，abca畸形20％，肿泡20％，卷尾20％，弓形体（+），解脲支原体（+）。

舌正常，苔薄白。脉滑。

诊为肾阴虚，热灼阴精以致精液液化不良，毒邪内侵，以致不孕。治以补肾，清热解毒，方用六味地黄汤加减：

熟地黄 10g	山茱萸 15g	茯苓 12g	泽泻 10g
炮山甲 15g	牡丹皮 10g	路路通 20g	

7剂。

11月11日二诊：药后无不良反应，舌脉如前。

熟地黄 12g	山茱萸 20g	女贞子 15g	覆盆子 12g
金银花 20g	路路通 15g	丹参 15g	菟丝子 12g
五味子 8g	车前子 10g	枸杞子 15g	蒲公英 20g
败酱草 20g	王不留行 15g	炮山甲 12g	

7剂。

11月21日三诊：药后烧心，其他尚好，舌正常，苔薄白，脉滑。上方去丹参、炮山甲加吴茱萸10g、黄连10g、瓦楞子30g，7剂。

12月7日四诊：现已不烧心，舌正常，苔薄白，脉滑数。上方去吴茱萸、黄连、瓦楞子，10剂。

12月20日五诊：无不适，舌脉如前。

山茱萸20g	覆盆子12g	菟丝子12g	熟地黄12g
山药15g	败酱草30g	鹿角胶20g	枸杞子15g
五味子8g	车前子10g	金银花30g	蒲公英30g

连服月余，特来告知，爱人已怀孕，足月生一健康男婴。

按：夫妇结婚3年以上，经检查系由男方因素引起的不育症，称为男性不育症。中医学很早即有"五不男"的记载。"五不男"指天、漏、犍、怯、变五种不育症。天即"天宦"，泛指男子先天外生殖器官或睾丸缺损，及第二性征发育不全；漏指精液不固、遗泄之类；犍指阴茎及睾丸切除；怯即阳痿；变即两性畸形，俗称"阴阳人"。

祖国医籍中，有关男性不育的理论，方药记载甚少。《素问·上古天真论》说："丈夫……二八肾气盛，天癸至，精气溢泻，阴阳和，故能有子。"说明男性生育与肾气有密切关系。所以治男性不育多从肾论治。

故以上两例均用五子衍宗丸加补肾药治疗。男子不孕往往是精液不正常或有感染，所以治疗时定要结合临床检验，以提供中医参考。以上两例化验精子均不正常，液化均不良，并有感染。故治疗在补肾的基础上，佐以活血化瘀、清热解毒之品。

男性不育患者的中，很多人貌似非常强壮，从症状上无法辨证，所以只能根据肾为生殖的根本，以肾论治，或参考化验结果加减治疗。精子数少，或精子死的多，或畸形等，要以补肾为主。如液化不良，治以滋阴养液、活血化瘀为主。兼有感染，多用清热解毒之品。

男性不育，只要有精子，哪怕是死精子，也能治疗。无精子者，实难治愈。

平脉辨证相濡医案（第二版）

181. 乳癖

（乳腺增生）

李某，23岁，未婚，大学生。2000年6月3日初诊。

双侧乳房胀痛，并且发紧，以右侧为重，经乳透，诊为双侧乳腺增生，已两年余。饮食、二便均正常。

舌正常，苔薄白。脉弦。

证属肝郁气滞。治以疏肝理气，软坚散结，方用逍遥散加减：

当归 15g	柴胡 6g	茯苓 10g	炒白术 10g
炮山甲 15g	鳖甲 15g	昆布 20g	赤芍 10g
白芍 10g	橘叶 15g	夏枯草 15g	生牡蛎 30g
甘草 6g			

7剂。

6月10日二诊：乳房已不痛，但仍胀紧，舌红，苔黄，脉弦细，以逍遥散加减：

当归 15g	柴胡 6g	茯苓 10g	夏枯草 15g
炒白术 10g	橘叶 15g	牡丹皮 12g	赤芍 10g
白芍 10g	昆布 20g	炮山甲 15g	生牡蛎 30g
栀子 10g	玄参 10g	鳖甲 15g	甘草 6g

7剂。

6月24日三诊：乳房仍胀紧，面部起痤疮，痒，舌有齿痕，苔薄白，脉弦细。

当归 15g	柴胡 8g	炒白术 10g	益母草 15g
炮山甲 15g	皂角刺 10g	橘叶 15g	鳖甲 15g

金银花 20g	夏枯草 15g	蒲公英 30g	甘草 6g
紫花地丁 20g	昆布 20g	生牡蛎 30g	赤芍 10g
白芍 10g	茯苓 10g		

7 剂。

7 月 1 日四诊：前天月经来潮，量可，色红，有少量血块，本次经前经期双侧乳房均胀痛发紧，舌正常，苔薄白，脉弦。

当归 10g	柴胡 8g	茯苓 10g	炮山甲 15g
路路通 15g	薄荷 4g	昆布 20g	鳖甲 15g
甘草 6g	橘叶 15g	夏枯草 15g	生牡蛎 30g
白术 10g	玄参 8g	党参 15g	赤芍 10g
白芍 10g			

连服半月余。

7 月 29 日五诊：双侧乳房已无胀紧痛感，舌有齿痕，苔薄白，脉弦细。上方再服月余。

9 月 2 日六诊：昨日去医院做乳透检查，乳腺增生已愈，面部痤疮也愈，嘱停药。

按：乳腺增生为妇科常见病，多发病，属于中医乳癖范畴。中医所说的乳癖主要表现是乳房部有大小不一的肿块，多数表面光滑，边界清楚，推之移动，可单侧发生，也可双侧发生，局部皮色不变，患侧腋下无肿大的淋巴结，局部有胀痛或刺痛感，多在经前或经期加重。

因乳头属厥阴肝，乳房属足阳明胃，冲脉隶属于阳明，冲脉、任脉又系于肝肾，本病的发生，与肝气郁结、冲任失调有关，故临床上常见乳房肿块，胀痛，每遇经期加重。治疗以疏肝理气为主，因是肿块，故在方中加软坚散结之品。

182. 乳核

（乳房纤维腺瘤）

王某，女，30岁，已婚。1997年10月12日初诊。

左乳房左侧上方皮下深处有蚕豆大疙瘩，质硬，表面光滑，能移动，按之不痛，经前、经期有胀痛感，已半年余。外科诊断为纤维腺瘤，嘱其手术切除，本人不愿手术，前来就医。

舌正常，苔薄白。脉弦。

诊为肝郁痰结。治以疏肝理气，软坚散结，方用逍遥散加减：

当归 12g	柴胡 6g	茯苓 10g	夏枯草 15g
白术 10g	甘草 6g	橘叶 15g	玄参 10g
生牡蛎 30g	海藻 15g	昆布 15g	紫贝齿 30g
赤芍 10g	白芍 10g		

7剂。

1998年2月17日二诊：药后乳房已不痛不胀，故停药。近日乳房又痛。舌正常，苔薄白，脉弦。

当归 12g	夏枯草 20g	生牡蛎 30g	路路通 15g
鳖甲 15g	海藻 15g	紫贝齿 30g	海浮石 20g
穿山甲 15g	半夏 10g	柴胡 6g	大贝母 10g
橘叶 15g	皂角刺 10g	玄参 10g	赤芍 10g
白芍 10g	天竺黄 8g	昆布 15g	

连服月余，纤维腺瘤消失。

按： 纤维腺瘤属中医的痰核之类，多由肝郁气滞，气滞血瘀，使气凝血聚日久成瘤，或由湿痰聚而不散，日久成瘤。该患既有郁结又有痰，痰郁日久而成瘤，故治以疏肝解郁、化痰软坚散结而愈。

183. 乳泣（一）

李某，女，20 岁，未婚，大学生。1999 年 4 月 17 日初诊。

双侧乳房流出少量白色而稀的液体，已 5 天，乳房无红肿热痛及肿块，无压痛，月经既往正常。现月经来潮已 2 天，色暗红，无块，量可，小腹微痛，同时伴有头晕头痛，耳鸣脑涨，大便干燥，6 日 1 次。

舌暗红，苔薄白。脉弦细。

证为肝经郁热，疏泄太过，以致乳泣。治以养血调经，活血泄热，方用桃红四物汤加减：

当归 15g	川芎 10g	熟地黄 10g	桃仁 10g
红花 10g	牛膝 15g	赤芍 15g	白芍 10g
益母草 15g	玄参 12g	何首乌 20g	龙胆草 6g
肉苁蓉 15g	五灵脂 10g	橘叶 10g	蒲黄 10g
大黄 6g			

12 剂。

5 月 1 日二诊：月经 5 天净，乳头出水已止，大便正常，但现牙痛，舌红暗，苔薄白，脉滑。肝火已泻，但胃火上升，治以清胃热，方用清胃散。

升麻 6g	黄连 10g	当归 15g	生地黄 20g
牡丹皮 10g	大黄 4g	生石膏 30g	竹叶 6g
木通 8g	甘草 6g	牛膝 15g	玄参 15g

7 剂愈。

184. 乳泣（二）

崔某，女，32岁，已婚，已产，教师。1999年6月19日初诊。

产后已6年，由去年双侧乳头自溢乳汁，色淡，量少，乳房不痛痒，无肿块，乳房抚之很软，无压痛，月经量少，色淡无块，5～6天净。15～20天一次。伴有心悸气短，疲乏无力。

舌淡有裂纹但不痛，苔薄白。脉沉细无力。

诊为脾胃虚弱，中气不足以致乳泣。治以健脾补气，升阳举陷，佐以疏肝理气，方用补中益气汤加减：

黄芪 15g	党参 15g	白术 10g	陈皮 8g
山茱萸 20g	柴胡 8g	当归 12g	香附 12g
青皮 6g	龙胆草 3g	葛根 15g	升麻 6g
甘草 6g			

连服50余剂。

8月7日二诊：乳头已不出水，月经量增多，色红，周期正常，心悸气短愈，病愈停药。

按： 第183案为肝郁化热，致使疏泄太过而成乳泣。肝藏血主疏泄，肝气郁滞，郁久化热，肝火亢盛，以致头晕耳鸣，脑涨脉弦。治以养血活血，柔肝，兼泻肝火，以制其疏泄太过而愈。

第184案为脾虚气不足，乳房隶属阳明，脾胃相表里，脾虚胃气不固，不能摄纳，以致乳泣。治用补中益气汤加葛根、山茱萸补中益气，升阳举陷，敛气摄纳而愈。

乳泣：胎前或未有怀孕，而乳汁自出者，称乳泣。

185. 乳汁自出

孟某，女，28岁，已婚。2002年4月9日初诊。

产后半月，乳汁稀少，乳汁不断自溢，奶少，孩子吃不饱。

舌淡，苔薄白。脉无力。

诊为气虚，摄纳无力，以致乳汁自出。治以补中益气，方用补中益气汤加减：

黄芪 15g	白术 10g	陈皮 8g	当归身 10g
丝瓜络 10g	升麻 6g	柴胡 8g	防风 10g
甘草 6g	葛根 15g	山茱萸 20g	鸡血藤 20g

7剂后，乳汁已不自溢，奶水增多，孩子已能吃饱。

按： 产时气随血下，气虚摄纳无力，乳汁不固以致乳汁自出。用补中益气汤健脾补气，升麻、柴胡、葛根升阳举陷，山茱萸摄敛元气，丝瓜络、鸡血藤通乳络，助下乳，防风鼓舞脾胃之气。产后乳汁不经婴儿吸吮，自然流出者，称为"乳汁自出"。产后乳汁虽多，但总流出，自然乳汁就不足了，用补气摄纳法，使乳汁不自流出，奶水也就够吃了。

186. 乳衄

王某，女，34岁，已婚，农民。1994年春初诊。

双乳头流出少量血，乳房胀而不痛，无红肿热痛，无硬块，已2个月。恐患癌症，曾到省二院、和平医院等检查，确诊非癌，前来求治。自述多年夫妻不和，心情不畅。月经后期，量少色暗有块，5～7天净。经前经期乳房胀痛，乳头出血增多。

舌暗红，有瘀点，苔薄白。脉弦。

诊为肝郁气滞，郁久化热，热伤乳络以致出血。治以疏肝理气，凉血止血，方用丹栀逍遥汤加减：

当归 10g	柴胡 8g	茯苓 10g	仙鹤草 15g
炒白术 10g	橘叶 15g	甘草 6g	茜草 12g
生地炭 30g	藕节炭 30g	栀子 10g	薄荷 4g
牡丹皮 8g	白茅根 15g	赤芍 10g	白芍 10g

连服月余而愈。

按： 夫妻不和，长期抑郁，郁久化热，热伤血络以致出血，治以清热凉血止血。肝郁气滞，气滞则血瘀，故月经期乳房胀痛，月经后期有块，舌暗有瘀点。治疗以疏肝理气为主，佐以活血之品，治疗月余而愈。

187. 乳痈（一）

魏某，女，27岁，已婚，工人。

产后3个月，正值哺乳期，乳汁充足。昨日上班，半日未喂奶，乳汁正多，搬运重物而挤压乳房，下班时即感乳房胀而不适，夜间开始双侧乳房肿痛，发热恶寒，今日加重，双侧乳房红肿热痛，发热恶寒，头痛身痛，面红气粗，体温39.3℃，口唇干红。检查：双侧乳房红热肿硬，胀痛引及双腋下胀痛，无局限性硬块，无波动。

舌红，苔黄，脉数。

证为乳痈，治以清热解毒，通络散结。

蒲公英 30g	金银花 20g	紫花地丁 20g	连翘 15g

黄连 10g	瓜蒌 12g	丝瓜络 15g	炮山甲 10g
青皮 6g	橘叶 15g	郁金 12g	大黄 6g
路路通 15g			

4 小时服 1 次，连服 6 剂而愈。

188. 乳痈（二）

蔡某，女，27 岁，已婚，工人。1984 年 12 月 7 日初诊。

产后 10 天，由前天右乳房胀痛，发热恶寒，周身痛，体温 39.5℃，曾服解热镇痛药不解，反而加重，又用青霉素、链霉素仍无效，故前来就医。

检查：双乳房红肿热痛，无波动，双乳头凹陷，均有多处裂口出血，孩子不能吸吮。口渴纳呆，小便黄，大便干，面赤。

舌红，苔薄黄。脉弦数。

诊为乳痈，治以清热解毒、消痈，方用五味消毒饮加减：

金银花 15g	蒲公英 20g	荆芥穗 6g	紫花地丁 18g
苏叶 6g	连翘 12g	玄参 15g	野菊花 15g
鸡血藤 15g	瓜蒌 18g	白芷 6g	橘叶 10g

2 剂，4 小时服 1 次。

12 月 8 日二诊：昨日中午开始服药，晚上热即退，现体温 37℃左右，无发热恶寒及身痛，乳房红肿热痛也减，仍口渴便干，舌红，苔薄黄，脉数。上方去荆芥穗、苏叶，加夏枯草 15g、大贝母 10g，3 剂，仍 4 小时服 1 次。

12 月 11 日三诊：乳房红肿热痛已消，乳头破裂亦愈。

189. 乳痈（三）

王某，女，26 岁，已婚，护士。1980 年 7 月 20 初诊。

产后 20 多天时，右侧乳房患乳腺炎，在省医院外科住院手术。术后好转出院，但至今刀口未愈合，流少量脓水，局部已无红肿热痛，已 7 月余，已停止哺乳。

舌淡，苔薄白。脉无力。

诊为正气不足，以致刀口不愈合。治以补气托毒生肌。方用补中益气汤加减：

黄芪 20g	党参 20g	当归 15g	鸡血藤 30g
白术 10g	甘草 6g	蒲公英 20g	陈皮 8g
升麻 6g	柴胡 8g	金银花 20g	连翘 15g

连服月余而愈。

按： 乳房部红肿热痛，甚至化脓溃烂，伴有发热恶寒者，称为乳痈，即常说的乳腺炎。发生在哺乳期中的叫外吹乳痈，发生在妊娠期中的名内吹乳痈。以上 3 例均为外吹乳痈，引起的原因多是乳汁蓄积，致使气血壅滞，化热而成，或肝胃毒热而致。

前两例均在急性期，尚未化脓，用大量清热解毒之品，佐以通乳散结之药而愈。第 3 例是化脓后开刀排脓，引流，由于体虚，托毒生肌无力，故 7 个多月未愈合，用补气托毒生肌药而愈。

外吹乳痈，为妇科常见病，多发生于初产妇女产后第 3～4 周。乳痈的发生主要是因为乳汁的蓄积，使乳络不通，所以治重在通。治疗方法是在清热解毒的基础上，加疏通乳络之品，4 小时服 1 次，使药力接续，疗效更佳。

平脉辨证相濡医案（第二版）

190. 缺乳症

李某，女，32 岁，已婚，干部。2002 年 3 月 22 日就诊。

顺产一男婴已 20 天，母子健康，但乳汁缺少，婴儿吃不饱，故前来就医。

患者素体虚弱，产后更感疲乏无力，虚汗不止，食少纳呆，大便干，2 日 1 次，乳汁稀少，乳房柔软无胀感，面色㿠白。

舌淡，苔薄白。脉沉细无力。

证为气血不足，以致乳汁稀少。治以补气养血，通经下乳。方用自拟方。

党参 15g	黄芪 15g	炒白术 10g	莲子肉 20g
丝瓜络 15g	甘草 6g	漏芦 30g	鸡血藤 20g
当归身 12g	橘叶 15g	通草 6g	瓜蒌 10g
炮山甲 20g	王不留行 20g		

7 剂。

2002 年 6 月，因婴儿发热前来就医。告知服药 3 剂后乳汁明显增多；7 剂服完乳汁变稠增多，婴儿即能食饱。

按：气血为乳汁之源，平素体虚，产时气随血下，气血更虚，乳汁无以化生，故乳汁稀少，乳房无胀感。《妇人大全良方》曰："妇人乳汁不行，皆由气血虚弱，经络不调所致。"故治用黄芪、党参、白术、莲子肉、甘草补气健脾，盖气血足，化源生，乳汁自增；王不留行、穿山甲、漏芦、丝瓜络通经下乳；橘叶、路路通均能疏肝理气，下乳；橘叶专散肝胃滞气，长于行肝气散结，乳头为肝经所过之处，橘叶引药达乳头，又作引经药之用；瓜蒌利气宽胸通乳，润肠通便，借此治大便干燥；通草入胃经，乳房又是胃经所过之处，通草能通气上达而下乳，7 剂而愈。

个人体会，缺乳之症，必须在补气血的基础上，加通经下乳药，只用下乳药无济于事，因气血为乳汁之源也。

191. 癥瘕（一）

（卵巢囊肿）

吴某，女，41岁，已婚，铁路干部。2002年10月26日初诊。

右侧卵巢囊肿，去年10月切除，相继左侧又发现囊肿，3.2cm×4.5cm大小，无明显症状，不愿再手术，故前来就诊。

舌正常，苔薄白。脉滑尺无力。

证为血瘀水积所致癥瘕。治以活血化瘀，利水散结，方用桂枝茯苓丸加减：

桂枝 10g	茯苓 20g	赤芍 10g	桃仁 10g
红花 10g	大腹皮 12g	鳖甲 15g	猪苓 12g
泽泻 10g	牡丹皮 12g	大贝母 10g	生牡蛎 30g
昆布 20g	玄参 10g	海藻 15g	甘草 6g

14剂。

11月9日二诊：月经11月6日来潮，量可，左小腹隐痛，舌暗红，苔薄白，脉滑。

桂枝 10g	茯苓 10g	赤芍 12g	牡丹皮 15g
桃仁 10g	红花 10g	甘草 6g	当归 15g
川芎 10g	熟地黄 10g	白芍 10g	生牡蛎 30g
海藻 15g	延胡索 15g	乌药 15g	昆布 20g
鳖甲 15g			

14剂。

11月30日三诊：药后感气短，舌胖大，尖红，苔薄白，脉滑。

桂枝 10g	茯苓 15g	赤芍 10g	桃仁 10g

红花 10g	夏枯草 15g	海藻 15g	鳖甲 15g
玄参 10g	牡丹皮 12g	生牡蛎 30g	大贝母 10g
黄芪 15g	党参 15g	昆布 20g	猪苓 15g
甘草 6g			

上方再连服到 2003 年 1 月 24 日。

2003 年 1 月 25 日四诊：1 月 20 日在铁路医院做 B 超检查，左侧卵巢有 1.9cm×1.84cm 大的囊肿。舌红，苔薄白，脉滑，仍用上方连服到 3 月 8 日。3 月 6 日又去铁路医院做 B 超检查，卵巢囊肿已消失，4 月 5 日又去省三院 B 超检查，结果附件未见异常，嘱停药。

192. 癥瘕（二）

（卵巢囊肿）

曹某，女，53 岁，已婚，教师。2003 年 3 月 4 日初诊。

素有乳腺增生，子宫肌瘤及左侧卵巢囊肿去年均已切除。2003 年 2 月 28 日在和平医院检查，右侧附件区见 57.4cm×35.7cm 液性暗区，诊为卵巢囊肿。现胃脘堵满，恶心未呕，纳呆且厌油腻，小腹坠痛，尿热频数，已年余，近 10 日加重。

舌胖大，苔黄厚。脉弦滑数。

诊为湿热中阻以致脘满恶心纳呆，湿热下注以致淋证。卵巢囊肿属中医的癥瘕。治以清热化湿，活血散结消癥，方用桂枝茯苓丸加减：

瞿麦 15g	萹蓄 15g	茵陈 15g	藿香 10g
鸡内金 15g	黄芪 15g	砂仁 8g	桂枝 10g
茯苓 20g	赤芍 10g	桃仁 10g	炒白术 10g
石菖蒲 10g	鳖甲 15g	厚朴 10g	海藻 15g
昆布 20g	夏枯草 15g		

7 剂。

3月11日二诊：小便已正常，脘腹胀满、烧心均减轻，大便正常，舌正常，苔薄白，脉滑。

党参 10g	茯苓 20g	炒白术 10g	黄连 10g
吴茱萸 8g	瞿麦 15g	萹蓄 15g	青皮 8g
陈皮 8g	夏枯草 15g	滑石 15g	通草 8g
桃仁 10g	桂枝 10g	赤芍 10g	大贝母 10g
鳖甲 15g	竹叶 4g		

7剂。

3月25日三诊：上方共服半月，现无明显症状，舌正常，苔薄白，脉滑数。

桂枝 10g	茯苓 20g	赤芍 15g	桃仁 10g
牡丹皮 15g	大贝母 10g	猪苓 20g	泽泻 15g
滑石 15g	大腹皮 15g	海藻 15g	甘草 6g
昆布 20g	玄参 10g	夏枯草 15g	

21剂。

4月5日四诊：4月14日去和平医院B超检查，双侧附件未见异常，卵巢囊肿已愈。停药。

按：卵巢囊肿属中医的癥瘕范畴。例1病情单纯，无明显症状，有时气短，说明兼有气虚，在桂枝茯苓丸加减方中加补气药而愈。例2病情复杂，除卵巢囊肿外，还有尿路感染、乳腺增生，兼有消化系疾病，治时各种病均治，当只剩卵巢囊肿时，用桂枝茯苓丸加减而愈。

卵巢囊肿是妇科常见病，多发病，属于癥瘕范畴，是由正气虚，邪气乘虚而入，使营卫气血失调，导致气血流通不畅，以致气血瘀滞，水湿积聚，气血水湿互结而成。治疗原则，活血化瘀，软坚散结，利水渗湿。方在桂枝茯苓丸中加大量的利水渗湿及软坚散结药，我用此方治疗卵巢囊肿每获良效。

凡是癥瘕之类疾病，我多海藻与甘草同用，二者为相反之品，但用之多年，未见不良反应，软坚散结效更佳。

193. 癥瘕（三）

（子宫肌瘤）

张某，女，32岁，已婚，无极县人。1989年4月20日初诊。

月经10～15天一次，血量多，色淡无块，一般7～10天净，已3月余。现月经来潮已5天，血量多，色淡无块，今日量稍减，伴有心悸气短，疲乏无力，面色苍白。3月3日到县医院做B超检查，子宫约8cm×5cm×4cm，宫底后方内可见3cm×2cm增强光团，超声提示，子宫肌瘤，左侧输卵管积液。

舌淡，苔薄白。脉沉细无力。

证为脾虚，气血无力，以致月经先期量多，子宫肌瘤属中医的癥瘕。治以健脾益气，软坚散结，消癥，方用归脾汤加减。正值经期先予止血。

黄芪 15g	党参 15g	仙鹤草 15g	生地炭 30g
藕节炭 30g	木香 6g	阿胶 15g	茯神 10g
茜草 10g	炒白术 8g	升麻炭 6g	桂圆肉 20g

7剂。

4月28日二诊：经血已净，但身体仍感无力，面色好转，舌淡，苔薄白，脉无力。

黄芪 15g	党参 15g	夏枯草 15g	玄参 10g
生牡蛎 30g	三棱 8g	昆布 20g	海藻 20g
大贝母 10g	莪术 8g	甘草 6g	

14剂。

5月8日三诊：无明显症状，舌脉如前，因月经快来潮，为防出血多，先健脾止血。

| 黄芪 15g | 党参 15g | 茯苓 10g | 炒白术 8g |
| 桂圆肉 20g | 阿胶 15g | 甘草 6g | 鳖甲 15g |

平脉辨证相濡医案（第二版）

| 昆布 20g | 茜草 10g | 生牡蛎 30g | 仙鹤草 15g |
| 木香 6g | 炒酸枣仁 10g | 藕节炭 30g | |

7剂。

5月23日四诊：月经5天净，舌正常，苔薄白，脉无力。

黄芪 15g	党参 15g	夏枯草 15g	生牡蛎 30g
昆布 20g	桃仁 10g	桂枝 10g	茯苓 20g
大贝母 10g	大腹皮 15g	泽泻 15g	猪苓 12g
鳖甲 15g	玄参 10g	牡丹皮 10g	甘草 6g

15剂。

6月9日五诊：6月3日又到县医院B超检查，子宫正常，宫内回声均匀，内膜线可见，左侧可见约2cm×2cm暗区，边界清晰，内部回声均匀，超声提示：子宫正常，左侧输卵管积液。舌正常，苔薄白，脉无力。上方再进10剂。

6月19日六诊：月经15日来潮，血量不多，色红，无块，舌正常，苔薄白，脉较前有力，面色见红润，上方再连服月余。

7月20日七诊：昨日又到县医院检查，B超提示，子宫附件未见异常，说明子宫肌瘤及输卵管积液均愈，嘱停药。

194. 癥瘕（四）

（子宫肌瘤）

许某，女，28岁，已婚，本院职工。

1994年春，妇科检查，子宫有1.8cm×2cm的肌瘤，无明显症状，体质好。

舌正常，苔薄白。脉弦。

治以活血消癥，软坚散结，方用桂枝茯苓丸加减：

| 桂枝 10g | 茯苓 10g | 牡丹皮 10g | 赤芍 10g |

生牡蛎 30g	玄参 10g	大贝母 10g	桃仁 10g
鳖甲 15g	昆布 20g	海藻 20g	夏枯草 15g

连服月余。复查子宫正常。

按： 两例均为子宫肌瘤，例1较复杂，系子宫肌瘤兼有脾虚的出血，所以治疗先健脾止血，防止出血多影响健康。当血少后或月经正常后则软坚散结消癥为主治疗。子宫肌瘤消失了，但还有输卵管积液，仍按癥瘕治疗，因有积液故加利水渗湿之品。例2是单纯的子宫肌瘤，未有症状，普查时发现，肌瘤也小，故很快治愈。

子宫肌瘤是妇科常见的良性肌瘤，多发生于30岁以后生育年龄的妇女，属中医的癥瘕范畴，本病在《内经》中被称为肠覃、石瘕或瘤。如《灵枢·水胀篇》曰："肠覃如何？岐伯曰：寒气客于肠外，与气相搏，气不得荣，因有所系，癖而内著，恶气乃起，息肉乃生，其始起也，大如鸡卵，稍以益大，至其成如怀子之状，久者离岁，按之则坚，推之则移，月事以时下，此其候也。"又曰："石瘕者，生于胞中，寒气客于子门，子门闭塞，气不得通，恶血当泻不泻，衃以留止，日以益大，状如怀子，月事不以时下。"本病的主要原因是血行阻滞，如气滞血瘀，或气虚血瘀等可导致本病的发生。如《景岳全书》说："瘀阻留滞作癥，唯妇人有之。"所以治疗是以活血化瘀、软坚散结、消癥为主。子宫肌瘤与卵巢囊肿，均是妇人之癥瘕，治法基本相同，不同之处是卵巢囊肿加大量的利水渗湿之品，因囊肿有液体，所以加利水药效果好。

195. 癥瘕（五）

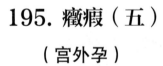

（宫外孕）

赵某，女，25岁，已婚，本院职工。1997年2月21日初诊。

宫外孕住院保守治疗。2月12日B超检查提示，子宫大小正常，于左上方可探及不均匀团块 2.9cm×3.7cm，内似胎芽 1.8cm×1.1cm，诊为左侧陈旧性宫外孕，出院保守治疗。刻诊无明显症状。

舌正常，苔薄白，脉无力。

证属癥瘕。治以活血化瘀，软坚消癥，方用桂枝茯苓丸加减：

桂枝 10g	茯苓 15g	赤芍 10g	牡丹皮 10g
夏枯草 15g	鳖甲 15g	玄参 10g	海藻 15g
昆布 15g	炮山甲 15g	桃仁 10g	黄芪 15g
当归 15g	生牡蛎 30g		

14 剂。

3月5日二诊：3月3日又做B超检查，提示：子宫大小正常，子宫外形存在，内部回声较均匀，子宫左侧可见直径1.9cm×1.7cm大小的液性暗区，其形较规整，内可见小的强光点回声。仍无明显症状，饮食、二便正常，舌正常，苔薄白，脉较前有力。

桂枝 10g	茯苓 20g	白术 10g	益母草 20g
大腹皮 12g	赤芍 10g	桃仁 10g	猪苓 15g
炮山甲 15g	夏枯草 15g	鳖甲 15g	牡丹皮 10g
海藻 20g	生牡蛎 30g	泽泻 15g	昆布 20g
泽兰 15g			

连服一个半月。

4月10日B超检查，提示子宫大小正常，双附件未见异常，病愈停药。

6月12日妊娠试验阳性，诊断早孕，后告知足月生一健康女婴。

按：受精卵在子宫腔以外任何部位着床发育时，称为"宫外孕"，也称"异位妊娠"。祖国医籍中并无本病的记载，从症状及体征上来看，可散在于"堕胎""痛经""经漏""癥瘕"等记载中。宫外孕按着床部位的不同，可分为"输卵管妊娠""腹腔妊娠""卵巢妊娠"3种。以输卵管妊娠最为多见，约占95％以上。本例患者即是输卵管妊娠，属癥瘕范畴。所以用活血化瘀，软坚消癥，方用桂枝茯苓丸加味治疗。治疗半月后，从B超检查结果看，宫外孕好转，但又有液性暗区，考虑有积液，故在上方的基础上加入利水渗湿药。口服40多天后，经B超检查子宫附件均正常，病愈。

宫外孕是妇产科常见的急腹症之一，严重危害着妇女的健康，因此临床遇有本病，要特别注意，要及早作出正确诊断，采取适当治疗。过去，手术是本病的唯一根治方法，近年来经中西医共同研究，采取中西医结合非手术疗法，用中药为主，已取得了显著成效。

196. 阴吹（一）

韩某，女，36岁，已婚。2002年12月20日初诊。

阴吹频作如矢气有声，坐时加重，伴有乳房、腋下以及胸肋胀痛，喜太息，经前乳房胀痛加重，双膝以下冰凉，气短无力，出虚汗。

舌正常，苔薄白。脉略弦滑。

诊为肝郁气滞，兼有气虚。治以疏肝理气，方用逍遥散加减：

当归 15g	柴胡 8g	白芍 10g	黄芪 15g
甘草 6g	炮姜 3g	炒白术 10g	橘叶 15g
党参 15g	香附 12g	郁金 15g	薄荷 6g

连服14剂而愈。

按： 证为肝郁气滞，气机不畅，气积于内，阴器属厥阴部位，精窍通冲任之脉，积气攻注于下，使气陷于胞宫，直走精窍而出，阴器隐隐有声。气短无力，出虚汗，兼有气不足，提摄无力，也可致阴吹发作。治以疏肝理气，兼补气而愈。

197. 阴吹（二）

张某，女，30岁，已婚，本院职工。1992年1月5日初诊。

从产后，阴吹频作如矢气有声，坐卧时少，动则多，簌簌作响，旁人听后，奇怪为何矢气如此多，患者总假说消化不良之故，以盖阴吹之羞，由此心理压力很大，总是不愿见人，已4年有余。近半年多，阴道出血，淋沥不断，时多时少，色淡红，无块，伴有心悸气短，失眠，疲乏无力，纳呆，面色苍白。

舌正常，苔薄白。脉细无力。

证属心脾虚，脾不统血以致漏下，气陷不升而致阴吹。治以补心脾，方用归脾汤加减：

黄芪 12g　　　党参 10g　　　茯苓 10g　　　桂圆肉 15g

血余炭 10g　　白术 10g　　　阿胶 10g　　　香附 10g

生地炭 30g　　藕节炭 30g　　酸枣仁 10g　　茜草 10g

远志 6g　　　仙鹤草 10g

10剂。

1月16日二诊：药后阴吹及漏下均愈，现无明显症状，舌正常，苔薄白，脉无力，治宗上法，上方再进5剂。

1992年3月20日，患者告知，愈后未再犯。

2002年相遇，一直很好，病未复发。

198. 阴吹（三）

常某，女，19岁，未婚，本院学生。1997年11月6日初诊。

该生为我院94级学生，近月余阴吹频作，如矢气簌簌有声，甚是羞涩，故前来求医。

刻诊：胸闷气短，疲乏无力，每天早上恶心，纳呆，同时伴有阴吹频作已月余，带多，色黄质稀，阴痒难忍，已3年余。

舌正常，苔薄白，脉滑无力。

证为脾虚湿盛，治以补中益气合完带汤加减。

黄芪 15g　　　党参 15g　　　升麻 6g　　　柴胡 6g

平脉辨证相濡医案（第二版）

| 当归 10g | 甘草 6g | 芡实 15g | 苍术 10g |
| 白术 10g | 黄柏 10g | 白果 8g | 芥穗炭 10g |

7剂。

11月19日二诊：药后症减，但仍有阴吹，胸闷气短，疲乏无力，舌正常，苔薄白，脉无力。治宗上法。

黄芪 15g	陈皮 6g	升麻 6g	柴胡 8g
龙胆草 3g	党参 15g	当归 10g	山药 12g
甘草 6g	白芍 10g	芡实 15g	苍术 10g
白术 10g	黄柏 10g		

7剂。

11月26日三诊：药后阴吹愈，带下仍多，色黄质稀，胃脘饱满，不欲饮食，舌正常，苔薄白，脉沉无力。上方加薏苡仁 15g、佩兰 10g，7剂。

12月4日四诊：药后胃脘饱满愈，纳增，带减，但色仍黄，二便正常，舌正常，苔薄白，脉较前有力。治以健脾祛湿，清热解毒，方用完带汤加减：

白芍 10g	山药 15g	柴胡 8g	车前子 10g
党参 15g	黄芪 15g	葛根 10g	芡实 15g
败酱草 30g	苍术 10g	白术 10g	

7剂。

按：例2例3，均为中气不足，气虚下陷所致。例2为心脾虚，统摄无权，而致阴吹，又因脾虚统血无力而致漏证，用归脾汤加减而愈。例3亦为脾虚，脾虚中气下陷，以致阴吹，脾虚运化失职，湿邪下注，而成带下，兼有湿阻中焦，用补中益气汤合完带汤加减而愈。例1系肝郁气滞所致阴吹，也兼有气虚之证。

阴吹系妇女阴道有气排出，并带有声响的一种疾病，是妇科常见病，患者多因羞于启齿，而不就诊。

本病始见于《金匮要略·妇人杂病脉证并治篇》，如曰："胃气下泄，阴吹而正喧，此谷气之实也，猪膏发煎导之。"说明该病是由谷气实，胃

平脉辨证相濡医案（第二版）

210

气下泄所致，后世各家均有论述，治疗方法也不一。《张氏医通》所载系由瘀血所致，用失笑散而愈。多数医家认为中气下陷者多，所以用补中益气汤。

关于阴吹的形成，各种原因均可引起，如气滞、血瘀、谷气实、胃气下泄等。但我认为是体虚，正气不足，尤其气虚，统摄无力，阴道松弛，气从阴道穹窿部而入，尤其在收腹时，阴道穹窿部形成腹压，故治疗多予补中益气。

199. 同房阴痛（一）

崔某，女，33 岁，已婚。2002 年 7 月 22 日初诊。

同房时阴痛，伴有小腹胀痛，已 3 月余，平素带多，色白稠，腰酸胀，舌干，心烦，大便正常。

舌稍淡，苔白稍厚，脉无力。

证为湿邪下注，治以健脾利湿，佐以补肾，方用完带汤加减：

白芍 10g	山药 15g	柴胡 8g	党参 15g
车前子 10g	陈皮 8g	甘草 6g	芡实 20g
薏苡仁 20g	土茯苓 20g	狗脊 20g	川续断 12g
芥穗炭 10g	苍术 10g	白术 10g	

7 剂。

7 月 30 日二诊：药后同房时阴痒及小腹胀痛减轻，平时腰酸胀也减。但累后腰痛，带不多，色白而不稠。舌正常，苔薄白，脉无力。上方加鱼腥草 30g、败酱草 30g，7 剂。

8 月 6 日三诊：现同房时已不阴痛，他症也愈。但近日胃脘胀满，大便稀，日 5 次，舌淡，苔微黄，脉无力。

厚朴 10g	茯苓 10g	干姜 3g	草蔻 10g

| 青皮 8g | 陈皮 8g | 鸡内金 15g | 木香 6g |
| 党参 15g | 甘草 6g | 炒白术 8g | |

7 剂。

8 月 13 日四诊：症愈。

200. 同房阴痛（二）

邬某，女，34 岁，已婚。2002 年 6 月 25 日初诊。

同房时阴痛，同房后阴肿痛，伴有低热，37.2℃～37.5℃，已 3 年余，近 2 月尿频，阴痒，同房后加重，带不多，色黄，小腹痛。西医诊为尿路感染、阴道炎、急性盆腔炎，输液及口服消炎药无效，前来就医。

舌正常，苔薄白。脉细无力。

诊为湿热下注。治以健脾，清利湿热，方用四君子汤合苓桂术甘汤加减：

党参 15g	炒白术 10g	益母草 15g	鱼腥草 30g
桂枝 10g	金银花 20g	大腹皮 15g	车前子 10g
败酱草 30g	茯苓 20g	泽兰 15g	甘草 6g

连服 14 剂。

| 艾叶 50g | 川椒 20g | 石榴皮 30g | 黄连 30g |

6 剂，外洗阴部。

7 月 23 日二诊：药后同房后阴肿感减轻，已不低热，小腹也不痛，但近日阴痒加重，尿后段排尿费力，舌正常，苔稍黄，脉细数。

金银花 20g	蒲公英 20g	败酱草 30g	鱼腥草 30g
土茯苓 30g	薏苡仁 20g	牡丹皮 20g	紫草 30g
车前子 10g			

7 剂。

9 月 3 日三诊：现同房阴已不痛，阴肿痒也减，带也不多，色白，无异味，舌正常，苔薄白，脉无力。上方加地肤子 10g、蛇床子 10g、蜂房 10g，连服 28 剂而愈。

按：同房阴痛，从西医学讲，多是炎症所致，治疗两例，均为湿热下注，湿热伤及阴部所致肿痛，脾主运化水湿，脾虚运化水湿失常，湿下注，湿郁化热，湿热灼伤阴部以致溃烂，阴痛或痒，故治疗主要以健脾利湿、清热解毒为主。阴痒者，加清热解毒、杀虫止痒之品外洗之。

201. 梦交

甄某，女，25 岁，已婚，平山农民。1998 年 3 月 28 日初诊。

素体虚弱，心悸心烦，气短乏力，失眠多梦，梦交频作，白日则感筋疲力尽，头晕耳鸣，腰酸腿软，记忆力减退，已两年余。月经先后不定期，量多，色淡红，10 天方净，大便干，2 日 1 次。

舌正常，苔薄白。脉沉无力，尺脉尤甚。

证为肾水不足，相火妄动，兼有心脾虚。治以滋肾水泻相火，兼补心脾，方用知柏地黄汤合归脾汤加减：

当归 10g	远志 8g	熟地黄 10g	山茱萸 20g
生牡蛎 30g	茯神 15g	泽泻 10g	牡丹皮 10g
炒酸枣仁 18g	桂圆肉 20g	党参 15g	黄芪 15g
知母 8g	山药 15g	黄柏 8g	

7 剂。

4 月 4 日二诊：药后心、、梦交愈，睡眠、心悸好转，月经来已 6 天，量多色淡，现未净，腰痛肢软，大便干，舌正常，苔白厚，脉沉无力。治宗上法。

熟地黄 10g	炙黄芪 15g	党参 15g	桂圆肉 20g
山药 15g	牡丹皮 10g	山茱萸 20g	泽泻 10g
茯神 15g	知母 10g	仙鹤草 15g	生龙骨 30g

生牡蛎 30g　　　黄柏 10g　　　当归身 10g　　　茜草 12g

石菖蒲 10g

14 剂。

4 月 28 日三诊：药后上症均愈，但近日带多，色黄稠，舌正常，苔薄白，脉沉滑。此为脾虚，湿热下注，治以健脾祛湿热，佐以补肾泻相火。

黄芪 15g　　　党参 15g　　　茯神 10g　　　炒酸枣仁 20g

桂圆肉 20g　　　熟地黄 10g　　　芡实 15g　　　薏苡仁 15g

山茱萸 20g　　　龙骨 30g　　　牡蛎 30g　　　茜草 12g

黄柏 6g　　　山药 15g　　　牡丹皮 10g　　　知母 6g

7 剂。

按：头晕耳鸣，腰酸肢软，尺脉无力，此乃肾水不足，水亏不能制火，相火妄动，发为梦交。心悸气短，疲乏无力，失眠多梦，经期长，色淡红，量多，脉无力，皆由心脾虚所致。脾虚气血化生不足，故而气血亦虚。心藏神，心血亏则神无所依，肝血虚则魂无所附，气血虚神魂不能守舍，脾肾虚则意与志恍惚不能自主，故而发生梦交。知柏地黄汤滋肾泻相火，肾水足，相火宁，则精神安定，梦交自愈。用归脾汤加减，补心脾，益气血，则神安其宅，神魂内守，则无梦交之虞。气足帅血有力，月经自愈。方中远志能交通心肾，使水火既济，神志安定，梦交得除。治疗月余，诸病皆除。

202. 阴挺（一）

（子宫脱垂）

张某，女，30 岁，已婚，医学院班主任。1998 年 12 月 7 日初诊。

产后 4 个多月，阴道壁膨垂已 3 个月，伴有疲乏无力，动则气短，乳汁稀少。

舌正常，苔薄白。脉无力。

诊为气虚下陷所致子宫脱垂。治以补中益气，升阳举陷，方用补中益气汤加减：

黄芪 20g　　白术 10g　　陈皮 6g　　升麻 6g

柴胡 8g　　党参 20g　　葛根 12g　　王不留行 15g

山药 15g　　当归身 15g　　甘草 6g　　橘叶 15g

通草 6g　　漏芦 10g　　炮山甲 15g

7 剂。

12 月 13 日二诊：药后乳汁增多，疲乏气短好转，但站时间长以及累时，阴道有下坠感，舌脉如前。

黄芪 20g　　白术 10g　　陈皮 6g　　升麻 6g

柴胡 8g　　甘草 6g　　党参 20g　　王不留行 15g

防风 10g　　当归身 15g　　葛根 20g　　橘叶 15g

通草 6g　　漏芦 18g　　炮山甲 15g

5 剂。

12 月 21 日三诊：昨日去妇产科检查，阴道壁已无脱垂，站立时间及累后也无下坠感。乳汁增多，孩子已能吃饱，舌脉如前。

黄芪 15g　　白术 10g　　陈皮 6g　　升麻 6g

山茱萸 20g　　党参 15g　　甘草 6g　　葛根 15g

柴胡 8g　　当归身 10g

10 剂。

1999 年元旦来电话，病愈，一直很好。

203. 阴挺（二）

（子宫脱垂）

白某，女，31 岁，已婚，工人。1998 年 10 月 24 日初诊。

子宫脱垂已 6 年，时好时坏，累后加重，休息则轻，每遇经期第 1

天，腹痛下坠严重。现小腹下坠，阴道有物脱出感，坠胀不适，卧则舒，伴有疲乏无力，四肢不温，精力不足，腰酸痛，面色萎黄。近日妇科检查，诊为子宫脱垂Ⅰ度。

舌暗有齿痕，苔薄白。脉细无力。

证为中气下陷，带脉失约，致子宫脱垂。治以补中益气，升阳举陷，补肾固带，方用补中益气汤加减：

黄芪 15g	党参 15g	柴胡 8g	升麻 6g
当归身 15g	白术 10g	甘草 6g	陈皮 8g
肉桂 10g	狗脊 20g	川续断 12g	煅龙骨 30g
煅牡蛎 30g	炮姜 5g		

连服两个多月而愈。

按：子宫从正常位置沿阴道下降至坐骨棘水平以下，甚至脱出阴道口外者，称为"子宫脱垂"。古称"阴挺""阴痔""阴脱""阴菌""阴挺下脱"等。因本病多发生在产后，又称"产肠不收""子肠不收"。本病的发生多与气虚下陷、肾虚、冲任不固、带脉失约有关，亦有因湿热下注者。以上两例均为中气不足，气虚下陷，系胞无力所致。例1因脾气虚，脾为气血化生之源，乳汁又为气血所化生，因此在补中益气汤的基础上，加通经下乳之品，乳汁自然增多，子宫脱垂也愈。例2除中气不足外，尚有肾虚、冲任不固、带脉失约。肾为冲任之本，肾虚则冲任不固；胞系于肾，肾虚则系胞无力；带脉总约束诸脉，尤其腰以下诸脉，带脉失约，无力维系胞宫等，以致子宫脱垂。故治疗仍在补中益气的基础上，加补肾及固带脉之药。如：加狗脊、川续断补肾固带及冲任；龙骨、牡蛎固涩带脉；炮姜、肉桂温阳祛带脉之寒；方中升麻、黄芪、党参、当归共奏补中气、固带脉，使下陷者上升之功，气足带固，则子宫下垂自愈。

204. 月经过少（一）

魏某，女，27岁，已婚，工人。2000年8月6日初诊。

1998年、1999年、2000年连续3年做人工流产。平素月经正常，2000年1月人流后，月经周期正常，但经量逐渐减少，发展到每天换卫生巾一次且纸未透，两天净，已半年余。月经今日来潮，色淡红，无块，血量尚未多。腰酸，有时少腹痛。

舌胖大，有齿痕，苔薄白。脉细无力，尺脉尤甚。

证为脾肾两虚，气血不足，治以补肾健脾，养血调经。方用圣愈汤加减：

黄芪 15g	党参 15g	当归 12g	白芍 10g
川芎 10g	熟地黄 10g	桃仁 10g	益母草 15g
巴戟天 10g	菟丝子 12g	山茱萸 20g	五味子 8g

3剂。

8月9日二诊：月经两日净，量仍不多，但较前略有增加。脐周硬并刺痛，纳呆，大便正常，舌胖有齿痕，苔薄白，脉细无力。脐周硬并刺痛，为瘀血所致。故改用茯苓桂枝汤合圣愈汤加减治疗。

桂枝 10g	茯苓 10g	牡丹皮 10g	赤芍 12g
桃仁 10g	红花 10g	川芎 10g	熟地黄 10g
白芍 10g	当归 15g	黄芪 15g	党参 15g
焦三仙 10g	鸡内金 15g	益母草 15g	狗脊 20g

7剂。

8月23日三诊：药后纳增，但感疲乏无力。舌脉如前。治以补脾，益气养血，方用八珍益母汤加减：

| 黄芪 15g | 党参 15g | 炒白术 10g | 当归 12g |
| 白芍 10g | 川芎 10g | 熟地黄 10g | 益母草 15g |

7剂。

9月10日四诊：9月4日月经来潮，血量明显增加，已恢复到正常量，色暗红，无块，4天净，精神体力均佳。苔薄白，脉虽无力，但较前好转。上方再进7剂。

按： 多次流产，屡伤肾与气血。肾虚则腰酸，尺无力。舌胖大有齿痕为脾虚之征。肾藏精，脾为气血化生之源，精血又可相互转化，脾肾亏，血必亏少。血是月经的物质基础，血少则血海空虚，无血可下，故月经量少。用黄芪、党参补气健脾，滋后天之本，化生之源；巴戟天、菟丝子、山茱萸、五味子补先天之本；桃红四物汤加益母草，养血活血调经。二诊、三诊出现脐周围硬刺痛，乃系瘀血作祟，瘀血阻滞，血流不畅，以致月经量少，故改用桂枝茯苓丸加圣愈汤，以补气养血，活血化瘀；加焦三仙、鸡内金，消食增进食欲；狗脊补肾。四诊、五诊病愈，用八珍益母汤补气养血以善其后。

205. 月经过少（二）

王某，女，39岁，已婚，干部。2001年6月18日初诊。

1999年曾有月经后期4个月（40～50多天一次），经服中药愈。近5个月来，经量特别少，只见点滴，色黑红，两天净。末次月经5月12日。现心悸失眠，腰酸尿频，夜尿2～3次，双耳有堵胀感，口干渴，喜冷饮。

舌红，苔薄白。脉数，尺脉无力。

证属血虚有热，兼肾气不足。治以清热凉血，佐以补脾肾，方用芩连四物汤加减：

黄芪 15g	党参 15g	当归 10g	赤芍 10g
白芍 10g	川芎 10g	生地黄 10g	黄芩 10g
黄连 10g	丹参 15g	牡丹皮 12g	狗脊 20g
山茱萸 20g	龙胆草 3g	益智仁 12g	

7剂。

5月25日二诊：药后耳堵胀愈，口干渴减，仍心悸失眠，腰酸尿频，舌红苔薄白，脉沉无力。上方去龙胆草、黄芩，加炒酸枣仁20g、桑螵蛸15g，7剂。

7月4日三诊：月经6月15日来潮，血量已正常，色淡红，4日净。尿频好转，夜尿1次，睡眠也见好转，舌正常，苔薄白，脉无力。改用八珍益母汤加减：

当归身 15g	熟地黄 10g	白芍 10g	川芎 10g
黄芪 15g	党参 15g	茯苓 10g	炒白术 10g
甘草 6g	益母草 15g	炒酸枣仁 20g	生龙 30g _(先煎)

生牡蛎 30g _(先煎)

7剂。

按：肾虚则腰酸尿频，夜尿增多，尺脉无力；热盛则舌红脉数。肾虚精亏血少，热灼伤阴血，以致血更虚。血虚不能养心神，故心悸失眠。血亏血海不盈，致使月水过少。热灼津液，而口干渴喜冷饮。热犯肝胆，则耳堵胀。治用当归、川芎、白芍、丹参、生地黄养血调经，赤芍、生地黄、牡丹皮清热凉血。芩连、龙胆草清热泻火，火去血凉则病愈。狗脊、山茱萸、益智仁补肾益精，黄芪、党参滋气血化生之源，精血足，血海充盈，月经量自然正常。加桑螵蛸、益智仁补肾缩尿，炒酸枣仁养心安神，生龙牡重镇安神，黄连清心火，心火去，不再扰心神，则神安，失眠愈，益母草活血调经。

206. 月经过少（三）

陶某，女，32 岁，已婚，晋州农民。1999 年 11 月 21 日初诊。

既往健康，月经正常。今年一月份，妊娠两个多月，行药物流产后，出血量多，淋沥不断月余，用中药西药止血无效，经清宫后血方止。三月份至四月份，月经闭止未来潮，由五月份至今，每次经来量很少，整个经期只用一块卫生巾，一天血即净。经色淡红，无血块，同时伴有头晕耳鸣，心悸气短，腰酸，动则眼黑。末次月经 11 月 16 日。现面色苍白，唇甲舌淡。

苔薄白，脉沉细无力。

证为气血虚所致月经过少，治以补气养血，活血调经，方用八珍益母汤加减：

当归 10g	熟地黄 10g	白芍 10g	川芎 10g
黄芪 15g	党参 15g	茯苓 10g	炒白术 10g
甘草 6g	益母草 15g	炒酸枣仁 20g	桃仁 10g
红花 10g	山茱萸 20g	菟丝子 12g	

7 剂。

11 月 29 日二诊：药后头晕耳鸣、心悸气短、腰酸均减轻，唇甲舌淡，苔薄白，脉沉细无力，上方再进 7 剂。

12 月 10 日三诊：药后面色红润，指甲唇舌色均正常，脉细，余症亦见好转。上方加肉桂 10g，7 剂。

12 月 20 日四诊：药后头晕耳鸣，心悸气短已愈。12 月 14 日月经来潮，血量增多，色淡无块，4 天净。经期后两天，小腹隐痛，喜暖喜按，腰酸。舌正常，苔薄白，脉细较前有力。

平脉辨证相濡医案（第二版）

当归 10g	熟地黄 10g	白芍 10g	川芎 10g
黄芪 15g	党参 15g	茯苓 10g	炒白术 10g
甘草 6g	益母草 15g	山茱萸 20g	菟丝子 12g
肉桂 10g	枸杞子 20g		

连服月余。

2000 年 2 月份追访，月经正常，未再服药。

按：药物流产造成病理状态，致使胚胎组织排出，排出不净，则出血不止，出血过多，则气随血下，以致气血不足，故闭经两月。经体质恢复，月经来潮，但血量很少。头晕眼黑，心悸气短，面色苍白，唇甲舌淡，苔薄白，脉沉细无力，均为气血不足所致；耳鸣、腰酸系肾虚所致。治用四君子汤补气健脾，益气血之源；四物汤加益母草、桃仁、红花，补血活血调经，桃仁、红花又能祛瘀生新，配肉桂以鼓舞气血生长；山茱萸、菟丝子、枸杞子，补肝肾，益精血。全方共奏补气养血、补肝肾精血之功。气血足，血海充盈，有血可下，故经血量正常。治疗过程处方未变，系遵谨守病机，效不更方。

207. 月经过多（一）

王某，女，27 岁，已婚，职工。2001 年 5 月 22 日初诊。

平素体弱，畏寒肢冷，失眠多梦，心悸气短，记忆力差。近两年月经周期正常，经量增多，色淡红，无块，7～8 天净。今日月经来潮，色暗红，量多，伴有失眠多梦，心悸气短，脑涨不清醒，怕冷纳呆，大便初头干，后便溏，日一次。

舌瘦淡，苔薄白。脉沉迟细无力。

证为阳虚，心脾失其温煦，以致脾不统血而月经过多。治以壮阳益气，兼补心脾，方用四逆汤合归脾汤加减：

炮附子 8g (先煎)	干姜 5g	甘草 6g	黄芪 15g
当归身 10g	茯神 15g	桂圆肉 20g	木香 6g
炒酸枣仁 20g	党参 10g	茜草 12g	夜交藤 20g
仙鹤草 15g	合欢花 20g	生地炭 30g	藕节炭 30g

7 剂。

5 月 29 日二诊：服第 2 剂时，血量明显减少，第 5 剂服完血止。药后畏寒肢冷、大便溏均减轻，但仍心悸气短，失眠多梦，纳呆，舌瘦淡，苔薄白，脉沉迟细无力。

干姜 5g	甘草 6g	黄芪 15g	炮附子 8g (先煎)
当归身 10g	茯神 15g	桂圆肉 20g	炒酸枣仁 20g
木香 6g	党参 10g	夜交藤 20g	合欢花 20g
生龙骨 30g	生牡蛎 30g		

14 剂。

7 月 15 日三诊：6 月 20 日月经来潮，血量正常，色红，4 ～ 5 天净，心悸气短、睡眠均明显好转，头脑较前清醒，且好用，随之心情也舒畅，饮食增加，大便正常，舌正常，苔薄白，脉无力。上方再进 7 剂，其后用归脾丸巩固疗效。

按：阳虚，心脾失其温煦，气血化生无权，以致气血不足，故舌瘦舌淡，脉细无力；气血虚，心失所养，故心悸失眠多梦，记忆力差；血不能充养脑，则头脑不清醒。阳虚则寒，故畏寒肢冷，脉沉迟，月经错后；脾阳不振，则纳呆便溏；脾不统血，冲任不固，则月经量多。用附子、干姜大热之品，补助阳气，配黄芪、党参、甘草以助阳益气；当归身、桂圆肉补血，茯神、酸枣仁、夜交藤、合欢花养心安神，生龙牡镇静安神；佐以生地炭、茜草、仙鹤草、藕节以防经量过多。本案用两方化裁，共奏壮阳益气、兼补心脾之功。

208. 月经过多（二）

张某，女，38 岁，已婚，教师。1991 年 11 月 21 日初诊。

素有经前乳房胀痛，腰酸痛，但月经正常，由 9 月 7 日做避孕埋藏疗法后，即阴道出血，量多如注，曾用止血药口服及注射，于 10 月 29 日血方止。11 月 16 日月经来潮，开始量少，色暗红，有块；20 日血量突然大下不止，色鲜红，伴有心悸气短，头晕无力，面色白。

唇舌淡，苔薄白。脉细无力。

证属肾虚肝郁，兼气血不足。治以补肾，益气养血，佐以理气止血，方用圣愈汤加减：

平脉辨证相濡医案（第二版）

黄芪 12g	党参 10g	当归身 10g	生地炭 30g
川芎 6g	白芍 10g	山茱萸 15g	枸杞子 10g
川续断 15g	狗脊 21g	仙鹤草 10g	藕节炭 30g
香附 12g			

6 剂。

11 月 2 日二诊：血未净，但量少，近日烧心反酸，舌尖红，苔薄白，脉沉无力。上方加吴茱萸 6g、黄连 10g、瓦楞子 15g、血余炭 10g，6 剂。

12 月 5 日三诊：服药过程中，血渐减，于 11 月 29 日血净。现仍腰痛，舌红，苔黄薄，脉沉滑。治宗前法。

黄芪 15g	当归 12g	熟地黄 10g	川芎 6g
白芍 10g	党参 10g	山茱萸 15g	枸杞 10g
狗脊 15g	川续断 15g	炒杜仲 12g	栀子 10g

7 剂。

12 月 20 日四诊：12 月 18 日月经来潮，血量较前明显减少，色鲜红，但仍腰酸痛，疲乏无力。舌正常，苔薄白，脉细无力。正在经期，治宗前法，多加止血之药。

黄芪 15g	生地炭 30g	藕节炭 30g	升麻炭 4g
川续断 21g	炒杜仲 12g	桂圆肉 15g	茜草炭 10g
白芍 10g	艾叶炭 10g	血余炭 10g	阿胶 10g (烊化)

3 剂。

12 月 25 日五诊：药后血止。本次月经量基本正常，腰酸痛亦减。舌正常，苔薄白，脉无力。治以补肾，佐以健脾，方用六味地黄汤加减：

熟地黄 10g	山药 15g	山茱萸 20g	牡丹皮 10g
黄芪 15g	党参 15g	茯苓 10g	泽泻 10g
狗脊 20g	川续断 12g	菟丝子 12g	

7 剂。

按： 由埋藏疗法引起子宫大出血，气随血下，以致气血不足，故心悸气短，头晕乏力，面色白，舌淡，脉细无力。但素有肾虚，肝郁，治以补肾理气，益气养血，方用圣愈汤加味。方中圣愈汤补气养血调经，山茱萸、枸杞子、川续断、狗脊补肾养肝，仙鹤草、藕节炭止血，香附理气。二诊血虽减少，但未净，又添烧心反酸、肝胃不和之证与舌尖红之热象。故在原方中加黄连、吴茱萸、瓦楞子以制酸，黄连又能泻心火，使火不克金，金能制木，木平则不再克土而肝胃和。加血余炭以加强止血之功。三诊，血虽止，但仍腰酸，舌红，苔黄，热象未减，在方中又加杜仲补肾，栀子祛火。四诊正值经期，血虽较经期量少，但治疗仍需止血，所以全用炭类与阿胶。五诊，月经量基本正常，仍有肾虚之征，故全在补肾，用六味地黄汤化裁治疗。本人体会，补肾应着重于脾，因脾为后天之本，气血生化之源，肾为先天之本，先天需后天之补养。血与精又可互相转化。血足肾精则盛，故补肾应着手于脾。

209. 月经过多（三）

杨某，女，29岁，已婚，职工。2002年6月18日初诊。

素有头晕失眠，每次月经提前1周而至。经期第2天血下如注（自述血下如小便样多），色红，有时有血块，第3天血量逐渐减少，1周净，伴有心悸气短，腰酸已年余。末次月经5月14日。面色白。

舌尖红，苔薄白。脉细数。

证为心脾虚，兼血分有热，脾不统血，热迫血行，而引起月经过多。治以补心脾，兼以清热凉血，方用归脾汤加减：

当归身 10g	生地炭 30g	藕节炭 30g	赤芍 10g
白芍 10g	升麻炭 6g	桂圆肉 20g	炒白术 10g
甘草 6g	茯神 10g	仙鹤草 15g	炒酸枣仁 10g
川芎 10g	黄芪 15g	阿胶 15g（烊化）	党参 15g

7剂。

6月25日二诊：6月20日月经来潮。经量已不多，色红，有血块，现点滴未净。失眠腰酸乏力，口苦，纳可，大便正常，舌正常，苔薄白，脉细数。

黄芪 15g	党参 15g	茯神 20g	炒白术 10g
桂圆肉 20g	远志 6g	炒酸枣仁 20g	合欢花 20g
夜交藤 20g	柏子仁 12g	仙鹤草 15g	生龙骨 30g
生牡蛎 30g	柏子仁 10g		

7剂。

7月2日三诊：药后经血6月26日净。睡眠好转，但头晕，精神不振，腰酸。舌正常，苔黄薄，脉细数。

黄芪 15g	党参 15g	茯神 20g	炒白术 10g

桂圆肉 20g	黄连 10g	牡丹皮 10g	远志 6g
炒酸枣仁 15g	合欢花 20g	夜交藤 20g	柏子仁 12g
当归身 12g	狗脊 20g	川续断 12g	木香 6g

7剂。

按：心主血，脾统血，心脾为气血之源，心脾虚，则气血生化不足，气血不养心神则心悸，失眠多梦；血不能上养头脑，故头晕；脾虚则气短，脾不统血而致月经过多。舌尖红，脉细数，为血分有热，热迫血行以致月经量多如注，色红有块，腰酸乏力，乃肾虚尔。用归脾汤补心脾，养血安神，益气血之源；加柏子仁、合欢花、夜交藤养心安神，赤芍、牡丹皮、生地黄、黄连清热凉血止血；升麻炭升提下行之血，仙鹤草止各种出血，阿胶补血止血，全方共奏补心脾肾、养心安神、清血止血之功。

210. 月经先期（一）

王某，女，21岁，未婚，学生。2000年9月14日初诊。

每次月经提前10天左右，已6年余。本月9日来潮，血量少，色深红，有血块，5天经净。经前、经期除口干渴、喜冷饮外，尚无其他不适。舌红，苔薄白，脉滑数。

证属血热，热迫血行，以致月经先期。治以清热凉血，补血调经，方用芩连四物汤加减：

当归 10g	生地黄 12g	赤芍 10g	白芍 10g
川芎 10g	黄芩 10g	黄连 10g	牡丹皮 12g
益母草 15g			

7剂。

9月30日二诊：月经未来潮，亦无明显症状，舌正常，苔薄白，脉细稍数。看来热象已减，宗上方治疗，上方再进7剂。

10月7日三诊：月经10月10日来潮，经血量仍少，色红，无块，少腹稍有不适，饮食、二便均正常，舌正常，苔薄白，脉缓有力。

经治疗月经周期正常，热象已消。原方再服半月，以巩固疗效。

按：本患纯属实热之证，热扰冲任，迫血妄行，以致月经先期而至；热灼阴血，经量少、色深红，有血块；热伤津液，以致口干喜冷饮。舌红脉数为血热之象，故治以清热凉血为主，兼以调经。方中赤芍、生地黄、牡丹皮能清热凉血，芩连清热泻火，火热清则血净；方中四物汤合益母草、牡丹皮，又能补血、活血调经，连服月余，而月经周期恢复正常。

211. 月经先期（二）

陈某，女，31岁，已婚，本院职工。1991年10月31日初诊。

主诉：月经20～22天一次，血量多，色淡，无块，10天左右方净，已半年余。现有心悸气短，疲乏无力，手足心热，午后潮热，腰酸、腿软。有肺结核史。末次月经1991年10月18日。

舌红，苔薄白。脉细数无力。

证属脾虚，统血无力，以致月经提前而至，兼有阴虚内热，热迫血妄行。治以健脾补气，养阴退虚热，方用归脾汤并二至丸加减：

黄芪 15g	当归 10g	远志 6g	党参 12g
桂圆肉 15g	茯苓 10g	酸枣仁 10g	煅龙骨 30g
煅牡蛎 30g	木香 6g	五味子 6g	女贞子 15g
旱莲草 15g	玉竹 10g	麦冬 10g	阿胶 10g (烊化)

6剂。

11月7日二诊：药后心悸气短、疲乏无力明显减轻，但余症如前，舌淡，苔薄白，脉细无力。

黄芪 15g	当归 10g	女贞子 15g	旱莲草 15g
牡丹皮 10g	地骨皮 15g	五味子 6g	桂圆肉 15g
茯苓 10g	甘草 6g	木香 6g	炒白术 10g

6 剂。

11 月 14 日三诊：月经 11 月 12 日来潮，量多、色淡无块，同时药后五心烦热，伴有腰痛，小腹空坠微痛。心悸气短，疲乏无力，舌淡，苔白，脉无力。正值经期，以补气养血调经，佐以补肾止血。

当归身 10g	生地炭 30g	白芍 10g	川芎 8g
黄芪 15g	川续断 12g	杜仲炭 12g	党参 15g
山茱萸 20g	煅龙骨 30g	狗脊 20g	仙鹤草 15g

5 剂。

12 月 5 日四诊：药后血渐减，12 月 8 日血净。现仍心悸、气短，乏力。但五心烦热明显好转，饮食，二便正常，舌正常，苔薄白，脉较前有力。

证仍以脾虚为主，兼有阴虚内热，故仍用归脾汤加减：

黄芪 15g	党参 15g	茯苓 10g	炒白术 8g
甘草 6g	桂圆肉 20g	酸枣仁 10g	木香 6g
女贞子 15g	旱莲草 15g	牡丹皮 10g	地骨皮 15g

7 剂。

2000 年 2 月患者告之，月经已正常，其他症状明显好转。

按：该患者为本院职工，较为熟悉。她素体虚弱，曾患肺结核治愈。心悸气短乃为气血不足之象，疲乏无力、气短，血量多、色淡为脾气不足，统血无力，故血量多，经期长（10 天左右完）周期短（20～22 天一次）。肝肾阴虚，阴虚生内热，故五心热，午后潮热；肾精不充致腰酸腿软，肝肾阴亏，相火失藏，冲任不固，以致月经先期。治以补气健脾，以助气血生化之源，兼以补肝肾之阴，以滋阴降火，退虚热。方用归脾汤加减，方中黄芪、麦冬、茯苓、白术、甘草补气健脾，脾气足则统血有力；

平脉辨证相濡医案（第二版）

黄芪、当归乃当归补血汤，加桂圆肉，乃补血益气，龙牡重镇安神，酸枣仁养心安神；阿胶、女贞子、旱莲草加五味子补肝肾阴，配麦冬、玉竹以养阴退虚热，阿胶又能养血、止血；木香理气醒脾，使本方补而不滞。药后脾气得补，所以气短心悸、疲乏无力明显减轻。二诊加强清退虚热药，如牡丹皮、地骨皮之类，故药后五心烦热明显减轻。但值经期，经血量多、色淡，小腹空坠微痛，心悸、气短，疲乏无力，均为脾虚之象，治疗补气养血调理，改圣愈汤加味治疗。圣愈汤即四物加黄芪、党参，用以调经补气血；方中加山茱萸、狗脊、川续断、杜仲补肾气以固本；生地炭、藕节炭、仙鹤草、杜仲炭以止血。四诊，月经净后，仍宗原意，以归脾汤加减补气养血。《医方集解》说："气壮则能摄血，血自归脾，而诸症悉除矣。"

212. 月经先期（三）

徐某，女，42岁，已婚，市政府干部。1998年8月12日初诊。

主诉：月经半月一次，量少，色淡质稀，2～4天干净，已年余。末次月经7月28日。

现病史：素有胃痛病，经常胃胀痛，便溏，日2～3次，食油腻之物加重。平时心悸气短，疲乏无力，动则加重，失眠多梦，面色白。

舌淡、苔薄白。脉沉无力。

证系心脾虚，腰痛，统血无力，冲任不固，以致月经先期。治以补益心脾，养血调经，方用归脾汤加减：

黄芪 12g	党参 15g	茯苓 10g	白术 10g
甘草 6g	远志 6g	酸枣仁 20g	木香 6g
桂圆肉 20g	当归 10g	升麻 6g	防风 10g

莲子肉 15g   山药 15g

7剂。

8月20日二诊：药后失眠多梦、心悸、气短、便溏均见减轻，面色也好转。舌正常，苔薄白，脉无力。效不更方，上方再进7剂。

8月28日三诊：药后诸症均减。月经8月24日来潮，血色淡红，量少，无块，少腹隐隐作痛，大便溏加重，日3次，今日血已净，舌正常，苔薄白，脉无力，面色苍白。经期基本正常，仍用原方再进半月，巩固疗效。后经访，月经周期正常。

按：患者素有脾胃虚弱，脾为气血化生之源，脾虚气血化生不足，血虚不能养心神，故心悸失眠多梦，面色白；气虚则气短疲乏无力，动则加重，便溏，舌淡，脉无力。用归脾汤加减治疗，方中黄芪、党参、茯苓、白术、甘草、莲子肉、山药健脾补气，摄血，兼以止泻；远志、酸枣仁、桂圆肉养心安神，当归、桂圆肉补血，升麻升提阳气，防风鼓舞阳气，使脾阳得升，加强脾统血之力，连服数剂，月经周期正常。

月经先期，系月经周期提前，引起本病的主要原因有两种，一是血热，热迫血行，而致周期提前。血热又有实热与虚热之分，实热辨证要点：月经先期，量多或少，质稠有块，色深红，口渴喜冷饮，心中烦热，面赤，舌红，苔黄脉数。认为血热迫血妄行而经量多，易于理解；但有热，量也可少，例1便是。血少是因热灼血液，使血浓缩故血量少。虚热辨证要点：月经先期，色鲜红，量也可多可少，理同实热。主要兼有阴虚内热象，如两颊潮红，低热不退，五心烦热，午后潮热，盗汗，舌红少苔，脉细数。二是脾虚，临床以脾虚者多见。而脾虚多兼有心虚的，即心脾两虚，如例3；也有脾虚兼肝肾阴虚的。脾虚的辨证要点：月经先期，血多或少，色淡，疲乏无力，舌胖大有痕，苔薄白，脉无力。脾不统血则血多，脾化生不足则血少，所以脾虚的经血可多可少。肝肾阴虚辨证要点：月经先期，量少，色红，兼有阴虚内热之症状，如五心烦热、午后潮热、舌红少苔、脉细数。

213. 月经先期（四）

孙荣娟，女，28岁，已婚，财政学院教师。1993年6月24日初诊。

主诉：月经6月12日来潮，量多如注，色淡红，有块，现来潮10余天，仍多，伴有头晕、心悸气短、疲乏无力、面部及四肢肿胀、面色苍白、唇舌指甲均色淡、苔薄白、脉沉无力，已年余。去年上节育环后，出血10余日未净，用止血药方止，继而即月经隔十天半月一次，量多，10多天才完，经中西医治疗无效，而来就医。

该患开始是因上节育环时，损伤冲任，冲任不固而致出血不止；后为经血过多，气随血泄，以致气血不足，气虚日甚，冲任不固，不能摄血，以致出血过多，月经不期而至。治以补气养血，固养冲任，方用归脾汤加减：

当归 10g	白芍 10g	茯苓 12g	白术 10g
炙黄芪 15g	党参 15g	桂圆肉 20g	酸枣仁 15g
木香 6g	生地炭 30g	藕节炭 30g	茜草 10g
仙鹤草 75g	甘草 16g		

7剂。

7月15二诊：上药服3剂血净，7月10日月经又来潮，量较前明显减少，色鲜红，无块，4天完。头晕、心悸、气短、无力也明显减轻，但四肢仍肿胀，纳可，二便正常，面已有血色，舌仍淡，苍白，脉沉无力。仍宗上法治疗，方用归脾汤加减：

黄芪 15g	党参 15g	当归 10g	茯苓 15g
白术 10g	甘草 6g	桂圆肉 20g	酸枣仁 12g
木香 6g	枸杞子 15g	柏子仁 10g	

7剂。

平脉辨证相濡医案（第二版）

7月22日三诊：药后诸症均减，上方再进7剂，以观后效。后经追访，从服上药后一切正常。

按：此患开始系上节育环引起的创伤，损伤血络，血不归经，而出血不止。治应按创伤治疗，原则是活血止血，少佐扶正之品。后因失血，气随血泄，血不能养冲任，气虚不能摄血，冲任不固，以致月经先期而至，血量多。

《血证论》认为"血乃中州脾土所统摄"，故用归脾汤加减治疗。方中黄芪加四君子汤，健脾补气，脾气壮则生化有源，气血得生，脾健气充能统血摄血。当归、白芍、桂圆肉补血，酸枣仁养心安神；仙鹤草及炭类止血；当归、茜草又有活血之力，以防止血留瘀；木香行气，醒脾，善调中宣滞，在方中使补而不滞，又能助黄芪而补气。汪机曰："木香与补药为佐则补。"全方共奏健脾益气、补血养心安神止血之效。连服半月余，彻底痊愈。

214. 月经后期（一）

王某，女，22岁，未婚，大学生。2002年6月19日初诊。

月经12岁初潮，一直正常。近7年未患有痛经症，经期第1天，腹胀甚时则腹痛，血色正常，量不多，5～6天干净。近4个月来，经期延后20多天，现脘腹膨胀，大如鼓，胀甚咳气，矢气多，大便正常，带多色白质稀，有异味，上午精神不振，疲乏无力。末次月经2002年5月29日。

舌正常，苔薄白。脉沉无力。

证属脾胃虚弱，血化生不足，脾气郁滞，血行不畅。冲脉隶属阳明，气滞血虚，冲脉亏虚，血液不能按时充盈，故月事错后。治以健脾行气，消导积滞，方用厚朴温中汤加减：

厚朴 10g	甘草 6g	茯苓 12g	青皮 8g
陈皮 8g	干姜 3g	木香 6g	泽泻 20g
槟榔片 15g	荷叶 15g	桃仁 12g	红花 12g
火麻仁 15g	莲子肉 10g	草蔻 10g	

3剂。

6月22日二诊：药后腹胀、咳气、矢气均明显减轻，腹胀如鼓亦消，带减，大便量多，纳可，舌正常，苔薄白，脉无力。宗前法治疗。

厚朴 10g	甘草 6g	茯苓 12g	青皮 8g
陈皮 8g	干姜 3g	木香 6g	党参 15g
槟榔片 10g	荷叶 15g	炒白术 10g	砂仁 6g

4剂。

6月26日三诊：月经6月24日来潮，月经已正常，未有痛经、腹胀等症，已如常人，停药观察下次月经情况。

7月24日复诊，月经7月18日来，经期及平时无不适，嘱不用再服药。

按：月经后期，多见肝郁气滞，而该患脾胃气滞。脾主升，胃主降，脾胃气滞，升降失常，故腹胀嗳气，矢气多。经期腹胀甚时则腹痛，气滞则血滞，不通则痛，因而痛经。冲脉隶属阳明，脾胃虚弱（精神不振、疲乏无力、带下多属脾虚之症），化生不足，冲任不能按期满盈，故月经后期。治以温中健脾行气，方用厚朴温中汤加减。本方着重在理脾胃之气，方中木香、陈皮、砂仁、厚朴均为理脾胃气滞之要药；荷叶禅助脾胃而升发阳气，使其气机升降正常；厚朴行气除胀，下气除满；槟榔行气消积导滞；佐以火麻仁润便，以消除脘腹之气滞及阴浊之气，3剂便通，腹大如鼓消。方中桃仁、红花活血调经，莲子肉、党参、茯苓、甘草健脾补气，莲子肉兼以固涩。脾健运化正常，血足经按期而下，脾气足白带止。《别录》曰：泽泻"补虚五劳，除五脏痞满。"故加泽泻以除痞满胀痛，7剂诸症均愈。

215. 月经后期（二）

李某，女，21岁，未婚，学生。1997年10月28日初诊。

患者自述，平时好生闷气，有事存心，长期抑郁，以致经前、经期乳房胁腹胀痛，胀甚于痛，已5年余。去年又月经45天一次，血量少，有血块，色暗红，5天净。现正值月经期第3天，乳房两胁脘腹胀痛，以第1～2天重，今已减轻，血量也见少。纳可，二便正常。

舌正常，苔薄白。脉弦滑。

证属肝郁气滞，气滞血不畅，以致月经后期。治以疏肝理气，方用逍遥散加减：

当归 10g	川芎 10g	柴胡 8g	炒白术 10g
甘草 6g	薄荷 5g（后下）	橘叶 5g	川芎 10g
生地黄 10g	益母草 15g	桃仁 10g	红花 10g
炒牛膝 15g			

连服半月。

11月28日二诊：月经今日来潮，经前未感乳房及胁胀腹痛，少腹仍胀痛，但较前减轻，血量尚少，色暗稠，腰酸痛，舌正常，苔薄白，脉弦滑。腰酸痛为肾不足，治宗上方，加山茱萸15g以补肾，炮姜4g温经散寒止痛。再进7剂。

12月5日三诊：药后第4天血净，本次月经量较前增多，色淡红无块。现感疲乏无力，动则气短，纳可，二便正常，舌正常，苔薄白，脉无力。经期血量较多，气虚未复，故在原方加黄芪15g、党参15g，又服7剂。

1998年1月2日四诊：月经12月31日来潮，经前经期均无不适，舌正常，苔薄白，脉滑。月经已正常，嘱服逍遥丸1个月以巩固疗效。

按：该患由于长期郁闷，致使肝郁气滞，气滞血也滞，故冲任不能按期满盈，以致月经后期。本证纯属肝郁气滞，稍兼气虚与肾虚，故佐以山茱萸补肾固本，加参芪以健脾补气，以滋化生之源，服药两月诸症痊愈。

216. 月经后期（三）

刘某，女，18 岁，未婚，学生。2002 年 6 月 19 日初诊。

12 岁月经初潮，近年余，月经一个半月到两个月一次，血量少，色暗红有块，5 天净。末次月经 6 月 14 日，今日月经基本净。面部痤疮长年不愈，口干渴喜冷饮，纳可，大便正常。

舌红，苔薄白。脉数。

证为热灼津血所致的月经后期。治以清热凉血，活血调经，方用桃红四物汤加减：

当归 15g	川芎 12g	生地黄 10g	赤芍 16g
白芍 16g	牡丹皮 15g	党参 15g	益母草 15g
栀子 10g	牛膝 15g	桃仁 10g	红花 10g

3 剂。

6 月 22 日二诊：药后面部痤疮少，但仍口渴喜冷饮，带少色黄稠，纳可，大便正常。舌红，苔薄黄，脉数。治宗上法，佐以止带之品。

当归 15g	川芎 10g	生地黄 10g	赤芍 10g
白芍 10g	牡丹皮 15g	益母草 15g	栀子 10g
芡实 20g	败酱草 30g		

7 剂。

6 月 29 日三诊：药后口渴喜冷饮及面部痤疮明显减轻，带不多，但仍黄，大便溏，日 1～2 次，舌红，苔薄白，脉滑数。仍宗上法。

当归 15g	川芎 10g	生地黄 10g	赤芍 10g
白芍 10g	牡丹皮 12g	栀子 10g	牛膝 15g
益母草 15g	桃仁 10g	红花 10g	败酱草 30g

鱼腥草 30g

10 剂。

7 月 13 日四诊：今日月经来潮，血量尚不多，色暗红，腹微痛，大便稀，日 3 次，舌尖红，苔薄白，脉滑数。正值经期，仍活血调经，佐以行气止痛。

当归 15g	川芎 10g	生地黄 10g	赤芍 10g
白芍 10g	桃仁 10g	红花 10g	牡丹皮 10g
延胡索 15g	益母草 15g	栀子 12g	香附 10g

7 剂。

按：月经后期多是气郁血滞而成，而本案为热灼津血，血行不畅而致。热伤津液则口渴喜冷饮；热在血分，热灼阴血，见舌红，脉数，面部生痤疮；热灼血则血滞不畅，冲任不能及时充盈，以致月经后期。湿热下注，则见带黄稠。总之均为热邪所致，故治以清热凉血，活血调经。方中生地黄、赤芍、党参、牡丹皮、栀子、丹参均能清热凉血，黄芩清热燥湿，泻火解毒，败酱草、鱼腥草清热解毒疗疮，芡实补脾气而涩带，与败酱草、鱼腥草相伍，止带力尤胜。方中桃红四物汤加牛膝、丹参能养血、活血调经。月经周期恢复正常，他症均明显减轻。

217. 月经先后无定期（一）

陈某，女，20 岁，未婚，学生。2001 年 5 月 15 日初诊。

月经有时 20 天左右一次，或 50 天到 2 个月一次，已两年余。月经第

平脉辨证相濡医案（第二版）

1 天色暗红，第 2 天后淡红，无块，量少，5 天净。经期第 3 天开始腹痛，喜按喜暖，伴有吐泻，经过后吐泻止。末次月经 4 月 1 日。

舌薄白，脉无力。

证属脾胃虚寒，致月经先后无定期。治以温中散寒，健脾上泻，佐以降逆止呕，方用参苓白术散加减：

党参 15g	茯苓 10g	炒白术 10g	山药 15g
陈皮 8g	扁豆 10g	莲子肉 15g	砂仁 15g
半夏 6g	生姜 5 片		

7 剂。

5 月 23 日二诊：月经 5 月 19 日来潮，量少，色淡，无块，现血已净。本次经期未见腹痛及吐泻，但大便干，两月一次，舌淡，苔薄白，脉细无力。治宗上方，少佐润便之品，上方加火麻仁 15g。

6 月 29 日三诊：月经 6 月 15 日来潮，血色正常，量也少无块，经期无不适，舌正常，苔薄白，脉无力。月经基本正常，上方去半夏、生姜，再进半月。

7 月 29 日四诊：月经 7 月 14 日来潮，一切正常。嘱其停药。

按：此证属脾胃虚寒，脾虚血化源不足，致使血海不能按时满溢，故而后期。脾虚统血无力，故而月经提前。经期气随血下，中焦不固以致经期腹泻。经期冲气较盛，冲气夹胃气上逆，而致经期呕吐。其经色淡，量少，腹痛喜按喜暖，此为脾胃虚寒之象。因此治疗原则为健脾补气、渗湿止泻、降逆止呕，方用参苓白术散加减。方中党参、茯苓、白术、山药、扁豆、莲子肉均为健脾之品，而茯苓、白术、薏苡仁又能利湿止泻；莲子、山药兼涩性，砂仁又能温脾止泻；加半夏、生姜降逆止呕，陈皮和胃，全方共奏健脾补气、和胃渗湿、降逆止呕等功效。本病为月经病，但未用调经之品而病皆愈，关键在治病求本。

218. 月经先后无定期（二）

路某，女，21岁，未婚，学生。2002年5月16日初诊。

月经初潮12岁，近3年来，月经有时20多天一次，有时50～60多天一次。月经第1天色紫红，第2天开始变成红色，有块，量不多，5～6天净。经期少腹空坠冷痛，喜按喜暖，伴有呕吐泄泻。末次月经4月1日。

月经今日来潮，血量尚不多，但小腹冷痛，呕吐。素有腹泻，日2～3次，已5年余。今日经期腹泻加重，日4～5次。

舌淡，有齿痕。苔薄白，脉沉无力。

证属脾气虚有寒，寒凝血瘀所致月经先后无定期。正值经期，先活血调经，佐以健脾止泻止呕之品，方用桃红四物汤加减：

当归 10g	白芍 10g	熟地黄 10g	川芎 10g
桃仁 10g	红花 10g	肉桂 18g	吴茱萸 6g
半夏 6g	炮姜 4g	炒白术 10g	山药 15g
莲子肉 15g	延胡索 15g	牛膝 15g	乌药 12g

7剂。

6月12日二诊：月经6月6日来潮，经血量少，色紫红，3天净，少腹痛，但未吐，腹泻减轻。现脘腹痛，喜按喜暖，大便日二次，纳可。舌正常，苔薄白，脉沉无力。治疗健脾止泻，温中止痛，方用四君子汤合良附丸加减：

党参 10g	茯苓 10g	炒白术 10g	甘草 6g
青皮 8g	陈皮 8g	良姜 6g	香附 10g
鸡内金 15g			

3剂。

6月29日三诊：药后诸症愈，但大便仍溏，日1次，纳可，舌正常，苔薄白，脉无力。经前应调经，治以温通血脉，活血调经，方用少腹逐瘀汤加减：

黄芪 15g	党参 15g	当归 10g	川芎 10g
熟地黄 10g	白芍 10g	桃仁 10g	红花 10g
炮姜 4g	小茴香 6g	延胡索 15g	乌药 15g
蒲黄 10g (包煎)	益母草 15g	五灵脂 10g (包煎)	

5剂。

7月6日四诊：7月4日月经来潮，血量较前多，色红无块，经期未吐泻，但少腹稍痛（痛经较前明显好转），舌正常，苔薄白，脉尤力。月经周期已正常，尚有轻微的痛经，用上方配成丸药，长期服用，慢慢治疗。

按： 该患经期腹空坠，伴吐泻，腹痛喜按，均为脾虚之征。脾虚统血失司，则月经先至。腹冷痛喜暖，为有寒，寒凝血滞，经血不畅，而致月经迟来，因而形成先后无定期。经行气血下，中气不足，故而腹泻加重；经期冲气旺，冲气夹胃气上逆则恶心呕吐。用肉桂、吴茱萸、炮姜温中散寒止痛止泻，吴茱萸苦降，与半夏降逆止呕，延胡索、乌药行气止痛，桃红四物汤加牛膝活血调经，白术、山药、莲子肉健脾补气，以益气血化生之源、统血之力。脾健则气调血顺，经水自然应期，故7剂后诸症愈，唯有腹泻未止。二诊治疗着重健脾止泻，温中行气止痛，方用四君子汤合良附丸加味。三诊正在经前，重在温通血脉，活血调经，用少腹逐瘀汤加减治疗。四诊时，病已痊愈，配丸药巩固疗效。

219. 经期延长（一）

崔某，女，34岁，已婚，职工。2000年5月22日初诊。

月经周期正常，经期10天至半月方净，经血量少，色淡红，无块，已年余。素有失眠多梦，心悸气短，怕冷，头脑发胀，记忆力差，已 5 年余。近日大便初头干，后便溏，纳可，末次月经 5 月 15 日。

舌淡体瘦，苔薄白。脉细无力。

证属心脾虚所致，经期延长。治以补心脾，养血调经，方用归脾汤加减：

黄芪 15g	党参 10g	当归身 12g	五味子 8g
炒酸枣仁 15g	远志 6g	茯神 10g	桂圆肉 10g
木香 6g	炒白术 10g	柏子仁 12g	合欢花 20g

7 剂。

5 月 28 日二诊：药后心悸、气短、睡眠均有好转，他症如前，舌淡而瘦，苔薄白，脉无力。治宗上法，上方加莲子肉 15g，7 剂。

6 月 6 日三诊：药后心悸、气短、失眠、头胀均明显好转，但记忆仍差，大便正常，纳可，舌淡苔薄白，脉无力。上方加鸡内金 15g，7 剂。

6 月 14 日四诊：月经 6 月 13 日来潮，血量较前多些，色红，无块。现有心悸、失眠之症，纳可，大便正常，舌淡，苔薄白，脉较前有力。治仍宗上方，7 剂。汤药服完后，嘱服归脾丸，日 3 次，每次 2 丸。

7 月 26 日五诊：服归脾丸月余，两次月经均 6 天净。现诸症痊愈，停药观察。

按：归脾汤为健脾与养心并重的方剂。功能益气养血。心主血，脾统血，心脾又是血之化生之源。《医方集解》曰："心藏神而生血，心伤则不能生血而血少，故怔忡健忘。脾主思而藏血，脾伤则血不归脾，故不眠……脾不健运故食少，脾不能统血则妄行。"方中党参、白术、黄芪、甘草健脾益气；当归养神，桂圆肉、酸枣仁、远志、合欢花等养心安神；木香理气醒脾，使补而不滞；后加鸡内金以消食增进食欲，莲子肉健脾养胃，补心益神。连服两个多月，诸症痊愈。

中医治月经病原则之一是治病求源，如先有他病，而后引起月经病者，应先治他病，他病愈，经则自调。本案即循此理而治，疗效显著。

220. 经期延长（二）

王某，女，23岁，未婚，学生。2001年6月15日初诊。

月经周期正常，经期10～18天，血少，色深红有块，经前1～2天及经期第1～2天少腹刺痛，拒按，喜冷饮，已5月余。末次月经5月30日。

舌红有瘀斑，苔薄黄。脉滑数。

证属热盛血瘀，血不归经所致经期延长。治以清热凉血，活血调经，方用桃红四物合失笑散加减：

当归15g	生地黄10g	川芎10g	赤芍10g
白芍10g	栀子10g	牡丹皮15g	桃仁10g
红花10g	益母草15g	香附12g	柴胡15g
乌药15g	丹参15g	蒲黄10g	五灵脂10g

连服14剂。

6月29日二诊：月经昨日来潮，本次经前经期腹痛均减，血色深红，今日量稍增。舌红有瘀斑，苔薄白，脉滑数，上剂再进7剂。

7月7日三诊：月经昨日净（经期9天），现无明显症状，舌瘀斑变淡且减少，苔薄白，脉无力稍数。经期仍长，宗上法，方用芩连四物汤加减：

当归15g	川芎10g	生地黄10g	赤芍10g
白芍10g	益母草15g	栀子10g	黄芩10g
黄连10g	丹参15g	桃仁10g	红花10g
牡丹皮15g	牛膝15g		

连服月余。

8月10日四诊：月经7月30日来潮，血红，量可，有少量小血块，6

天净。经期未见腹痛，舌正常，苔薄白，脉滑稍数。用上方配成丸剂，长期服用。

按：本案病情简单，即热邪炽盛，热灼阴血，阴津亏少，血流不畅，日久成瘀，瘀血阻滞，血不归经，以致经期延长。药用黄芩、黄连、栀子，清热泻火，赤芍、生地黄、栀子、丹参、牡丹皮清热凉血，血凉则静，则血止。瘀血化开，血脉通畅，血可归经，故经自调，治疗两月余而病愈。

221. 经间期出血（一）

胡某，女，35岁，已婚，干部。1992年6月10日初诊。

主诉：月经正常，但每遇月经期中间，阴道出血，量少，色鲜红，无块，2～3天净，同时伴有心中烦热，手足心热，午后潮热，已半年。末次月经6月4日，现血已净。

舌红少苔，脉细数。

证属阴虚血热，以致经间期出血。治以滋阴退虚热，方用青蒿鳖甲汤（《温病条辨》）加减：

秦艽 10g	鳖甲 15g	地骨皮 20g	银柴胡 10g
青蒿 20g	当归 10g	知母 6g	旱莲草 15g

7剂。

6月17日二诊：药后手足心热减，仍心烦口渴，午后潮热，睡眠欠佳，舌红少苔，脉细数。治宗上法，上方加五味子6g、炒酸枣仁15g、芦根15g，连服半月余。

6月25日三诊：6月19日阴道又有少量出血，色红，3日净。睡眠好转，手足心热、心烦口渴、午后潮热均减轻，舌红减，苔薄白，脉细稍数。症见减轻，效不更方，上方连服7日。诸症痊愈。

222. 经间期出血（二）

马某，女，23岁，未婚，学生。2001年4月21日初诊。

主诉：月经正常，但经间期出血，量少，色红而稠，3～4天净，偶有经期腹痛，已年余。

唇舌红，苔薄白。脉数。

证为血热所致经间期出血。治以清热凉血，止血调经，方用芩连四物汤加减：

当归 10g	川芎 10g	生地炭 30g	赤芍 10g
白芍 10g	牡丹皮 10g	黄芩 10g	黄连 10g
茜草 10g	藕节炭 30g	仙鹤草 15g	

4剂。

4月25日二诊：4月22日在经间期，又有少量出血，色红不稠，两天净。现咽干痛，口渴喜冷饮，腹胀纳呆，大便正常，唇舌红，苔薄白，脉数。治以清热解毒，佐健脾消食之品。

金银花 20g	连翘 15g	板蓝根 20g	山豆根 15g
茜草 10g	白茅根 15g	仙鹤草 15g	鸡内金 15g
焦槟榔 10g	黄芪 15g	党参 15g	芦根 15g

5剂。

6月18日三诊：药后诸症愈，本次经间期未见出血，舌淡，苔薄白，脉无力。舌脉见本象，证为气血不足。治以补气养血，活血调经，方用八珍益母汤加减：

黄芪 15g	党参 15g	炒白术 10g	当归 10g
白芍 10g	川芎 8g	熟地黄 10g	甘草 6g

益母草 15g　　茯苓 10g

7剂。

按： 在经间期出现周期性的少量阴道出血，称为经间期出血，相当于西医学的排卵期出血。本病发生经间期，即氤氲期，此时的生理状态为月经期间，肾气生理处于充盛阶段，阳气易动，阴精易泄，冲任气血亦由经后暂虚渐至充盛，如若素体阴阳偏盛，或阴不足或阳偏旺，热邪内扰，则引动血海而发生出血。氤氲期过，肾的阴阳复趋平衡，气血调和，血自止。

两例均在氤氲之期，阳气易动，例 1 为阴虚生内热，例 2 为实热，二者均为有热，热扰引动血海，而发出血。

例 1 为阴虚生虚热，故用青蒿鳖甲汤加减，滋阴除虚热而愈。例 2 为血分实热，热扰血海，迫血妄行，故用清热凉血止血治疗。二诊时又发咽干痛，腹胀、纳呆，用金银花、连翘、板蓝根、山豆根清热解毒疗咽痛，芦根生津止渴，黄芪、党参、焦槟榔、鸡内金健脾消积除胀，茜草、白茅根、仙鹤草止血，以防经间出血。三诊症愈，但现虚象，用八珍益母汤加黄芪补气养血，调经以固本。

223. 痛经（一）

高某，女，38 岁，已婚已产，干部。2002 年 3 月 23 日初诊。

素有腰痛，肛门至小腹憋胀疼痛，经期加重，甚者小腹剧痛，月经 20 天一至，血量不多，色暗红，有块，5～6 天净。西医诊为子宫内膜异位症。末次月经 3 月 11 日。大便溏，量少不畅，1 日 1 次，大便时自感直肠部位不适，已 3 年余。

舌红，苔白厚。脉沉滑。

诊为气滞血瘀，治以活血行气。方用桃红四物汤加减：

当归 12g	生地黄 10g	牡丹皮 10g	赤白芍各 10g
丹参 20g	川芎 10g	益母草 15g	牛膝 15g
槟榔片 10g	厚朴 10g	石菖蒲 10g	三七粉 6g (冲服)
桃仁 10g	红花 10g	路路通 20g	

连服 11 剂。

4 月 17 日二诊：药后肛门坠胀减轻，腰不适时轻时重，小腹窜痛。气短，有烘热，小便不畅，大便溏而不畅减，日 1 次，舌正常，苔薄黄，脉无力。

当归 12g	白菊 10g	生地黄 10g	丹参 15g
川芎 10g	益母草 15g	牛膝 15g	薤白 12g
厚朴 10g	槟榔片 10g	桂枝 10g	葛根 15g
川续断 12g	狗脊 20g	山茱萸 15g	三七粉 6g (冲服)
延胡索 15g			

3 剂。

4 月 20 日三诊：药后，肛门少腹坠胀感愈，但腰仍不适，大便已通畅，日 1 次。月经快来潮，先予调经。

当归 12g	白芍 10g	生地黄 10g	丹参 15g
川芎 10g	桃仁 10g	红花 10g	牛膝 15g
内桂 6g	薤白 12g	厚朴 10g	槟榔片 10g
蒲黄 10g (包煎)	延胡索 15g	三七粉 (分冲) 6g	狗脊 20g
五灵脂 10g (包煎)			

7 剂。

4 月 27 日四诊：月经 4 月 22 日来潮，经期小腹痛及肛门下坠胀明显减轻。血色暗红，量不多，5 日净。现仍腰不适，肠鸣便溏，日 1 次。舌正常，苔薄白，脉无力。

当归 12g	白芍 10g	生地黄 10g	丹参 15g

川芎 10g	桃仁 10g	红花 10g	牛膝 15g
肉桂 10g	薤白 12g	厚朴 10g	槟榔片 10g
蒲黄 10g (包煎)	延胡索 15g	乌药 15g	川续断 12g
三七粉 6g (分冲)	狗脊 20g	炒白术 10g	

连服月余。

5月25日五诊：5月15日月经来潮，血量正常，色暗红，5天净。本次经期小腹痛及肛门坠感均明显减轻，大便仍溏，日1次，舌正常，苔白厚，脉无力。

当归 15g	白芍 10g	川芎 10g	生地黄 10g
桃仁 10g	红花 10g	益母草 15g	牛膝 15g
槟榔片 10g	炮姜 4g	小茴香 6g	厚朴 10g
蒲黄 10g (包煎)	薤白 10g	延胡索 15g	乌药 15g
五灵脂 10g (包煎)	薏苡仁 16g	三七粉 12g (分冲)	

连服月余。

6月15日六诊：6月6日月经来潮，血量可，色红，5天净。经期腹稍痛，腰骶肛门处有不适感，肠鸣，便溏，日1次，舌正常，苔薄白，脉无力。仍用上方化裁再进半月。

7月17日七诊：7月10日月经来潮，本次经期未见腹痛及下坠感，血量正常，色红无块，5天净，舌正常，苔薄白，脉稍数。病已愈，仍用前方化裁，再进7剂后可停药。

按：腰骶部及肛门至少腹坠胀，疼痛为大肠气滞。气帅血行，气滞则血涩，以致血瘀。气血不畅，不通则痛，以致腹痛。用槟榔片、薤白、厚朴行大肠气滞，消胀除满，气通坠胀自除；路路通、延胡索、乌药行气，气行则血行；用当归、赤芍、丹参、牡丹皮、川芎、益母草、牛膝、桃仁、红花活血化瘀调经，气血通畅，通则不痛；再用三七粉、蒲黄、五灵脂活血止痛，连服3个月，痛经愈。腰不适为肾虚，加川续断、狗脊、山茱萸补肾以固本。

224. 痛经（二）

王某，女，17岁，未婚，本市高中3年级学生。1994年1月20日初诊。

12岁月经初潮，15岁之前，月经一直正常，15岁时父母不和，经常吵架而致患者长期郁闷，开始经前、经期乳房、胸肋及小腹胀痛，由去年6月加重，腹痛甚则昏厥。

主诉：月经周期、经期均正常，但每次经前四五日以及经期第1天至第3天，胸肋乳房胀痛，甚时乳房胀痛不能触衣，小腹胀而剧痛，拒按，痛甚时引起昏厥。每逢经前便服止痛药，近半年服止痛药也无济于事，故每次经期必误课3天。经血量少，色紫暗，有血块，经行量多时，痛减，经净则痛止。

舌紫暗，有瘀斑，苔薄白。脉弦。

证为肝郁气滞，血行迟滞，以致经行绞痛。治以疏肝理气，活血化瘀，方用桃红四物汤合柴胡疏肝散加减：

当归 12g	赤芍 10g	白芍 10g	川芎 10g
生地黄 10g	桃仁 10g	红花 10g	益母草 15g
柴胡 6g	枳壳 10g	甘草 6g	香附 15g
延胡索 15g	乌药 15g	五灵脂 10g（包煎）	蒲黄 10g（包煎）

7剂。

1月26日二诊：昨日月经来潮，胸肋乳房胀痛较前减轻，尤其腹痛大减，经期能坚持上课，经血量仍少，色紫暗，有血块，舌脉如前，上方再进7剂。

2月2日三诊：月经已净，药后诸症均减，舌紫暗及瘀斑均减轻，苔薄白，脉弦。患者面临高考，唯恐考时经来腹痛重，影响成绩，要求尽快治愈，故以前方化裁，连服 4 个月，症状消失。由 5 月份改为经前四五日到经净期服药。高考后，患者特来告诉，病愈，高考顺利通过。

按：本案病情表现严重，但病机却简单，是长期的郁怒所致。如《张氏医通》曰："经行之际，若郁怒则气逆，气逆则滞于腰腿心腹背胁之间，遇经行时，则痛而重。"经前、经期胸胁乳房胀痛，甚则乳房痛不触衣，小腹胀，脉弦，是由于心情长期抑郁所致的肝郁气滞。经期小腹胀痛，经量少，色紫暗，有血块，舌紫暗，有瘀斑，为血瘀之征。气与血如影随形，气滞则血瘀，气血不畅，不通则痛，故经期小腹胀痛，痛甚则晕厥。治以柴胡疏肝散加乌药疏肝解郁止痛，桃红四物汤加益母草活血化瘀调经，失笑散加延胡索活血止痛，连服半年而愈。

225. 痛经（三）

张某，女，14 岁，未婚，中学生。1976 年 6 月 10 日初诊。

13 岁月经初潮，由初潮开始即每遇经期小腹疼痛，逐渐加重，近半年来每次经期小腹痛剧，以致昏厥，面色苍白，四肢冰凉。今日月经来潮，又因小腹剧痛而昏厥，由同学背来就诊。

月经后期，40～50 天一次，量少，色紫暗，有血块，经期小腹冷痛，得温则缓，拒按，经血流畅则痛减，月经 5～6 天净，纳可，二便正常。

舌暗苔白，脉沉迟而紧。

证为寒凝血瘀所致痛经。治以温经散寒，活血止痛，方用少腹逐瘀汤加减：

当归 10g	白芍 10g	熟地黄 10g	干姜 4g
乳香 6g	没药 6g	肉桂 10g	蒲黄 10g（包煎）
小茴香 8g	延胡索 15g	川芎 10g	五灵脂 10g（包煎）

5 剂。

6月14日二诊：药后小腹痛减，月经已净，现无明显症状，舌暗，苔薄白，脉沉迟，上方再进5剂。其后每月到经前或经期来诊，以少腹逐瘀汤化裁治疗半年而愈。

按：由寒邪引起痛经者甚多，本案经期小腹冷痛，脉沉迟，周期延长，为寒邪所致，寒邪凝滞，阻滞气机，血行不畅，形成寒凝血瘀，不通则痛，以致经期腹痛。《素问·举痛论》曰："寒气入经而稽迟，泣而不行，客于脉外则血少，客于脉中则气不通，故卒然而痛。"寒为阴邪，易伤阳气，阳气受损，温煦作用失常，则少腹冷，四肢冰凉，面色苍白。用干姜、肉桂温胃散寒，干姜且回阳救逆，肉桂并温通血脉，温煦气血，温肾助阳；小茴香温中散寒，暖肝止痛，共散阴寒痼冷，温经止痛，助阳逐瘀；当归、白芍、熟地黄补血活血调经；乳香、没药、延胡索、蒲黄、五灵脂活血祛瘀止痛，全方共奏疏肝理气、活血化瘀、调经止痛之功。

226. 闭经（一）

贺某，女，29岁，已婚，宁夏电台播音员。2001年5月8日初诊。

结婚4年未孕。月经13岁初潮，由1995年开始闭经，性欲低下，阴道干涩无分泌物，无法同房，伴烘热汗出阵作，手足心热。曾用激素做人工周期，开始月经尚来潮，1999年用激素也不来潮，宁夏各大医院以及北京协和医院均诊为卵巢早衰。因夫妻生活不和谐，经常生气，谈至于此即泪流满面，曾多处治疗无效，经熟人介绍，来此就诊。

舌淡红，有齿痕，苔薄白。脉缓有力。

诊为肾阴虚，血流不畅，以致闭经。治以补阴养血，活血调理，方用桃红四物汤合二至丸加减：

当归 15g	白芍 10g	川芎 10g	熟地黄 12g
卷柏 10g	桃仁 10g	红花 10g	益母草 15g

香附 12g	山茱萸 20g	女贞子 30g	旱莲草 20g
牡丹皮 15g	地骨皮 15g	紫河车 10g	巴戟天 10g
鹿角胶 15g (烊化)	土鳖虫 10g	牛膝 15g	

4 剂。

5 月 12 日二诊：药后腰酸愈，手足心热减，他症如前，舌正常，苔薄白，脉滑，治宗前法。

当归 15g	女贞子 30g	旱莲草 15g	生地黄 12g
牡丹皮 15g	地骨皮 18g	川芎 10g	熟地黄 10g
白芍 10g	桃仁 10g	红花 10g	巴戟天 10g
淫羊藿 10g	山茱萸 20g	栀子 10g	紫河车 10g
鹿角胶 15g (烊化)	益母草 15g	土鳖虫 10g	牛膝 15g

7 剂。

5 月 19 日三诊：药后阴道已有少量分泌物，烘热汗出及手足心热减轻，但胃胀恶心，纳可，大便正常，舌淡，苔白稍厚，脉滑有力。

女贞子 20g	旱莲草 15g	玉竹 12g	五味子 6g
何首乌 15g	熟地黄 15g	山茱萸 20g	赤芍 10g
白芍 10g	当归 15g	牡丹皮 10g	川芎 10g
鹿角胶 15g (烊化)	巴戟天 10g	牛膝 15g	土鳖虫 10g
龟甲胶 15g (烊化)	桃仁 10g	红花 10g	

7 剂。

5 月 26 日四诊：药后阴道分泌物增多，已无烘热汗出，手足心仍热，也较前轻，已不恶心，胃仍胀，大便溏，日 2 次，舌正常，苔薄白，脉滑。

女贞子 20g	旱莲草 15g	玉竹 12g	五味子 6g
何首乌 15g	熟地黄 15g	山茱萸 20g	当归 15g
白芍 10g	牡丹皮 10g	川芎 10g	龟甲胶 15g (烊化)
巴戟天 10g	牛膝 15g	土鳖虫 10g	鹿角胶 15g (烊化)
桃仁 10g	红花 10g	海马 3 条 (研末冲服)	

7 剂。

平脉辨证相濡医案（第二版）

6月1日五诊：精神好转，已无明显症状，但月经仍未来潮。舌正常，苔薄白，脉滑有力，急于上班，嘱用上方回家治疗。

6月10日来电话告知，6月9日月经来潮，量多，然暗红，7天净。全家人都很高兴，表示感谢，吾又嘱仍服前方，有事电话联系。

2002年春节来电话拜年，告知月经一直正常。

按：阳根于阴，阴根于阳，相互依存，相互促进，或共同衰退。患者烘热汗出，手足心热，为阴虚之征，阴虚日久，必损及阳，致使阴阳共虚，肾气亏损。《素问·上古天真论》曰："女子七岁，肾气盛，齿更发长，二七而天癸至，任脉通，太冲脉盛，月事以时下，故有子……七七任脉虚，太冲脉衰少，天癸竭，地道不通，故形坏而无子也。"患者虽20多岁，但肾气早衰，天癸早竭，以致任脉不通，太冲脉不盛，血海空虚无余可下，故经闭不孕。治用女贞子、旱莲草、熟地黄养肾阴，鹿角胶补肾阳、益精血，紫河车补肾益精、补气养血，山茱萸平补阴阳，巴戟天补肾壮阳，桃红四物汤加牛膝、卷柏活血补血调经，牡丹皮、地骨皮配二至丸养阴退虚热，除烘热汗出、手足心热。

二诊加淫羊藿补肾壮阳，土鳖虫活血通经，栀子清热凉血。三诊加五味子、玉竹、何首乌、龟甲胶加强补阴之力。四诊加海马补肾壮阳，调气活血，海马、鹿角胶、紫河车均为血肉有情之品，补力俱佳。总的治疗是根据阴阳互根的理论，在补阴的基础上补阳，使阴生阳长，阴阳平衡，天癸至；同时养血活血调经，使气血充盛，血海由满而溢，月事以时下。

227. 闭经（二）

（子宫发育不良）

付某，女，20岁，未婚，学生。2002年5月15日初诊。

平素性情急躁，动则生气，月经既往正常，唯有痛经。由2000年初服减肥药，并控制饮食，日见消瘦，体质下降，继而月经两月一潮，后则闭止不来。曾用激素，开始尚好，后用也不来潮，多方求医，中药西药无效，方来我处就诊。

主诉：月经12岁初潮，经前乳房胀痛，经期第1～2天腹剧痛，血暗红，有血块，7天净。从服减肥药即月经闭而不来，至今两年，B超检查诊为子宫小。大便秘结，六七日1次。

舌暗红，苔薄灰有津。脉细。

证为服减肥药伤及肾，控制饮食，血无来源，以致血虚，血海不能按时满盈，以致闭经。治以补血调经，佐以补肾。

当归 15g	丹参 15g	桃仁 10g	红花 10g
赤芍 10g	白芍 10g	益母草 15g	牛膝 15g
香附 12g	土鳖虫 10g	巴戟天 12g	何首乌 20g
紫河车 10g	鹿角胶 20g (烊化)	三棱 10g	莪术 10g
黄芪 15g	肉苁蓉 20g	木香 6g	

7剂。

5月22日二诊：药后大便秘结减轻，他症如前，舌正常，苔薄黄，脉滑无力。

当归 15g	川芎 10g	熟地黄 20g	赤芍 10g
白芍 10g	桃仁 10g	红花 10g	丹参 15g
益母草 15g	牛膝 15g	香附 12g	土鳖虫 10g
巴戟天 12g	何首乌 20g	鹿角霜 30g	紫河车 20g
三棱 10g	莪术 10g	黄芪 15g	肉苁蓉 20g
木香 6g	龟甲胶 15g (烊化)		

7剂。

5月29日三诊：药后鼻衄一次，血不多。双耳下方痛，乳房胀痛，少腹不适，有时尿痛，舌正常，苔薄白，脉滑无力。

| 当归 15g | 川芎 10g | 生地黄 12g | 赤芍 10g |
| 白芍 10g | 牡丹皮 15g | 丹参 15g | 益母草 15g |

牛膝 15g	桃仁 10g	红花 10g	栀子 12g
土鳖虫 10g	何首乌 20g	鹿角霜 30g	紫河车 15g
竹叶 4g	龟甲胶 15g (烊化)		

7 剂。

6 月 5 日四诊：6 月 1 日月经来潮，量不多，色暗红，腰痛，疲乏欲睡，舌正常，苔薄白，脉无力。

当归 15g	赤芍 10g	白芍 10g	川芎 10g
生地黄 10g	牡丹皮 15g	丹参 15g	益母草 15g
川续断 12g	狗脊 20g	何首乌 20g	鹿角霜 30g
紫河车 15g	栀子 12g	龟甲胶 15g (烊化)	

7 剂。

6 月 12 日五诊：6 月 7 日月经净，现唇干脱皮，大便已不干，但不畅，舌正常，苔薄白，脉滑。

黄芪 15g	当归 15g	川芎 10g	白芍 10g
熟地黄 10g	桃仁 10g	红花 10g	牡丹皮 10g
栀子 10g	丹参 15g	益母草 15g	巴戟天 10g
牛膝 15g	何首乌 20g	紫河车 15g	玄参 12g
龟甲胶 15g (烊化)	薤白 12g	槟榔片 12g	鹿角霜 30g

20 剂。

7 月 3 日六诊：6 月 30 日月经来潮，血不多，色暗红，有血块，经前乳房胀痛较前见轻，大便已正常，舌尖红，苔薄白，脉无力。

黄芪 15g	山茱萸 20g	葛根 15g	防风 10g
当归身 15g	川芎 10g	白芍 10g	熟地黄 10g
桃仁 10g	红花 10g	香附 12g	益母草 15g
巴戟天 10g	何首乌 10g	紫河车 15g	鹿角霜 30g
龟甲胶 15g (烊化)			

连服半月。

7 月 31 日七诊：7 月 28 日月经来潮，血量正常，色红，有少量血块，

平脉辨证相濡医案（第二版）

舌正常，苔薄白，脉细。月经连续 3 个月按期来潮，经前乳房胀痛及痛经均愈，大便也已正常，病者痊愈。

按：饮食水谷首先入胃，经胃腐熟水谷，变成水谷精微，由脾将水谷精微输送到全身各个器官，以供营养。正如《素问·五脏别论》曰："胃者水谷之海，六腑之大源者，五味入口，藏于胃，以养五脏气。"气血又依赖水谷精微而化生，水谷精微即是气血的物质基础。该患者减肥，控制水谷的纳入，水谷精微之源缺乏，气血物质基础不足，血虚精少，血海不能满溢，故而经闭；阴虚血少，肠道欠润，因此大便秘结；水谷精微不足，不能营养子宫，故子宫小；肝郁气滞，则经前乳房胀痛；气滞血瘀，则经期腹痛。治用当归、赤白芍、丹参、何首乌、鹿角霜补阴养血；黄芪配当归为当归补血汤，在方中以加强养血之力；巴戟天、何首乌、鹿角胶、紫河车、肉苁蓉补肾益精，促进发育；桃仁、红花、益母草活血调经。三诊加莪术行气活血，木香行气防腻膈。二诊在原方中加入巴戟天、鹿角霜，在补阴血的基础上补肾阳，使阴阳互长，加龟甲胶加强补肾阴抑虚火的作用。三诊鼻血，耳下方痛，考虑有热，故加栀子清热泻火，加竹叶通淋，使火热由小便排出。四诊加牡丹皮以清热凉血，川续断、狗脊补肝肾，强筋骨，治腰疼痛。五诊唇干脱皮，说明热仍存，且津阴不足，加玄参补阴津。大便不畅为大肠气机不畅，加薤白、槟榔，以使大肠气机通畅，故药后大便即已正常，六诊后症愈。总之在补气养血的基础上，佐以补肾，治疗近两月而痊愈。

228. 闭经（三）

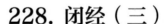

向某，女，22 岁，未婚，学生。2002 年 6 月 8 日初诊。

右肋及右背胀而不适，口苦，头晕，恶心纳呆，厌油腻，已 7 年余（西医诊断胆囊炎）。月经 13 岁初潮，月经已一年余未来潮。

舌暗红，苔薄白。脉滑数无力。

证为肝胆热，气机不畅所致闭经。治以疏肝解郁，清利湿热利胆，方用丹栀逍遥散加减：

当归 10g	白芍 10g	柴胡 6g	茯苓 10g
白术 8g	甘草 6g	茵陈 15g	薄荷 4g（后下）
香附 12g	桃仁 10g	红花 10g	牡丹皮 15g
栀子 16g	牛膝 15g	半夏 6g	生姜 5 片

7 剂。

7 月 10 日二诊：药后肋背胀减轻，时胀时不胀，口已不苦，厌油腻亦减。6 月 11 日月经来潮，色红量少，有块，5 日净。7 月 9 日（昨日）月经又来潮，色红，量尚不多，有小血块，由昨日右肋及背又胀，头晕，纳呆，疲乏无力，大便正常，舌胖大，尖红，苔薄白，脉滑。治宗前法。

当归 15g	白芍 10g	柴胡 8g	茯苓 10g
炒白术 10g	甘草 6g	茵陈 15g	薄荷 4g（后下）
香附 12g	金钱草 20g	栀子 10g	鸡内金 10g

7 剂。

9 月 21 日三诊：9 月 8 日月经来潮，血量少，色红有块，5 天净。现仍有右肋胀，恶心，睡眠不实，多梦，记忆力减退，纳可，大便正常，舌胖有齿痕，苔薄白，脉无力，面色黄，少光泽。

当归 12g	白芍 10g	柴胡 8g	茯苓 10g
炒白术 10g	甘草 6g	香附 12g	薄荷 4g（后下）
茵陈 15g	金钱草 15g	党参 15g	鸡内金 15g
半夏 6g	桃仁 12g	合欢花 20g	生龙骨 30g（先煎）
生牡蛎 30g（先煎）	夜交藤 20g	炒酸枣仁 30g	生姜 5 片

7 剂。

按：该患者为湿热犯肝胆，肝胆湿热则口苦头晕，厌油腻，脉滑数；肝主疏泄，喜条达，湿热阻滞，肝胆郁结，气机不畅，则头晕，肋背胀；肝郁日久，则气滞血瘀，月经闭而不至。用逍遥散加香附疏肝解郁，茵陈清利湿热而利胆。二诊加金钱草即加强利胆之功，半夏配生姜降逆止呕，鸡内金以助消食之力，桃仁、红花、牛膝活血通经。三诊又增睡眠不实多梦之症，故在原方中加炒酸枣仁、柏子仁、合欢花、夜交藤养心安神，生龙牡重镇安神；党参、白术、茯苓、甘草为四君子汤，以健脾补气，滋气血生化之源，3剂月经来潮，7剂而愈。月经病的治疗原则是由他病引起月经病者，先治他病，他病愈，月经则自调，本案即遵此原则。因本病为肝胆先病而后引起的闭经，着手肝胆病，肝胆病好转，闭经自愈。

229. 闭经（四）

陈某，女，21岁，未婚，学生。2002年3月9日初诊。

闭经半年余，素有五心烦热，午后潮热。末次月经2001年9月，血量不多，色暗红，有血块，6天净。

舌红苔薄白。脉细数，尺无力。

证为阴虚内热所致的闭经。治以滋阴退虚热，活血调经，方用二至丸合桃红四物汤加减：

当归 15g	女贞子 20g	旱莲草 15g	熟地黄 10g
桃仁 10g	红花 10g	川芎 10g	牛膝 15g
赤芍 10g	白芍 10g	牡丹皮 12g	地骨皮 15g
巴戟天 10g	益母草 15g	五味子 8g	山茱萸 15g
三棱 10g	莪术 10g	土鳖虫 10g	

7剂。

3月17日二诊：3月14日月经来潮，量正常，有血块，色暗红，手足心热，舌正常，苔薄白，脉无力。

当归 10g	白芍 16g	川芎 16g	熟地黄 10g
女贞子 20g	旱莲草 15g	牡丹皮 10g	地骨皮 15g

黄芪 12g　　　　巴戟天 10g

6 剂。

4 月 17 日三诊：药后手心热减，无心烦，午后潮热愈，月经尚未来潮，舌尖红，苔薄白，脉数。

黄芪 15g	当归 15g	白芍 10g	川芎 10g
熟地黄 10g	牡丹皮 15g	桃仁 10g	红花 10g
益母草 15g	牛膝 15g	三棱 10g	莪术 10g

14 剂。

5 月 4 日四诊：5 月 1 日月经来潮，色暗红，有血块，6 天净，经期腰困，手足心热减，舌红，苔薄白，脉细数。

当归 15g	白芍 10g	川芎 10g	生地黄 10g
牡丹皮 12g	地骨皮 12g	女贞子 20g	旱莲草 15g
桃仁 10g	红花 10g	巴戟天 16g	

连服 15 剂。

6 月 22 日五诊：6 月 20 日月经来潮，现正值经期，少腹微痛阵作，经色暗红，有血块，量可，手心尚热，舌红，苔薄白，脉细数。

当归 15g	川芎 10g	生地黄 10g	赤芍 10g
白芍 10g	牡丹皮 15g	地骨皮 10g	女贞子 20g
旱莲草 15g	桃仁 10g	红花 10g	黄芪 15g
党参 15g			

再进 15 剂，经追访月经按期而至。

按： 五心烦热，午后潮热，舌红，脉细数，均为阴虚内热所致。热灼阴血，津亏液少，血流不畅，则经血量少，色暗有块，继而经闭不来。治用女贞子、旱莲草、牡丹皮、地骨皮滋阴退虚热；桃红四物汤加益母草、牛膝、土鳖虫活血调经，三棱、莪术行气破瘀，通经下血；五味子、山茱萸补阴，因阴阳互根，独阳不生，孤阴不长。正如《医贯砭·阴阳论》说："……无阳则阴无以生，无阴则阳无以长。"所以配以巴戟天补阳，使阴阳互长。黄芪、党参补气健脾，滋气血化生之源。黄芪补气为阳，当归补血为阴，二者相伍亦是使阴阳互长之理。连服 3 个月而病愈。

230. 闭经（五）

张某，女，26 岁，已婚，安平县农民。2000 年 4 月 29 日初诊。

结婚 5 年未孕，闭经 3 年，患肺结核 5 年，长年低热，37℃～37.8℃。午后潮热，五心烦热，盗汗，两颧潮红，手足肿胀，头晕，面黄消瘦。

舌暗红，苔薄白。脉细弦。

证为阴虚所致闭经。治以滋阴退虚热，活血调经，方用秦艽鳖甲汤加减：

秦艽 10g	地骨皮 15g	青蒿 15g	鳖甲 15g（先煎）
当归 10g	川芎 10g	生地黄 10g	益母草 15g
牡丹皮 10g	泽兰 10g	茯苓 15g	桂枝 10g
赤芍 10g	夏枯草 15g		

17 剂。

7 月 22 日二诊：服药后低热已退，体温正常，午后潮热、五心烦热、盗汗均减，体力有增，但感疲劳无力，四肢肿胀，面色好转，舌正常，苔薄白，脉滑。

黄芪 15g	党参 15g	当归 10g	地骨皮 15g
牡丹皮 10g	青蒿 20g	川芎 10g	生地黄 10g
桃仁 10g	红花 10g	益母草 15g	百部 15g
赤芍 10g	白芍 10g	茯苓 15g	桂枝 10g
白术 10g	十大功劳叶 10g		

连服 20 剂。

8 月 19 日三诊：药后纳增，手足心仍热，近日胸闷气短，便溏，日二次。体质明显好转，已能干家务活，面如常人，舌正常，苔薄白，脉滑。

当归 10g	益母草 15g	川芎 10g	白芍 10g
黄芪 15g	熟地黄 10g	牡丹皮 10g	地骨皮 20g
青蒿 20g	秦艽 10g	党参 15g	十大功劳叶 10g
菟丝子 12g	女贞子 20g	旱莲草 15g	

20 剂。

9 月 16 日四诊：月经昨日来潮，血量多，色红无块，伴有经前小腹、乳房胀，仍胸闷，五心烦热，纳可，大便正常，舌正常，苔薄白，脉滑。

当归 15g	川芎 10g	生地黄 10g	赤芍 10g
白芍 10g	瓜蒌 10g	薤白 10g	地骨皮 20g
牡丹皮 15g	青蒿 30g	香附 10g	桃仁 10g
红花 10g	延胡索 15g		

7 剂。

9 月 25 日五诊：药后胸闷已愈，手足心稍热，已能下地干点体力活，精神好，自感无病，舌正常，苔薄白，药后脉滑。

当归 10g	白芍 10g	川芎 10g	熟地黄 10g
女贞子 15g	旱莲草 15g	牡丹皮 12g	地骨皮 20g
青蒿 20g	党参 15g	十大功劳叶 10g	

15 剂，嘱拍胸片看肺结核情况。

10 月 4 日五诊：9 月 18 日到县医院拍胸片，肺结核已愈，停药观察。2001 年 2 月患者来家告知，病愈后，月经按时来潮，身体健康，农忙时下地劳动，闲时跳舞，异常高兴。

按：又是一例先患他病，后引起月经病的，所以治疗原则是先治他病，他病愈月经自调。本例结核病的表现，发热（低热），午后潮热，五心烦热，盗汗，两颧潮红，属阴虚内热，所以本案的治疗，始终是以滋阴退虚热为主。如方中的秦艽、鳖甲、地骨皮、青蒿、牡丹皮、女贞子、旱莲草等均能养阴退虚热，百部、十大功劳叶又有抗结核作用，生地黄、赤芍清热凉血，协助除血分热，退虚热，其他药是随症加减，如当归、川芎、益母草、桂枝、桃仁、黄芪、党参共奏补气养血活血调经之功。因四肢肿胀，则用茯苓、桂枝、白术、甘草，以温阳化气，健脾利水；胸闷为胸阳不畅，用瓜蒌、薤白通胸阳之痹塞；乳房胀为肝气郁滞，用香附以疏肝理气，治疗半年而病愈。

231. 闭经（六）

杨某，女，18岁，未婚，中学生。2002年12月20日初诊。

月经12岁初潮，由开始来潮即不正常，有时3个月一次，近年余闭止不来，量多色白如涕，疲乏无力，总觉困倦，欲睡，精力不足，形体肥胖，面色苍白。

舌胖大，苔薄白多津。脉滑。

证为脾虚运化失职，痰湿内生，肥多脂，痰脂阻滞，以致经闭。治以化痰消脂，活血调经，方用二陈汤合四物汤加减：

半夏 6g	茯苓 10g	陈皮 8g	苍术 10g
白术 10g	甘草 6g	泽泻 12g	荷叶 15g
炒山楂 10g	当归 15g	川芎 12g	白芍 10g
生地黄 10g	川牛膝 12g		

7剂。

12月27日二诊：病未变化，舌脉如前，上方加天南星8g，连服21剂。

2003年2月7日三诊：2月6日月经来潮，血量可，色淡红，无块，腹痛，舌胖大，苔薄白，脉滑。

当归 15g	川芎 10g	桃仁 10g	红花 10g
赤芍 10g	白芍 10g	延胡索 15g	益母草 15g
乌药 15g	蒲黄 10g （包煎）	半夏 8g	陈皮 8g
茯苓 10g	五灵脂 10g （包煎）	何首乌 20g	荷叶 15g

甘草 6g

7 剂。

2 月 14 日三诊：经血 5 天净，但带多色黄，困倦无力好转，舌淡胖大，苔薄白，脉滑数。

当归尾 15g	川牛膝 15g	丹参 15g	苍术 10g
白术 10g	甘草 6g	薏苡仁 20g	败酱草 30g
半夏 18g	茯苓 15g	陈皮 8g	荷叶 20g
何首乌 20g			

连服 21 剂。

3 月 11 日四诊：3 月 8 日月经来潮，血量正常，无块，色淡红，其他症状均愈。舌淡胖大，苔薄白，脉滑。

当归 15g	熟地黄 10g	川芎 10g	赤芍 10g
白芍 10g	半夏 8g	茯苓 10g	陈皮 8g
蒲黄 10g (包煎)	甘草 6g	丹参 15g	山茱萸 20g
五灵脂 10g (包煎)	巴戟天 10g		

7 剂。

按：该患者脾阳不振，脾阳虚则见面色苍白，疲倦无力，好困嗜睡，舌胖大，色淡。脾虚失运，水湿内停而成痰，痰湿阻滞经隧，冲任不通，以致月经闭止不来，肥胖多湿多痰，故脉见滑象。肥人多脂，躯脂满溢，痰浊壅塞胞宫，经络受阻，冲任不通，经水闭塞不至。《女科切要》说："肥人经闭必是痰湿与脂膜壅塞之故。"《女科经论·月经门》引朱丹溪云："经不行者，非无血也，为痰所碍而不行也。"该患正是痰湿脂多为患，故治以健脾燥湿、化痰消脂，以治其本，活血化瘀调经治其标。二陈汤加苍白术、天南星燥湿祛痰健脾；泽泻、荷叶、山楂、何首乌均能祛脂减肥；四物汤加丹参、牛膝、益母草活血补血调经；在经期加失笑散、延胡索、乌药，行气活血止痛。服药两个多月，月经正常。又因脾虚，湿热下注，带多色黄，仍在原有基础上加苍白术健脾燥湿，薏苡仁健脾利湿，败酱草清热解毒。《傅青主女科》在经水后期提出"夫经本于肾"。又在年末老经

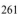

平脉辨证相濡医案（第二版）

不断中提出："且经原非血也，乃天一之水，出自肾中。"《妇人大全良方》云："女子二七而天癸至，肾气全盛，冲任流通，经血渐盈，应时而下，否则不通也。"说明月经与肾关系密切，故在病愈后，为巩固疗效，方中又加山茱萸、巴戟天以补肾。

232. 老年血崩

陈某，女，57岁，某银行退休处长。患者月经由1993年闭止，停经18个月后复来不断，时多时少。近3个月血量增多，怀疑肿瘤，曾到省二院、省人民医院、北京妇产医院多方检查，诊为功能性子宫出血，治疗无效，日益加重，由1997年10月8日来我家求治。

主诉：阴道出血不止，量多、色淡、无块，近日血量猛增，血流如注，曾服西药止血，并服中药汤剂、云南白药等，同时注射仙鹤草素、维生素K等，血反而增多，血色淡红，有块，尤其早上起床血块更多，伴有心悸气短，头晕耳鸣，失眠多梦，健忘，疲乏无力，动则血流加剧，面色暗白，唇舌淡红，苔薄白，脉沉细无力。

证属心脾虚，气血不足，脾虚下陷，统血失权，肾虚不固，封藏失司，冲任不固，气血不得维系，血随气下，而成崩中。治以健脾补气，养血安神，佐以补肾，因崩中血多，急于塞流。

炙黄芪 15g	党参 15g	茯苓 12g	桂圆肉 20g
生地炭 30g	茜草炭 10g	木香 6g	阿胶 15g (烊化)
藕节炭 30g	仙鹤草 15g	血余炭 10g	鹿角胶 15g (烊化)
酸枣仁 25g	棕榈炭 10g	煅龙骨 30g	煅牡蛎 30g

7剂。

10月15日二诊：服前4剂药后血渐减少，心悸气短无力、睡眠均有好转，但近3日血量又增多，动则血顺腿下流，心悸气短、头晕加重，并觉脑涨，脑中有咚咚的响声，他症如前，舌脉如前。随上方加减。

黄芪 15g　　　党参 15g　　　茯苓 10g　　　桂圆肉 20g

生地炭 30g　　藕节炭 10g　　茜草炭 10g　　升麻炭 6g

血余炭 10g　　棕榈炭 10g　　酸枣仁 10g　　阿胶 15g (烊化)

木香 6g　　　鹿角胶 15g (烊化)

7 剂。

10 月 22 日三诊：药后血量大减，诸症均见好转，纳增，二便正常，面唇已有血色，舌淡，苔薄白，脉细较前有力。仍遵前方加减。

黄芪 15g　　　党参 15g　　　茯苓 10g　　　桂圆肉 20g

生地炭 30g　　茜草 10g　　　酸枣仁 20g　　阿胶 15g (烊化)

木香 6g　　　升麻炭 6g　　　血余炭 10g　　鹿角胶 15g (烊化)

仙鹤草 15g　　酸枣仁 12g　　棕榈炭 10g　　煅龙骨 30g

煅牡蛎 30g

7 剂。

11 月 5 日四诊：药后血止，诸症大减，体力渐增，面唇色如常人，舌正常，苔薄白，脉细。血止症减，治应澄源，仍宗健脾补气，养血安神，方仍用归脾汤加减。

黄芪 15g　　　党参 15g　　　当归身 10g　　茯苓 12g

白术 10g　　　酸枣仁 20g　　熟地黄 10g　　桂圆肉 20g

木香 6g　　　生龙骨 30g　　鹿角胶 15g (烊化)

连服半月，诸症痊愈。治该复旧固本，调理善后。方用归脾丸每日 3 次，每次 1 丸。

1998 年 10 月追访，病愈后一直健康。

按：该证为心脾虚统摄无力，冲任不固而致崩中，血不能养心神而致心悸、失眠多梦、健忘；长期的失血，以致阴血亏耗，而伤及肾，肾亏则头晕耳鸣、腰酸腿软。治疗补脾养心，佐以补肾，方中党参、黄芪、白术、茯苓健脾益气，脾气强，则生化有源，血可统摄；当归、茯苓、酸枣仁、桂圆肉补血养心安神；生龙骨镇静安神，当归、熟地黄补血，以充失血之不足；山茱萸、菟丝子、鹿角胶补肝肾；方中所用仙鹤草及炭药加强止血之功，以防出血过多，气随血脱而成危证，阿胶、鹿角胶均有养血止血之功，全方共奏健脾补气、养心安神、补肾固冲任之功。

233. 崩漏（一）

马某，女，19岁，未婚，安新县务农。1991年8月8日初诊。

13岁月经初潮。月经开始来潮即2～3个月一行，量正常，色红无血块，5～6天净。15岁时，阴道大量出血，继发贫血，经治疗而愈。近半年来，阴道又出血，量不多，但淋沥不断，开始用药可止，但近3个月来，中药、西药皆无效，方来就医。血色淡红，血多时有血块，血少时则无血块，伴有头晕失眠，心悸气短，少腹空坠，疲乏无力，面色苍白，唇甲无血色。西医诊为功能性子宫出血，贫血。

舌淡，苔薄白。脉细无力。

诊为气虚血少所致"漏"证。治以补气养血止血，方用胶艾四物汤加减：

黄芪 15g	党参 10g	当归 10g	生地炭 30g
藕节炭 30g	白芍 10g	艾炭 10g	阿胶 10g （烊化）
升麻炭 10g	仙鹤草 15g	血余炭 10g	棕榈炭 10g

3剂。

8月15日二诊：上方服1剂血减，2剂血止。现仍头晕，心悸气短，纳增，二便正常，面色白，唇甲舌淡，苔薄白，脉细无力。

| 黄芪 15g | 党参 15g | 当归身 10g | 阿胶 15g （烊化） |
| 白芍 10g | 熟地黄 10g | 艾炭 10g | |

25剂。

9月15日三诊：药后已不头晕眼黑。心悸气短，精神振作，体力增

平脉辨证相濡医案（第二版）

强，月经 9 月 7 日来潮，血量少，色淡，无血块，5 天净，经后两日，少腹不适，舌淡，苔薄白，脉细，面色如常人。上方再进月余，巩固疗效。

按：因失血过多，气随血下，形成气血双亏，气虚摄血无权而致漏下，漏必失血，且又伤气，气更虚，形成恶性循环，以致崩漏日久不愈。崩漏的治疗原则是：一塞流，二澄源，三复旧。个人体会，只塞流，而不澄源固本，虽血很快止住，但易复发。所以本案采取塞流、澄源并举之策，一诊即用黄芪、党参、当归、白芍补气养血，扶助正气；用生地炭、升麻炭、藕节炭、仙鹤草、血余炭、棕榈炭、阿胶等止血塞流，2 剂血止。二诊以后，因血已止，去大量止血药，仍用胶艾四物汤加减，补气养血复旧固本而愈。

234. 崩漏（二）

张某，女，12 岁，未婚，小学生。1998 年 1 月 8 日初诊。

去年 2 月月经初潮，停经 5 个月，复来后即淋沥不断，色淡红，无血块，但有周期性的血量增多四五日，已半年余，近日自感头晕气短，心悸无力，学习精神不集中。

舌淡，胖大有齿痕，苔薄白。脉沉无力。

证为中气不足，摄血无力，冲任不固所致的漏下。治以补中益气，摄血止漏，方用补中益气汤加减：

黄芪 10g	党参 10g	陈皮 6g	升麻 6g
茯苓 10g	柴胡 8g	炒白术 10g	甘草 6g
当归身 10g	茜草 10g	生地炭 30g	藕节炭 30g
血余炭 10g	棕榈炭 10g	仙鹤草 15g	

3 剂。

1 月 31 日二诊：服上 2 剂血即止，现无明显症状，舌淡，苔薄白，脉无力。

| 黄芪 10g | 党参 10g | 白术 8g | 陈皮 6g |
| 升麻 6g | 柴胡 8g | 当归 10g | 甘草 6g |

7剂。

2月5日三诊：2月2日月经来潮，血量正常，色红无血块，但感疲乏无力，舌淡，苔薄白，脉滑，上方再进3剂。

按：该患为室女漏下。女子以血为本，但血赖气行，气为血之帅，血为气之母，气血平和则月经正常，气虚不能摄血，故成漏下。如《胎产指南》曰："妇人崩中之病，皆因中气虚，不能摄血。"用补中益气汤加减，以补中益气，固摄止血，加止血药以塞流。《素问》曰："二七天癸至，任脉通，太冲脉盛，月事以时下。"本患者11岁初潮，肾气初盛，冲任尚未充盈，故初潮后，停经5个月，此属正常。

235. 崩漏（三）

武某，女，30岁，已婚，职工。2001年11月14日初诊。

结婚5年未孕，曾闭经年余，经治而愈，近半年月经15～20天一次，血量多，色淡，无血块，15～30天净。现阴道出血近两月，血不多，但淋沥不断，色淡红，无血块，伴有头晕，疲乏无力，少腹凉，四肢不温，腰腿酸痛且沉重。

舌胖大，色淡，苔薄白。脉迟细。

证为肾阳不足兼脾虚所致崩漏。治以温补肾阳，健脾补气，方用右归丸加减：

| 熟地黄 10g | 山药 15g | 山茱萸 20g | 枸杞子 20g |
| 菟丝子 12g | 杜仲炭 12g | 炮姜 4g | 巴戟天 10g |

黄芪 15g	党参 15g	白术 10g	阿胶 15g (烊化)
仙鹤草 15g	血余炭 10g	棕榈炭 10g	

7剂。

11月21日二诊：药后血减，仍腰痛无力，舌淡，苔薄白，脉无力，上方加鹿角霜20g，7剂。

11月25日三诊：药后血止，有时腰酸，舌淡，苔薄白，脉无力。

熟地黄 10g	山茱萸 20g	菟丝子 12g	杜仲炭 12g
炮姜 4g	川续断 12g	巴戟天 10g	黄芪 15g
党参 15g	鹿角霜 30g		

7剂。

按： 肾阳亏损，命门火衰，失其封藏固摄之权，以致漏下。肾阳虚，不能温煦少腹、胞宫，故少腹凉，宫寒不孕。阳虚则寒，则四肢不温，脉迟。腰为肾之府，肾阳虚，则腰腿酸痛沉重。舌胖为脾虚之征，脾虚，气血化生不足，气血虚不能充养头脑而头晕，血少则经血色淡，舌质淡红而脉细。孤阴不生，独阳不长，所以善补阳者，必于阴中求阳，故方中用熟地黄、山药、山茱萸、阿胶补肝肾之阴，以填精生血；用巴戟天、杜仲、菟丝子、鹿角霜补肾阳；川续断补肝肾，止血；用党参、黄芪、白术健脾补气，益气血之源，固冲任而摄血；用仙鹤草、血余炭、棕榈炭止血塞流。补肝肾助阳为治本，温经止血为治标，标本兼顾，则经血自调。

236. 经漏

王某，女，21岁，未婚，本院学生。1998年12月11日初诊。

主诉：阴道出血，色暗红，质稠，无块，时多时少，淋沥不断，已月余，伴有恶心呕吐，心烦纳呆，口渴喜饮，大便干，3日1次。以往体壮无病，月经正常。

舌红，苔黄。脉滑数。

证属热盛于内，迫血妄行而致漏证，胃热气逆则恶心。治以凉血止血，清热降逆。

生地炭 30g	黄芩 10g	黄连 10g	茜草 10g
仙鹤草 15g	棕榈炭 10g	升麻炭 6g	黄芪 15g
半夏 6g	生姜 10g	香附 10g	

7 剂。

12 月 26 日二诊：上药服完 5 剂血即止，心烦恶心随之也愈。现纳可，二便正常，舌正常，苔薄白，脉沉无力。漏虽愈，但出血月余，气自然也伤，故治以健脾益气，方用补中益气汤加减：

黄芪 15g	党参 15g	当归 10g	茯苓 10g
炒白术 10g	桂圆肉 15g	木香 6g	甘草 6g
升麻 6g			

7 剂。

追访：病愈未复发。

按：体壮热盛，热扰血海，血海热而不固，脉热则血沸，故妄行成漏；胃热上逆而恶心，扰心神而烦；热灼津阴则口干便干。治以清热凉血，除烦止呕，故方中用芩连清热泻火，凉血止血，黄连善清心除烦；茜草、生地炭、棕榈炭性偏凉，既能凉血又能活血止血，使血止不留瘀；仙鹤草、升麻炭均为止血之品；黄芪配升麻能补气提陷，以摄下漏之血；半夏、生姜、黄连降胃气，香附理肝气，7 剂而愈。

《血证论》认为："血乃中州脾土所统摄。"漏之月余，气随血泄，漏虽止，但气血均伤，须补气血，重在调理脾胃，脾为气血化生之源，故用补中益气汤加减固本善后，本固血充，经自调。

237. 经行吐衄

赵某，女，21岁，未婚，学生。2000年3月2日初诊。

患者长期胁肋闷胀不适，心情抑郁，月经3～4个月1行，但每月有规律性的鼻咽干燥，衄血，血量多，色红，已年余。2月29日月经来潮，现刚完，经血量可，色深红，有块，同时伴有衄血，1～2天衄自止。

舌齿痕，苔薄白，脉弦数。

证为肝郁气滞，郁久化火，火炎气逆，迫血上溢以致衄血。治以疏肝理气，清热凉血，方用丹栀逍遥散加减：

当归 15g	白芍 10g	柴胡 6g	茯苓 10g
炒白术 10g	甘草 6g	郁金 15g	薄荷 3g (后下)
栀子 12g	牡丹皮 15g	牛膝 15g	桑白皮 15g

7剂。

3月29日二诊：月经未来潮，但口苦咽干，鼻子干燥，口渴喜冷饮，今日有少量衄血，胸胁胀痛，纳可，二便正常，舌红，苔薄黄，脉弦数。正值月经周期，治以清热凉血，养血活血调经，方用桃红四物汤加减：

当归 10g	生地黄 10g	川芎 10g	赤芍 10g
白芍 10g	桃仁 10g	红花 10g	益母草 15g
桑白皮 25g	白茅根 20g	藕节 30g	香附 10g
郁金 15g	天冬 10g		
麦冬 10g			

7剂。

6月8日三诊：4月28日、5月29日月经均来潮，经血量较前增多，色红，无块，胸痛减，心情仍感郁闷或有压抑感，这两个月均未衄血。治以疏肝理气，佐以活血调经，方乃用丹栀逍遥散加减：

当归 15g	白芍 10g	柴胡 6g	茯苓 10g
炒白术 10g	甘草 6g	郁金 15g	薄荷 3g _(后下)
牛膝 15g	益母草 15g	桃仁 10g	红花 10g
牡丹皮 15g	栀子 12g		

7 剂。

按： 肝郁日久化火，致成肝气横逆，肝火犯肺（木火刑金）。经期冲气较盛，冲气夹肝气与肺气上逆，使经血不从冲脉下行而上溢，以致经行衄血。治疗原则为"热者清之，逆者平之"，因势利导，使月经通畅，血不上溢而衄自止。初诊时，主要表现为肝郁气滞、郁久化火之征，故用逍遥散加郁金疏肝理气调经，栀子、牡丹皮清热凉血，牛膝引血下行与引热下行，桑白皮泻肺降逆，止鼻衄（即佐金平木），二者合用，即"逆者平之之意"。二诊正在衄血（经期）的周期，所以重在调经凉血止血，方用桃红四物汤加减，方中桃仁四物汤加益母草养血活血调经，赤白芍、生地黄、白茅根凉血止血；藕节性平，收敛止血，又能消瘀生新，止中有行，涩中有散，止血不留瘀；天冬、麦冬均能清肺热，养阴润燥，生津止渴；香附疏肝解郁，使气血通利，疏泄调达，则月经自调；郁金清心凉血，疏肝解郁，善治肝郁化火、血热妄行之吐血、妇女倒经，连续治疗 3 个月病愈。

238. 倒行吐衄

张某，女，20 岁，未婚，本院学生。1998 年 2 月 8 日初诊。

近年来断续的在经期鼻衄，近 4 个月每次经期衄血 1～2 次，血多、色红。月经如期而至，色红，无块，量少，同时伴有腹痛，腰痛，末次月经 1 月 25 日，现口干喜冷饮，面部红热，大便干燥，2 日 1 次，小便黄。

舌红，苔薄黄。脉弦细稍数。

证属血分实热，迫血妄行，又遇经期冲气较盛，血随冲气上逆而上溢，以致经期衄血。治以清热凉血，降逆止衄，方用四物汤加减：

当归 15g	大黄 6g	牛膝 15g	赤芍 10g
白芍 10g	香附 10g	桑白皮 20g	白芨 15g
肉桂 3g	川芎 8g	生地黄 12g	牡丹皮 12g
栀子 10g			

5 剂。

2月15日二诊：药后，口干喜冷饮及面红热均减轻，二便已正常，舌红，苔薄白，脉数，治宗上法，上方又进14剂。

3月2日追访，月经2月27日来潮，月经正常，也未有鼻衄。病已愈，患者不愿再服药，故未再就诊。

按：本证为血分实热，血热则动，迫血妄行，正在经期，血随上逆之冲气而上溢，故经期衄血。血凉则静，出血自止，故用赤芍、牡丹皮、栀子、生地黄凉血止血，大黄清热泻火，泄血分实热，大黄可引热下行，使上炎之火由大便泻出，又可引血下行，故治血溢之衄血，大黄有活血祛瘀之功，使止血不留瘀，且有泻下通便作用，所以用后大便干燥愈。牛膝活血通经，也可引热与血行，这方面与大黄有同功；桑白皮泻肺气，降上逆之气，大黄、牛膝、桑白皮均发挥降逆气止衄血之功；白芨收敛止血，性虽收敛，但有大量活血药佐之；四物汤加牛膝、牡丹皮、大黄活血调经，香附、郁金疏肝解郁，理气止痛；方中加肉桂与大量寒凉药物配伍，用以反佐，全方仍保持凉性，故有清热凉血止血之功。

239. 经行呕吐（一）

刘某，女，14岁，未婚，学生。1994年11月2日初诊。

该患为我院职工之女，每次经期恶心呕吐，经过则止，已4月余，由其母领来就医。主诉：月经今日来潮，恶心呕吐频作，不能进食，月经周期错后4～5天，血量不多，色暗有块，少腹冷痛，喜暖。

舌质暗，舌边有瘀斑。脉紧。

证属寒凝血瘀，胃气上逆。治以温经散寒，降逆止呕，方用少腹逐瘀汤合小半夏汤加减：

小茴香 6g	干姜 4g	当归 10g	肉桂 6g
川芎 10g	白芍 10g	桃仁 10g	红花 10g
五灵脂 10g (包煎)	延胡索 15g	半夏 8g	生姜 5 片
蒲黄 10g (包煎)			

5 剂。

事后，其母告知，服第 1 剂药后，恶心呕吐即止，5 剂服完病愈。2002 年追访，从服 5 剂药病愈后一直未犯，现已结婚生子。

按：少腹冷痛，喜暖，月经有块，色暗，舌有瘀斑，脉弦紧，均为寒凝血瘀之征。用肉桂、干姜温通血脉，以活血化瘀；干姜且能温中散寒止呕，小茴香散厥阴寒邪，补命门之火，善治少腹冷痛；当归、川芎、白芍、桃仁、红花活血养血调经；失笑散加延胡索活血止痛；半夏、生姜降逆止呕。5 剂而愈，一直未犯。

240. 经行呕吐（二）

常某，女，21 岁，未婚，职工。1999 年 9 月 11 日初诊。

其母手提痰盂，随后由其对象搀入诊室。坐后频发剧吐，其病不能自述，其母述：月经正常，但每逢经间期及经期必发恶心剧吐，不能进食，已年余。今日月经来潮，恶心、呕吐频作，水米难进，二便正常。

舌正常，苔薄白，脉细无力。

证为胃气上逆，正值经期，为经行呕吐。治以降逆止呕，活血调经，方用小半夏汤合桃红四物汤加减：

当归 10g	白芍 10g	川芎 8g	生地黄 10g
桃仁 10g	红花 10g	牛膝 15g	半夏 8g
代赭石 5g	生姜 5 片		

7 剂。

10 月 2 日二诊：今日恶心，食多则欲吐，纳呆，二便正常，苔薄白，脉滑数，治宗上法四物汤合旋覆代赭汤加减：

当归 10g	牡丹皮 10g	栀子 8g	赤芍 10g
白芍 10g	川芎 8g	生地黄 10g	益母草 15g
代赭石 15g (先煎)	半夏 8g	牛膝 15g	党参 15g
旋覆花 10g (包煎)	生姜片 5 枚	大枣 5 枚	鸡内金 15g

7 剂。

10 月 9 日三诊：月经间期已过，本次经间期未吐，但恶心，3 日未进食，现感胃脘胀满，纳呆，大便溏，日 2～3 次，舌正常，苔薄白，脉无力。

党参 15g	半夏 6g	甘草 6g	代赭石 20g (先煎)
茯苓 10g	炒白术 10g	炒枳壳 10g	旋覆花 10g (包煎)
鸡内金 15g	大枣 5 枚	生姜 5 片	焦三仙各 10g

7 剂。

10 月 23 日四诊：月经 10 月 12 日来潮，血量正常，色暗红，无块，5 天净，本次经期未恶心呕吐，且能食。

按： 经间期为氤氲之时，此时阳生阴长，肾气充盛，阳气发动上升，阳气引胃气上逆，而致经间期恶心呕吐。经期冲任气血旺盛，冲气夹胃气上逆以致经期恶心呕吐，总之恶心呕吐均为胃气上逆所致，故用半夏、生姜、旋覆花、代赭石以降逆止呕。桃红四物汤加牛膝养血活血调经。二诊，舌红，脉数，兼有热象，故用赤芍、牡丹皮、栀子、生地黄清热凉血。总体看来，脉无力、腹胀、便溏均为脾胃虚弱之状，因此用四君子补气健脾，但与月经有关，所以必须用四物汤以调经，与四物汤合用，以气血双补，增强体质，佐以鸡内金、焦三仙以消食，增进食欲，为变成水谷精微提供物质基础。

241. 经行头痛

刘某，女，21岁，未婚，学生。1996年12月20日初诊。

素有失眠，心悸气短，疲乏无力，每遇经期上症加重，伴有头痛，经期过后头痛止，月经正常，已5月余，末次月经12月10日。

舌淡，苔薄白。脉无力。

证属心脾虚，血不养头而致头痛。治以补心脾，养血安神。方用归脾汤加减：

当归 10g	远志 6g	酸枣仁 12g	石菖蒲 10g
木香 6g	僵蚕 10g	蝉蜕 6g	菊花 10g
黄芪 12g	党参 10g	茯苓 15g	桂圆肉 15g

7剂。

12月29日二诊：药后诸症均减，但背酸沉，累后加重，舌脉同前，治宗上法。

黄芪 12g	党参 10g	茯苓 15g	桂圆肉 15g
当归 10g	远志 8g	酸枣仁 12g	石菖蒲 10g
木香 6g	桂枝 10g	白芍 10g	甘草 6g
葛根 20g	狗脊 20g		

7剂。

2001年又领其爱人来就诊，述说她1996年服药后病愈，一直很好。

按：该患素有心脾虚，心主血，脾统血，脾为气血化生之源，心脾虚，气血不足，故心悸气短，疲乏无力，舌淡，脉无力；气血虚不能养心神，以致失眠；经期血注于下，气随血伤，则气血更虚，血不能营养于头，故经期头痛，治用归脾汤益气养血，补心安神。方中黄芪、党参、茯苓、甘草健脾益气，以滋气血之源；当归、桂圆肉补血，佐以酸枣仁、远志、茯苓安神；木香理气醒脾，使补而不滞。僵蚕与蝉蜕为药对，蝉蜕主升，僵蚕主降，一升一降调理气机，使气机通畅，则气血和畅。石菖蒲祛湿除痰开窍，《本经》曰："开心孔、补五脏、通九窍……"远志能交通心肾，安神益智，开郁化痰。治迷惑善忘，《本经》曰："补不足，除邪气，利九窍，益智慧，耳目聪明，不忘，强志倍力。"远志与石菖蒲又为一对，二者配用相辅相成，能调节神志，善治失眠、健忘多梦、头脑不清、记忆力差等症。桂枝、甘草甘缓，白芍柔肝缓急，白芍又能养血敛阴，桂枝活血通阳，合用能缓急止痛，对阴血不足之头痛尤为适宜。

242. 经期外阴及耻骨痛

郎某，女，23 岁，未婚，学生。2002 年 4 月 10 日初诊。

经前 1～2 天及经期外阴、耻骨、肛门痛，坐时间长及劳累后加重，平时触及阴毛则耻骨处不适，已年余。月经正常，平素带多，色白质稀，疲乏无力。

舌胖大有齿痕。脉滑无力，尺脉尤甚。

证为肝肾寒凝，以致血瘀；素有脾胃虚弱，运化失司，寒湿下注，以致带多。治以健脾渗湿，燥湿止带，方用完带汤加减：

苍术 10g	白术 10g	白芍 10g	山药 15g
柴胡 8g	党参 15g	甘草 6g	芡实 20g
车前子 10g (包煎)	薏苡仁 20g	芥穗炭 10g	薤白 12g
焦槟榔 10g	煅龙骨 30g	煅牡蛎 30g	

3 剂。

4 月 17 日二诊：药后带减，外阴、肛门、耻骨已不痛，月经昨日来潮，量少有块，色暗红，少腹两侧刺痛，大便溏，舌胖有齿痕，苔薄白，脉滑无力。正值经期，证为寒凝血瘀，治以温经散寒，活血调经，方用少腹逐瘀汤加减：

当归 10g	白芍 10g	川芎 8g	熟地黄 10g
桃仁 10g	红花 10g	延胡索 15g	炒白术 10g
蒲黄 10g (包煎)	山药 10g	乌药 15g	小茴香 6g
五灵脂 10g (包煎)	肉桂 8g		

7剂。

5月1日三诊：现带不多，但少腹两侧仍痛，近日外阴及肛门下坠，肛门按之痛，大便正常，舌胖大，有齿痛，苔薄白，脉滑无力。肝肾阴寒，气血凝滞，治以温肝肾，活血止痛。

细辛 3g	吴茱萸 8g	狗脊 20g	延胡索 15g
丹参 15g	乌药 15g	桃仁 10g	红花 10g
蒲黄 10g (包煎)	牛膝 15g	桂枝 10g	姜黄 10g
五灵脂 10g (包煎)	鸡血藤 20g		

7剂。

5月15日四诊：药后外阴、肛门下坠及肛门按之痛均已愈，少腹两侧痛也减，舌淡，苔薄白，脉无力，上方再进7剂。

5月22日五诊：药后诸症均愈，舌正常，苔薄白，脉较前有力，上方再服7剂，巩固疗效。

按：该病发病机理有两个方面：①脾胃虚弱，表现为带多色白质稀，疲乏无力，舌胖有齿痕，脉无力。冲脉隶属阳明，冲任同起于胞中，任脉下出会阴，上行于阴毛的分布处，沿腹正中线上行；冲脉出会阴，从腹股沟中的气街与足少阴肾相合。脾胃为后天之本，气血化生之源，脾胃虚弱，气血化生不足，遇经前经期血聚于下，化为月水，以致气血更虚，冲任肝肾失养，故月经前及经期外阴、肛、耻骨痛。②足厥阴肝经，沿大腿内侧，入阴毛中，绕阴器至少腹。肝肾阴寒，寒凝血滞，气血不畅，以致外阴、肛门、耻骨痛，月经量少，色暗有块，少腹刺痛。

治疗先用完带汤加减，以健脾除湿止带，其肛门痛也与大肠气滞有关，故用薤白与槟榔化大肠气滞，同时槟榔还有利水化湿、行气消积之功，薤白又有散阴寒凝结作用，善于调达凝滞，加薏苡仁、芡实健脾止带，煅龙牡固涩止带，3剂后诸症减轻。二诊正值经期，突出表现为寒凝血瘀，故用少腹逐瘀汤加减，以温通血脉，补血活血，化瘀行气止痛，少佐以白术、山药健脾固本。三诊为肝肾、冲任经络所行部位的疾病，肝肾阴寒，气血不畅，用丹参、桃仁、红花、鸡血藤、延胡索、姜黄、蒲黄、五灵脂活血化瘀，行气止痛，乌药温肾散寒，行气止痛；小茴香、桂枝、细辛、吴茱萸温经散寒，细辛入肾经，善散肾经寒邪，小茴香散厥阴肝经寒邪，补命门火，善治少腹冷痛；吴茱萸长于疏肝下气，助脾肾阳气，散厥阴寒邪而止痛；桂枝甘温助阳，温通一身阳气，温血脉调经；肾主骨，用狗脊、牛膝补肾强筋骨，以治耻骨痛，经治一个多月，诸病痊愈。

243. 经期发热

周某，女，41岁，已婚，市二轻局供销公司职工。1993年8月19日初诊。

月经一月一次，但经期10～20天，血量不多，色暗红，有血块，每次经期均发热，体温在37℃～39℃，月经前1天到月经第4天，腹痛如刀割，不能上班工作，必服止痛片。本次月经8月10日来潮，现仍有少量血，色暗，腹痛，拒按，怕凉喜暖，面色黄暗。

舌暗有瘀斑，苔薄白。脉迟涩。

证属寒凝血瘀痛经、经期发热、经期延长。治以温经活血化瘀，理气止痛，方用少腹逐瘀汤加减：

当归 10g　　　赤芍 10g　　　白芍 10g　　　川芎 10g

桂枝 10g	熟地黄 10g	桃仁 10g	红花 10g
小茴香 8g	丹参 15g	延胡索 15g	乌药 15g
香附 12g	五灵脂 10g（包煎）	乳香 6g	没药 6g
蒲黄 10g（包煎）	炮姜 6g		

7剂。

8月26日二诊：上药服至第2天，血净，诸症均消。但近日又感腰骶部麻木疼痛，舌脉如前，治以补气活血调经，佐以补肾，方用圣愈汤加减：

当归 10g	赤芍 10g	白芍 10g	熟地黄 10g
川芎 10g	丹参 15g	益母草 15g	黄芪 10g
山茱萸 15g	麦冬 10g	狗脊 21g	川续断 15g
枸杞子 15g			

7剂。

9月2日三诊：药后腰骶痛麻愈，现能吃能睡，无不适感，舌暗瘀斑均减，苔薄白，脉沉无力，上方再服7剂。

9月16日四诊：9月10日月经来潮，本次经期未发热，腹痛大减，量不多，无血块，色鲜红，能坚持工作，因而心情也愉快，舌由瘀斑变成瘀点，苔薄白，脉沉滑，仍用少腹逐瘀汤加减，8月19日再服7剂。

9月30日五诊：月经7天完，近日带下量多，色黄质稠，有臭气味，腰骶酸楚，舌正常，苔薄白，脉涩。证属湿热下注，治以健脾利湿上带，佐以补肾，用完带汤加减：

白芍 10g	山药 15g	柴胡 6g	苍术 10g
白术 10g	党参 10g	甘草 6g	薏苡仁 15g
车前子 10g（包煎）	芡实 15g	黄柏 10g	荆芥炭 10g
川续断 15g	狗脊 15g	山茱萸 15g	

7剂。

10月7日六诊：药后带止，又临经期，仍用少腹逐瘀汤加减7剂。

10月15日七诊：一切正常。平时停药，每次月经前四五天开始服少腹逐瘀汤。连服3个月，病愈。

按：瘀血既是病理产物，又是致病因素，产生瘀血的原因虽多，但本例是由寒凝之故，寒邪凝滞，气血运行受阻而成血瘀气滞。该患虽患3种病，但皆由瘀血引起，血瘀气滞，经行不畅，不通则痛而成痛经。治以活血调经、行气止痛，用桃红四物汤活血调经，加延胡索、乌药、香附、小茴香合失笑散以活血行气止痛。瘀血郁而化热，使营血不和，少腹逐瘀汤中以桂枝易肉桂，桂枝配白芍，调和营卫，解肌退热。血瘀阻滞经脉，血不循经则经血不止而致延长，活血祛瘀，为治其本，瘀血去，血行通畅，新血归经，血自止。只要是瘀血所致，尽管大胆去用活血药，无出血之虑。

244. 赤带（一）

李某，女，22岁，未婚，学生。2001年11月1日初诊。

月经半年至一年一次，血量多，色淡红，10天净，已3年余，末次月经10月20日，带量多，色鲜红，混有黏液，连绵不断，已4个月，少腹胀痛，劳累加重，疲乏无力。

舌胖大，苔白稍厚。脉滑无力。

证属脾虚所致赤带。治以健脾止带，方用完带汤加减：

白芍 10g	山药 12g	柴胡 8g	苍术 10g
白术 10g	党参 15g	甘草 6g	芡实 20g
车前子 10g (包煎)	薏苡仁 20g	白果 10g	芥穗炭 12g
茜草 12g	仙鹤草 15g	生地炭 30g	

7剂。

12月1日二诊：上药服2剂带即减少，11月24日月经来潮，血量不多，色暗红，有血块，5天净，睡眠好转，但易醒，自感精力不足，舌胖大，有齿痕，色淡红，苔薄白，脉无力。

黄芪 15g	白芍 10g	山药 15g	苍术 10g
白术 10g	党参 15g	茜草 10g	棕榈炭 10g
车前子 10g(包煎)	陈皮 8g	甘草 6g	芡实 15g
芥穗炭 10g	仙鹤草 15g	血余炭 10g	

4剂。

12月5日三诊：赤带已净，睡眠愈，仍疲乏无力，舌胖大有齿痕，苔薄白，脉滑。

黄芪 12g	白芍 12g	山药 15g	苍术 10g
白术 10g	党参 12g	茜草 12g	乌贼骨 15g
陈皮 7g	芡实 15g	芥穗炭 8g	仙鹤草 15g
棕榈炭 10g	地榆炭 12g		

7剂。

按： 脾主四肢，四肢无力、疲乏、舌胖大有齿痕、脉无力均为脾虚之征。脾虚气血化生不足，不能养心神，则失眠多梦；气虚血少，血海不能按时充盈，月事不能按时以下；脾虚运化失职，水湿内停，下注带脉，任脉失固、带脉失约以致带下；脾虚不能统血，血随带下，而成赤带。治用黄芪、党参、白术、甘草健脾益气，苍、白术健脾燥湿，芥穗炭入血分止血，祛风胜湿，薏苡仁健脾利湿，车前子利水除湿。

本案主要是脾虚所致，正如《医学心悟·妇人门》云："带下之症……不外脾虚有湿，脾气壮旺则饮食之精华生气血而不生带，脾气虚弱则五味之实秀生带而不生气血。"故治疗以补脾祛湿为主。方中山药、芡实补脾肾，涩精止带；白果收敛止带，白芍、柴胡、陈皮疏肝解郁，理气升阳；茜草、仙鹤草、生地炭、血余炭、棕榈炭、地榆炭止血，除赤带，全方共奏健脾除湿、升阳止血止带之功。

245. 赤带（二）

白某，女，29岁，已婚，井陉农民。2000年5月15日初诊。

由1999年冬产后，腰酸痛如折，甚至不能直腰，带多黄稠夹杂少量鲜血，气味秽臭，妇科检查诊为宫颈糜烂。

舌唇红，苔薄白。脉无力。

证为肾虚，湿热下注所致赤带。治宜清利湿热，补肾止带，方用易黄汤加减：

山药 15g	芡实 20g	薏苡仁 20g	车前子 10g（包煎）
黄柏 10g	芥穗炭 10g	白果 10g	白芷 10g
乌贼骨 30g	败酱草 30g	土茯苓 20g	鱼腥草 20g
狗脊 20g	川续断 12g	山茱萸 15g	

7剂。

5月25日二诊：药后腰痛减，带量已少，但仍夹有少量血，舌正常，苔薄白，脉滑无力，上方加仙鹤草15g、地榆10g、槐花10g，7剂。

按：产时伤肾损任，腰为肾之府，肾虚任脉损，带脉失调，故腰痛如折；肾主封藏，任脉相系，任脉起于胞中，带脉通于肾，肾虚封藏失职，任脉不固，带脉失约，以致带下多；湿热内蕴，下注胞中，则带黄稠，热伤血络，故带中夹鲜血而成赤带。治用狗脊、山茱萸、川续断补脾肾，助封藏，川续断又能固托带脉；山药、芡实健脾固肾，收涩止带，白果止带除浊，固任脉，乌贼骨固冲任，固精止带；薏苡仁健脾利湿，车前子清利湿热，黄柏清热燥湿，白芷燥湿止带，白芷、黄柏可祛带脉湿热；鱼腥草、败酱草清热解毒、排脓，土茯苓祛湿解毒，芥穗炭祛风胜湿；止血加仙鹤草、地榆、槐花增强止血之力。全方共奏补肾、固冲任带脉、祛湿止带止血之功。

246. 赤带（三）

贲某，女，22岁，未婚，学生。2001年5月2日初诊。

素有失眠多梦，既往月经正常，现两个月未来潮，带下绵绵不断，色黄稠已年余。近5日带增多，色黄红混杂，质稠，气秽臭。

舌胖有齿痕，舌边有瘀点，苔薄白。脉滑数。

证为湿热下注，兼有瘀滞。治以活血化瘀，清利湿热，方用桃红四物汤加减：

平脉辨证相濡医案（第二版）

当归 10g	川芎 10g	生地黄 10g	赤芍 10g
白芍 10g	桃仁 10g	红花 10g	牛膝 15g
益母草 15g	黄柏 10g	薏苡仁 20g	败酱草 30g
茜草 10g	苍术 10g	白术 10g	蒲公英 2g

7剂。

5月9日二诊：药后带中血止，带少稀黄，月经未来潮，仍失眠多梦，舌胖有齿痕，边有瘀点，苔薄白，脉滑数，7剂。

5月16日三诊：带已愈，但月经仍未来潮，失眠多梦，舌正常，苔薄白，脉滑数，改为调理。

当归 15g	川芎 10g	生地黄 10g	赤芍 10g
白芍 10g	桃仁 10g	红花 10g	牛膝 15g
益母草 15g	黄柏 10g	土鳖虫 10g	三棱 10g
莪术 10g	炒酸枣仁 15g	茯神 15g	

3剂。

按：舌胖有齿痕，为脾虚之征，脾虚气血化生不足，不能养心神，以致失眠多梦；脾虚运化水湿失职，水湿内停，带脉失约，而成带下；湿热内蕴，则脉滑数，湿热下注则带黄稠秽臭；舌边有瘀点，为血瘀之象，瘀血阻滞，血不归经，故带中有血；瘀血阻滞，冲任不通，故月经突然停闭；治用桃红四物汤加牛膝、益母草、黄柏养血活血化瘀，瘀血去，血自归经，则赤带自止；薏苡仁健脾利湿，苍、白术健脾燥湿，芡实健脾止带，败酱草、蒲公英清热解毒，共祛湿热之邪。本案虽系瘀血为患，但带证无湿不成，故在活血化瘀之中加祛湿之品。

247. 赤带（四）

刘某，女，64岁，已婚，晋州农民。2002年5月4日初诊。

45岁时绝经带净。因带中混有大量鲜血，腰腹剧痛，多方求治无效，前来就诊。来时弯腰捧腹，面色黄而晦暗，带量多，色黄稠有臭味，伴有腰痛已5年余，今年带中混有大量血，腹痛如刀割，腰痛难忍，已3月余，唯恐患癌症，曾到多所大医院检查，未见肿瘤。

舌胖大，苔白，舌根部厚。脉弦滑。

证为脾虚，湿热下注所致赤带。治以健脾，祛湿热，止带，方用完带汤合易黄汤加减：

白芍 10g	山药 15g	柴胡 8g	苍术 10g
白术 10g	党参 15g	黄柏 10g	甘草 6g
车前子 10g（包煎）	芡实 30g	薏苡仁 30g	白果 10g
芥穗炭 10g	鱼腥草 30g	败酱草 30g	仙鹤草 20g
三七粉 12g（冲服）	蒲黄炭 10g	鹿角霜 30g	阿胶 15g（烊化）

7剂。

5月11日二诊：药后带无血色，稠秽臭，腰腹仍痛，舌红，苔薄白，脉细滑。

白芍 10g	山药 15g	柴胡 8g	苍术 10g
白术 10g	党参 15g	甘草 6g	芡实 30g

车前子 10g (包煎)	薏苡仁 30g	白果 10g	芥穗炭 10g
蒲黄炭 10g (包煎)	墓头回 20g	鱼腥草 30g	延胡索 15g
五灵脂 10g (包煎)	鹿角霜 30g	黄柏 10g	仙鹤草 15g

7剂。

5月18日三诊：药后明显好转，带色白量少，腰腹痛减轻，能坚持干家务活，舌暗红，苔白厚，脉滑有力。上方加鸡冠花15g，7剂。

5月25日四诊：带净已1周，腰酸，腹微痛，有时心慌，舌红，苔黄薄，脉滑。上方去仙鹤草、黄柏，加黄芪15g，7剂。

6月1日五诊：药后病愈，舌红，苔舌根部白厚，脉滑数，配丸药长期服用，巩固疗效。

白芍 10g	山药 15g	柴胡 8g	苍术 10g
白术 10g	党参 15g	车前子 10g	甘草 6g
芡实 30g	薏苡仁 30g	白果 10g	芥穗炭 10g
败酱草 30g	鱼腥草 30g	延胡索 15g	乌药 15g
墓头回 30g	五灵脂 10g	蒲黄 10g	黄芪 15g
鹿角霜 30g	鸡冠花 20g	乌贼骨 30g	

共为细末，以蜜为丸，每丸10g重，日3次，每次2丸。

按：带下关乎肾的收藏与施泄，妇人到45岁后，肾气渐衰，真阴渐亏，天癸竭，这时月经绝断，带下也净。本案64岁，在45岁时，已经绝带净，此为正常生理现象。而近5年带下反多，色黄质稠，气味秽臭，说明湿热较盛，损伤了肾、冲、任、带脉，故腰腹剧痛。傅青主曰："带下俱是湿证。"湿多为脾虚运化水湿失司，故治用完带汤健脾益气，升阳除湿；用易黄汤固肾，清热利湿止带；加鱼腥草、败酱草清热解毒，消肿排脓，墓头回清热解毒，止带止血；仙鹤草、三七粉止血，蒲黄、五灵脂、延胡索活血止痛，蒲黄炭活血止血；乌贼骨固托带脉，固精止带，收敛止血；鸡冠花固托带脉，止血止带；黄芪补气健脾，益气血之源；鹿角霜补肾收敛止带，阿胶补血止血，黄芪、鹿角霜、阿胶共奏补肾益气养血、固本之功。

248. 白带

刘某，女，21岁，未婚，学生。1999年4月3日初诊。

带下量多，色白质稀，连绵不断，无异味，伴有右少腹痛，心悸气短，四肢无力，面色萎黄，纳呆便溏，月经正常。

舌正常，苔薄白。脉滑无力。

证属脾虚带下，治以健脾祛湿止带，方用完带汤合四君子汤加减：

白芍 10g	山药 15g	柴胡 6g	苍术 10g
白术 10g	党参 15g	甘草 6g	陈皮 6g
车前子 10g (包煎)	芥穗炭 10g	芡实 15g	薏苡仁 15g
黄芪 15g	茯苓 10g		

连服两月而愈。

按：缪仲淳说："白带，多是脾虚，肝气郁则脾受伤，脾伤则湿土之气下陷，是脾精不导，不能输为荣血而下滑之物。"这说明脾虚是带下的主要原因。脾主四肢，四肢无力，气短，纳呆、便溏，脉无力，正是脾虚之征；脾虚不能运化水湿，水湿下注，则带多色白而稀；脾虚气血化生不足，不能荣于面则面黄，不能养心则心悸。总之，本案病的根本在于脾虚，而带下又总不离湿，所以治用四君子加黄芪健脾补气，以助运化水湿之力；完带汤健脾益气、升阳除湿，脾健湿除则带自愈。

249. 黄带

随某，女，24岁，已婚，护士。1997年4月12日初诊。

带下黄稠量多，怀疑淋病，因与我关系较好，求我诊治。嘱其去医院化验检查，检查结果没有淋病，给予治疗。

带下色黄稠如脓，量多淋沥不断，有秽臭气味，已年余，面黄体瘦。

舌正常，苔黄稍厚。脉滑数。

证属脾虚，湿热下注所致黄带。治以健脾祛湿止带，方用完带汤加减：

白芍 10g	山药 10g	柴胡 8g	苍术 10g
白术 10g	党参 15g	甘草 6g	芥穗炭 10g
车前子 10g (包煎)	陈皮 8g	黄柏 10g	龙胆草 3g
芡实 20g	薏苡仁 20g	土茯苓 30g	

10 剂。

5月11日二诊：药后带减，色变白质稠，已无臭味，舌正常，苔薄白，脉滑。上方再服 10 剂。

5月25日三诊：带已正常，因总怀疑得淋病，又去医院检查化验，仍无淋病，总算放心，也嘱停药。

按：《医学心悟·妇人门》说："带下之症……不外脾有湿。"《女科证治要旨》说："因思虑伤脾，脾土不旺，湿热停聚，郁而化黄，其气臭秽，致成黄带。"由此看出，黄带是由脾虚，湿热停聚所致，所以治用完带汤加减，健脾祛湿止带。方中党参、白术、甘草、芡实健脾益气，苍、白术健脾燥湿，车前子利水除湿，薏苡仁健脾利湿，黄柏、龙胆草清热燥湿，土茯苓清热解毒利湿，白芍、柴胡、陈皮疏肝解郁，理气升阳，取脾、肾、肝三经同治之意。但全方主要是健脾、除湿、清热止带，脾健，湿热除，黄带自止。

250. 黑带（一）

房某，女，30岁，已婚，农民。2002 年 8 月 16 日初诊。

带多绵绵不止，色黄稠，有秽臭气味，已 10 余年，近日带色变黑，量多，有秽臭味，手足热，腰痛，尿频，唇红。

舌正常，苔薄黄。脉数。

证为阴虚内热，湿热下注所致黑带。治以养阴凉血，清利湿热。

瞿麦 15g	萹蓄 15g	牡丹皮 15g	地骨皮 20g
女贞子 20g	旱莲草 15g	败酱草 30g	竹叶 4g
鱼腥草 30g	墓头回 15g	芡实 20g	薏苡仁 20g
白芷 10g	乌贼骨 20g	益智仁 12g	车前子 10g (包煎)
鸡冠花 12g			

连服 17 剂而愈。

按：《傅青主女科》曰："夫黑带者乃火热之极也。"该患者素有湿热，湿热带下日久必伤其肾，肾虚则腰痛，尿频。肾阴虚，阴虚生内热，故唇红脉数。热伤血络，血液外溢，血与黄带被湿热熏蒸而成黑带。傅青主在治黑带中说："治法唯以泻火为主。火热退而湿自除矣。"所以本案是治以清热为主，方中瞿麦、萹蓄、竹叶、车前子清热利水除湿；败酱草、鱼腥草、墓头回清热解毒，消痈排脓；牡丹皮、地骨皮清热凉血，血凉则静，故止血退虚热除骨蒸；女贞子、旱莲草补肝肾之阴，清退虚热，旱莲草又能凉血止血；白芷燥湿止带，薏苡仁健脾利湿，乌贼骨固精止带，收敛止血，固托带脉，鸡冠花凉血止血，收敛止带。黑带系热引起，带成黑色，我认为是溢出的少量血，时间稍长黑化，所以治疗是以清热凉血止血为主，加益智仁补肾固精缩尿，补脾固涩止带。

251. 黑带（二）

蔡某，女，19岁，未婚，学生。2002年6月22日初诊。

带多色黄，质稠有异味，阴胀痒，左少腹硬，已年余，曾服中药无效。现乳房胀痛，耳内痒且有跳动感，鼻咽发干，大便秘结，日1次。

舌正常，苔白。脉弦数。

证为肝经有热，湿热下注所致黄带。治以清泻肝火，利湿止带，方用龙胆泻肝汤加减：

龙胆草 6g   栀子 10g   柴胡 8g   苍术 10g

白术 10g   白芍 10g   生地黄 10g   泽泻 10g

车前子 10g (包煎) 败酱草 30g   蒲公英 20g   芡实 20g

薏苡仁 20g   乌贼骨 30g   山药 15g   党参 15g

白芷 10g

连服 14 剂而愈。

按： 傅青主认为带下病的病机为"脾气之虚，肝气之郁，湿气之浸，热气之逼"。该患即是如此。乳房胀痛、脉弦正是肝郁表现，肝郁日久化热，肝热乘脾，木郁克土，致使脾虚，运化失职，则湿热下注而成黄带；肝胆湿热过盛，则耳内痒，鼻咽干，脉弦数，大便秘结。治用龙胆草泻肝胆实火，除下焦湿热，栀子助龙胆草泻肝火；车前子、泽泻清利湿热；芡实、山药、白术、党参健脾益气，助脾健运；薏苡仁健脾利湿，苍、白术健脾燥湿；柴胡疏肝理气，白芍、生地黄养血益阴，以防火热伤阴；败酱草、蒲公英清热解毒，消肿排脓，乌贼骨为治带常用药，能固托带脉，有固精止带之功。全方共奏疏肝解郁、健脾补胃、清泄肝胆湿热之效，故连服 14 剂而愈。

252. 白崩

肖某，女，20 岁，未婚，学生，1999 年夏初诊。

素有带下，色白质稀，量多，无异味，已两年，未经治疗。昨晚自习时，突然阴道流出大量液体，状如崩中，量如小便，顺腿流一地，今日急忙求诊。即刻：阴道仍流白色较黏液体，量多，但较昨晚少，与月经来潮量相似，伴有少腹隐痛，疲乏无力，面色黄。

舌质淡，苔薄白。脉沉无力。

证为气虚下陷，带脉不固所致白崩。治以补中益气，方用补中益气汤加减：

黄芪 15g	白术 10g	陈皮 8g	升麻 6g
柴胡 8g	党参 15g	甘草 6g	当归身 10g
芡实 15g	白果 10g	薏苡仁 12g	山药 12g

3 剂。

复诊：上药服 1 剂量即减，3 剂服完，已转为带下，色白量少，质稍稠，改用完带汤。

按：白崩系严重的白带病。《诸病源候论》说："白崩者是劳伤胞络而气极，而为白崩也。"说明白崩是劳乏过度，使元气虚极而形成的，该患正是气虚极所造成的。其面黄，疲乏无力，舌淡，脉无力，都是气虚的表现。突然液体大下如崩，此乃中气虚极下陷，固摄失司，带脉失约所致。故用补中益气汤，补中益气，升阳举陷。方中黄芪、升麻、当归并能固带脉，升麻也能升提带脉，加山药、白果、芡实收敛止带，薏苡仁健脾利湿。白带量多者多见，而白崩者少见，故将此例收之。

253. 白淫

陈某，女，35 岁，已婚，职工。2002 年 8 月 13 日初诊。

两年前游泳后，阴道即经常流白色液体，量多，无异味，近日加重，连绵不断，伴有腰痛，周身怕冷，四肢不温，疲乏无力，大便稀薄，日 3～4 次，小便清长，面色苍白。

舌胖大，色淡红，苔薄白。脉沉无力，尺脉尤甚。

证为脾虚，肾亦固摄无权，以致精液下滑，而成白淫。治以补肾健脾提气，固涩下元，方用补中益气汤加补肾之品。

黄芪 15g	炒白术 10g	陈皮 8g	升麻 6g
柴胡 8g	甘草 6g	当归身 10g	薏苡仁 10g
芡实 30g	补骨脂 10g	益智仁 12g	锁阳 10g
肉桂 5g			

10 剂。

8 月 30 日二诊：药后阴道已不流白色液体，但有少量白带，质稀，仍腰痛，四肢凉，大便已正常，舌胖色淡，苔薄白，脉无力。上方再进10 剂。

9 月 13 日三诊：近半月阴道未出液体，带也很少。近日受凉腰痛加重，舌脉如前，改由金匮肾气丸治疗。

按：古代文献记载，白淫、白浊大都混淆在一起，实际是两种病，白浊是尿道流出的一种秽浊如脓黏液，白淫是由阴道流出的液体。白淫和男子的遗精相同，多由情欲不遂，思念太过，或房室过度引起的。如《素问·痿论》说："思想无穷，所愿不得，意淫于外，入房太甚，宗筋弛纵，发为筋痿，及为白淫。"《女科指要》说："白淫乃思想无穷，所欲不遂，一时放白，寡妇尼姑此症居多，乃郁火也。"如果偶尔发生，不是病态。本案是发病时间长，病情也较重，故作病论。本患有无房事过多，未有过问，但表现为肾虚，阳气不足，如腰痛，怕冷，四肢不温，小便清长，尺脉无力等。同时也有脾虚、中气不足的表现，如疲乏无力，大便稀，面色苍白，脉沉无力。阴道流白色液体，量多连绵不断，此乃中气下陷所致。故治用补中益气汤，健脾益气，升阳举陷；用补骨脂、益智仁补肾固精缩尿，温脾止泻；锁阳补肾助阳，补骨脂补肾壮阳，肉桂又能温中散寒，肾阳足可温煦脾阳及一身阳气。

254. 更年期综合征（一）

范某，女，46岁，已婚，工作。1998年1月7日初诊。

两年前曾出车祸，受惊吓，此后失眠，多噩梦，焦虑不安，惊悸不安，如将被捕之，抑郁独坐，不愿见人，近半年加重，每日睡两小时，头昏脑涨，体位不适则眩晕，夜尿频，月经正常。

舌红少苔，脉细数。

证为心肾不交所致绝经前后诸证，治以交通心肾。

当归 10g	远志 8g	五味子 8g	女贞子 15g
旱莲草 15g	茯神 15g	酸枣仁 20g	枸杞子 20g
山茱萸 20g	柏子仁 12g	黄连 10g	莲子心 10g
石菖蒲 12g	夜交藤 20g	合欢花 20g	生龙骨 30g（先煎）
生牡蛎 30g（先煎）	益智仁 10g	桑螵蛸 10g	

12 剂。

1月18日二诊：药后好转，现胸痛，时时加重，头晕失眠，易惊，烧心，纳呆，舌红，苔白薄，脉细。

瓜蒌 12g	薤白 10g	五味子 6g	女贞子 20g
旱莲草 20g	酸枣仁 30g	木香 6g	合欢花 20g
夜交藤 20g	柏子仁 12g	黄连 10g	生龙骨 30g
生牡蛎 30g	莲子心 10g	益智仁 12g	吴茱萸 6g
桂枝 10g			

连服 24 剂。

2月18日三诊：药后诸症明显减轻，但仍烧心，纳呆，失眠多梦，舌正常，苔白厚，脉沉无力。

黄芪 15g	党参 15g	当归 12g	茯神 15g
桂圆肉 20g	酸枣仁 40g	远志 8g	石菖蒲 10g
合欢花 20g	柏子仁 12g	黄连 10g	生龙骨 30g _(先煎)
生牡蛎 30g	吴茱萸 6g	夜交藤 30g	鸡内金 15g

20 剂。

3月18日四诊：睡眠好转，每日能睡4小时，头昏脑涨也好转，夜尿频愈。心情好转，已愿与人接触，并能干家务活，又显腰痛，上方再进7剂。

4月14日五诊：每日能睡5～7小时，他症均愈。上方再进7剂。

5月2日六诊：病愈，已上班坚持工作，嘱停药。

按： 妇女到49岁左右，肾气渐衰，天癸渐竭，生殖能力逐渐消失，此时在生理上是一个转化时期，此时肾阴肾阳失于平衡，可出现一系列的症状，临床以肾阴虚者多见，并多与精神因素关系密切，如有过精神创伤、严重的生活挫折、性格内向、精神脆弱者等，往往容易出现症状。所以除治疗外，还要做些疏解和安慰工作，使其心情舒畅，自可事半功倍。

本案即因车祸，精神受到刺激，故症状严重，治疗时间也长，且做了大量的疏导工作。该患46岁，天癸渐竭，肾阴亏于下，不能上济于心，以致心肾不交，心火独亢于上，故头昏脑涨，失眠多梦，焦虑不安，惊悸，如将被捕状；肾虚，封藏失职，以致夜尿频，舌红少苔，脉细数，为阴虚内热之象。治用女贞子、旱莲草养阴退虚热，五味子、女贞子、枸杞子、山茱萸补肾阴，远志、五味子交通心肾，桑螵蛸、益智仁、山茱萸补肾缩尿；茯神、酸枣仁、柏子仁、合欢花、夜交藤、五味子养心安神，生龙牡镇静安神；黄连、莲子心清心火。1月18日胸痛，故方中加入瓜蒌、薤白、桂枝以温阳通脉，通则不痛，并见烧心，加吴茱萸、黄连以调和肝胃，制酸。2月18日，脉沉无力，苔白厚，加石菖蒲化湿和中开胃，鸡内金消食，以增加食欲。先天之本，须后天之滋养，故2月18日复诊，方中加芪参之属，以补气健脾，脾健气血足以养先天之本。

255. 更年期综合征（二）

李某，女，47岁，已婚，教师。2002年1月12日初诊。

头晕，失眠多梦，烘热汗出，口舌生疮，大便干，2～3日1次，已半年余。月经既往正常，去年5月份两行，量少色红，4～5天净。

舌红少苔，脉细数。

证为阴虚内热所致经断前后诸证（西医诊为更年期综合征）。治以补肝肾之阴，退虚热，佐以安神。

女贞子 20g	旱莲草 15g	玄参 10g	牡丹皮 15g
地骨皮 15g	牛膝 15g	柏子仁 12g	炒酸枣仁 20g
山茱萸 20g	枸杞子 20g	黄芪 15g	防风 10g
甘草 6g	炒白术 10g	浮小麦 20g	夜交藤 20g
合欢花 20g	黄连 10g	栀子 10g	

7剂。

1月19日二诊：药后汗减，仍头晕失眠，烘热，舌正常，苔薄白，脉细无力。

女贞子 20g	旱莲草 15g	牡丹皮 12g	地骨皮 12g
怀牛膝 15g	山茱萸 20g	枸杞子 20g	茯神 20g
夜交藤 20g	合欢花 20g	黄连 10g	炒酸枣仁 20g
炒白术 8g	甘草 6g	防风 10g	浮小麦 20g
柏子仁 12g			

7剂。

3月23日三诊：药后烘热汗出、口舌生疮均愈，也能睡眠，但睡不实，仍梦多，舌红，苔薄白，脉无力。

女贞子 30g	旱莲草 20g	何首乌 20g	熟地黄 10g
酸枣仁 15g	柏子仁 12g	山茱萸 20g	夜交藤 20g

| 合欢花 20g | 木香 6g | 黄连 12g | 生龙骨 30g (先煎) |
| 生牡蛎 30g (先煎) | 当归身 15g | 黄芪 15g | 丹参 20g |

4剂，共为细末，每日3次，每次约5g。

8月28日四诊：药后病愈，但近日头皮痒，仍脱发，舌尖红，苔薄白，脉滑。

女贞子 30g	旱莲草 15g	牡丹皮 15g	何首乌 15g
熟地黄 10g	当归身 15g	山茱萸 20g	菊花 10g
侧柏叶 10g	地肤子 10g	蛇床子 10g	蜂房 10g

3剂。

按： 年47岁，任脉虚，太冲脉衰少，天癸将竭，肾阴偏虚，阴不制阳，阳失潜藏，浮越于上，则头晕，烘热汗出，口舌生疮；阴血亏，心神失养，以致失眠多梦；血少阴虚内热，故舌红少苔，脉细数。治以补阴配阳，使虚火浮阳归于阴，即所谓"壮水之主，以制阳光"。用女贞子、玄参、旱莲草补肾阴，山茱萸既能补肾阴，又能敛肾阳；女贞子、旱莲草、牡丹皮、地骨皮退虚热，退烘热汗出；酸枣仁敛汗，柏子仁、酸枣仁、合欢花、夜交藤养心安神；黄连祛心火，栀子除三焦热而除烦；加龙骨、牡蛎镇静安神，与方中群药配伍，共奏育阴潜阳之功。8月28日复诊，见病痊愈，只有头皮痒及脱发之症。发为血之余，发的生机在肾，营养在血，肝肾同源，故用女贞子、旱莲草、何首乌、熟地黄、山茱萸补肝肾，配当归益阴养血，以滋发之源；牡丹皮、侧柏叶凉血，侧柏叶能乌发治脱发；地肤子、蛇床子、蜂房祛风止痒。

256. 杂记

余治一肩周炎患者，痛不能举，吾久治不愈。后患者得一民间偏方，用樟木花与蒜瓣煎洗而愈。吾邻居一老妪患鹅掌风，手掌皮肤粗厚而裂，后用谷糠炒热搓手，每次半小时，一日二三次，不逾一月竟愈，皮如常人。又一老妪神经性皮炎多年，痒甚，搔之满布血痂，后用马齿菜搓，亦愈。一乡医，以儿科名躁当地，不论小儿发热、咳喘、食积惊风、腹泻下痢，辄取小药二包，一碧色，一红色，服下皆效，然密而不传。我大学在京西城子矿见习，该矿卫生所有一老大夫，临床功底很厚，颇享盛誉，天天上下班背一粪筐拾粪。又一乡医治疗张某尤文氏瘤，骶部褥疮如盘大，溃见骨膜，人已恶病质，该乡医每日于创面撒药面，褥疮竟奇迹般愈合。许多目睹之生动事例，对余教育颇深。民间蕴藏着很多宝贵医药经验。声名赫赫的专家教授，未必技高于乡医或拾粪的老头。呜呼，山外有山，天外有天，学无止境。还是夹着尾巴做个老实人为好，何必装腔作势借以唬人。应发扬仲景精神，勤求古训，博采众方，老老实实做学问。